別冊整形外科 ORTHOPEDIC SURGERY 74

しびれ・痛みに対する整形外科診療の進歩

■監修　「整形外科」編集委員
■編集　東京医科歯科大学教授　大川　淳

2018
南江堂

《表紙説明》

右　　國府田正雄　　論文　（94頁の図2）
左　　黒澤大輔　　　論文　（153頁の図3）

序

　外傷などの急性期症状を除けば，主病巣が神経，関節，筋，骨のどこにあるかにかかわらず，整形外科を受診する患者の主訴はしびれと痛みがほとんどである．近年，侵害受容性疼痛や神経障害性疼痛などの痛みの病態が周知されるようになり，それに対応する新しい薬剤が登場した．以前の非ステロイド性抗炎症薬の剤形を変えるだけだった時代に比べて，薬剤選択の幅は大きく広がった．一方で，オピオイドも含めて適確，適量の投薬ができずに患者にドラッグショッピング状態をもたらしかねないという課題も見えてきた．

　エコーやMRIなどの画像診断機器や電気生理学的検査の進歩による診断精度の向上も，新たな病態解析，治療法開発につながっている．手術的治療のみならず保存的治療についても，脊髄刺激療法や理学療法，装具療法に関して多彩な手段やプロトコルが開発・提案され，それぞれのエビデンスが集積されつつある．

　本号は，「しびれや痛み症状に対する整形外科診療の進歩」をテーマとした論文集である．四肢・脊椎のしびれ・痛みに関する現状の集大成を目指したところ，百花繚乱の様相を呈した．仮説検証を目的とした科学論文形式をとっていない総説やエッセイ風の文章も含めて，投稿された論文の内容をできるだけ尊重した．臨床研究ではないかもしれないが，逆にさまざまな診断・治療法の根底にあるコンセプトを把握することができるであろう．なかには，これまで手術的治療を中心に据えてきた整形外科において，あえて議論の対象にされてこなかった領域や考え方も含まれている．仙腸関節障害に対する治療や認知行動療法などがこれにあたるが，広い視野でしびれと痛みをとらえるにはこうした知見に触れることも大切な姿勢と考える．また，数多くの方策が存在することは，自覚的なしびれや痛みは，一定の治療法だけでは解決しにくいことを意味している．本誌を通じて多種多様な診断・治療法の意義と限界を見極め，日常診療の参考にしていただければ幸甚である．

　2018 年 10 月

東京医科歯科大学教授

大 川 　 淳

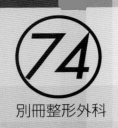

別冊整形外科 74

しびれ・痛みに対する整形外科診療の進歩

I. 総 論

1. 薬物療法

- 非がん性慢性疼痛に対するオピオイド鎮痛薬のやめ方・減らし方
  —患者を苦しめず減量・離脱をするために ……………………………………… 2
  渡邉利絵

- 副作用による脱落低減を目的とした経口トラマドール製剤の少量漸増投与法 … 8
  福元銀竜

- 副作用軽減を意図したトラマドール製剤の導入方法 ……………………………… 12
  吉原 潔

- 慢性腰痛に対するデュロキセチンの効果 ………………………………………… 15
  大下優介

- 慢性腰痛に対するデュロキセチンの効果 ………………………………………… 20
  吉原 潔

- セロトニン・ノルアドレナリン再取り込み阻害薬の使用方法
  —効果は抑うつの有無により影響するか ……………………………………… 23
  鉄永倫子

- 運動器疾患に対するオーダーメイドの新しい疼痛治療戦略 …………………… 27
  前田浩行

- 整形外科の疼痛性疾患に対する漢方治療 ………………………………………… 32
  福嶋裕造

- 人工膝関節全置換術後の周術期疼痛管理
  —関節周囲多剤カクテル療法を中心に ………………………………………… 36
  西谷江平

2. 理学療法

- 腹部体幹筋力低下はロコモティブシンドロームと腰痛の発現に関連する …… 40
  奥 規博

- 腰痛および下肢の痛みとしびれに対する経験的治療に基づいた運動療法 …… 45
  銅治英雄

CONTENTS

■ 成人脊柱変形に対するノルディックウォーキングの有用性 ……………… 50
平尾雄二郎

■ AKA（arthrokinematic approach)-博田法について ……………………… 54
木檜　晃

■ AKA（arthrokinematic approach)-博田法と関節受容器 ……………… 57
土田昌一

■ 原因不明の両足底慢性疼痛に acceptance and commitment therapy による
　介入が奏功した 1 例
　　―慢性疼痛治療における認知行動療法とマインドフルネスの展望 ………… 62
北村大也

3．インターベンショナル治療

■ 高周波熱凝固療法とパルス高周波法 …………………………………… 66
南　　学

■ 脊髄刺激療法 ……………………………………………………………… 72
松井彩乃

■ 最近の脊髄刺激療法の動向 ……………………………………………… 78
立山真吾

■ 周術期疼痛管理のオプションとしての経頭蓋直流電気刺激
　　―Preliminary study ……………………………………………………… 84
設楽　仁

Ⅱ．疾患・病態別の診断・治療

1．頚椎・上肢

■ 頚椎症性神経根症に対する治療法の進歩 …………………………… 88
古矢丈雄

■ 頚椎症性神経根症・脊髄症による上肢痛に対する診断と治療の進歩 ……… 93
國府田正雄

■ 頚椎症に関連するしびれ・痛みに対する薬物治療の効果
　　—神経障害性疼痛治療薬 1st ラインの薬剤を中心に ……………………………… 96
　　平 井 高 志

■ 交通事故による頚椎捻挫（外傷性頚部症候群）の治療が遷延する構造
　　—共分散構造モデルによる可視化の試み ……………………………………… 100
　　香川栄一郎

■ 超音波ガイド下頚椎神経根ブロックを利用した肩関節授動術 …………………… 106
　　西 頭 知 宏

■ 母指回内運動に着目した手根管症候群診断の試み …………………………………… 110
　　藤 田 浩 二

2．腰　椎

■ 非特異的腰痛のペインドローイング分類 ……………………………………… 115
　　佐々木哲也

■ 骨粗鬆症性椎体偽関節に対する病態に応じた手術療法 ……………………… 119
　　椎 名 逸 雄

■ 胸腰椎椎体骨折時の椎間板損傷は骨折治癒後の遺残性腰痛に
　　影響するのか ………………………………………………………………… 124
　　脇 田 浩 正

■ 腰椎後方すべりは姿勢異常を伴う ……………………………………………… 128
　　三 原 唯 暉

■ 脊椎領域におけるサルコペニア（加齢性筋肉減少症） ……………………… 132
　　木 下 英 幸

■ 脊髄係留症候群による腰下肢痛 ………………………………………………… 136
　　原　　　　毅

■ 専門病院における椎間板ヘルニア治療に対する薬物使用の現状 …………… 141
　　金 子 剛 士

■ 運動器慢性痛に対する入院型集学的治療 ……………………………………… 145
　　髙 橋 直 人

CONTENTS

3. 仙腸関節

■ 仙腸関節障害の診断と治療の進歩 ……………………………………… 152
黒澤大輔

■ 日常診療で知っておくと役に立つ仙腸関節障害の診断と初期治療 ………… 158
唐司寿一

■ 仙腸関節障害における疼痛の特徴と治療 ………………………………… 162
伊藤圭介

■ 超音波ガイド下 fascia ハイドロリリースにより治療した
　仙腸関節障害の合併症状に関する検討 ………………………………… 167
吉田眞一

■「みえない腰痛」の疼痛部位を「みえる化」する診療ツールについて
　―習慣的偏荷重姿勢による長後仙腸靱帯炎・仙結節靱帯炎の
　　発症メカニズム ………………………………………………………… 173
徳山博士

4. 下　肢

■ 下肢に生じた脆弱性骨折に対する Ilizarov 創外固定と低出力超音波骨折治療器,
　テリパラチドの併用による早期疼痛減少効果 ………………………… 179
野坂光司

■ Morton 病の診断と治療 …………………………………………………… 185
平石英一

■ Peroneal spastic flatfoot（腓骨筋痙直性扁平足）の病態と治療 ………… 190
髙鳥尚子

■ 前足部におけるしびれ・違和感の病態と治療 ………………………… 194
宇佐見則夫

5. 診断法

■ 末梢神経障害に対する電気生理学的検査への超音波ガイドの応用 ………… 197
仲野春樹

■ 上肢末梢神経損傷の超音波画像診断 …………………………………… 201
中島祐子

■神経磁界計測による脊髄から末梢神経までの機能診断 ……………………… 206
川端茂徳

I. 総　論

非がん性慢性疼痛に対する
オピオイド鎮痛薬のやめ方・減らし方
—患者を苦しめず減量・離脱をするために*

渡邉利絵　酒井和裕　濱﨑将弘　永吉信介　家入雄太
吉野興一郎**

[別冊整形外科 74：2〜6, 2018]

はじめに

　オピオイドは危険な薬で，そのプロトタイプはアヘンである．人類はオピオイドという魔法の薬を手に入れ，その恩恵を享受する一方で，多くの犠牲を払いつつ5,000年にわたり使ってきた．人間の情動には，快・不快という，相反する2つの感覚の上に，すべてを支配する欲望という第三の要素がある．オピオイド受容体作動薬は，不快な感覚（痛み）を消し，同時に欲望（意欲）も失わせる．この事実はアヘンをテーマにした「相思曲」という王尚辰の長詩で生々しく描写されている[1]．

　オピオイドの非がん性慢性疼痛患者への処方は，近年，世界中で広まった．乱用が喫緊の社会的課題となり，対策について2018年新たに厚生労働省通知が出た[2,3]．米国での大規模研究によると，緩和ケアや末期ケアを除く非がん性慢性疼痛で長時間作用型オピオイドを処方されている患者では，ガバペンチンや三環系抗うつ薬などの非オピオイド鎮痛薬・鎮痛補助薬に比べて死亡率が高いことが明らかになった．対象は1999〜2012年に投薬治療を受けた患者で，平均年齢は48±11歳であった．長時間作用型オピオイド使用群の死亡ハザード比（HR）は1.64［95%信頼区間（CI），1.26-2.12］，$p<0.001$，超過死亡（excess deaths）のリスク差（risk difference：RD）68.4/10,000人年（95%CI, 28.2-120.7）となった．その内訳は予期せぬ過量投与 HR 3.37（95%CI, 1.47-7.70）$p=0.004$, RD 47.4/10,000人年（95%CI, 15.7-91.4），心血管系合併症 HR 1.65（95%CI, 1.10-2.46）$p=0.02$, RD 71.4/

10,000人年（95%CI, 4.5-65.3）などであった．経口徐放剤が原因薬物の多くを占めていた[4]．日本ではこの剤型は承認されていないので単純に比較はできないが，急速にオピオイドの使用が広まっている昨今，有害事象や依存症の実態把握とリスク管理を急ぐ必要がある．

　オピオイドの長期投与に関し，深刻な過量投与や依存，中毒のリスクなしに痛みの緩和や機能改善を導くというエビデンスはない[5〜7]．また，疼痛の悪化やQOL低下なしに大幅な減量が可能であるとの報告もある[8]．オピオイド治療を将来，患者が生きている限り継続するのは危険である．減量・中止の具体的な問題点と対処法について述べる．

I. 日本ペインクリニック学会ガイドライン[9]より

　非がん性慢性疼痛の治療において，オピオイドはほかのあらゆる治療法を駆使しても患者のQOLが許容できるレベルまで改善しない場合に検討する選択肢である．処方の目的はQOLの改善で，鎮痛そのものではない．投与期間の予測は困難で，長期化や，有害事象の可能性も考慮しなければならない[9〜11]．あくまでもオピオイドは第一選択ではなく，期間を限定して使用し，機会を得て減量中止すべきである．一方で，処方に伴い発生するさまざまなリスクを回避すべくオピオイドを決して処方しないという医療者の恐怖症ともいえる行動は，患者に不利益となりうる．

　「ペインクリニック治療指針（改訂第5版）」では，す

Key words

opioid analgesics, chronic non-cancer pain, reduction/discontinuation, withdrawal syndrome, JSPC guideline

*How to reduce and discontinue opioid analgesics；not to discomfort the patients using opioids for chronic non-cancer pain
**R. Watanabe, K. Sakai(主任部長), M. Hamasaki(部長), S. Nagayoshi, Y. Ieiri, K. Yoshino(院長)：健和会大手町病院整形外科（〒803-8543　北九州市小倉北区大手町15-1；Dept. of orthop. Surg., Kenwakai Otemachi Hospital, Kitakyusyu）.
［利益相反：なし.］

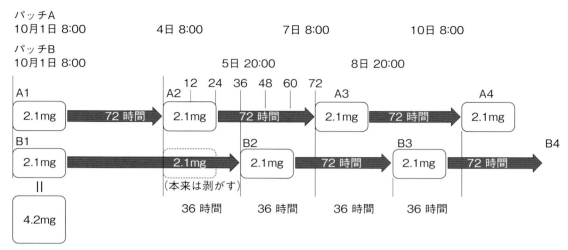

図4. 3日製剤4.2 mg使用例：ローテーション法への移行の実際．4.2 mg規格1枚を3日に1回更新するよりも，2.1 mg規格2枚を，36時間差でローテーションすると，より血中濃度が安定し突出痛や退薬症候が出にくい．引き続き時間差を調整することで投与量のテーパリングが可能となる．

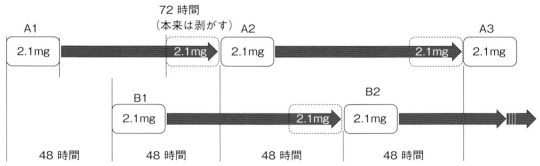

図5. テーパリングの例．「3日に2枚」から「4日に2枚」と考える．3日製剤パッチA1を貼った48時間後に，パッチB1を貼る．次のパッチ貼り替え（A2）はB1を貼った48時間後とし，それまでパッチA1（72時間を過ぎている）は確認のために残しておく．

れ」も起こりやすくなる．鎮痛薬の使用が生活の中心であった慢性疼痛患者が本来の生活スタイルを取り戻すのは喜ばしいことではあるが，トラブルはむしろ，この時期に起きやすい．

必ずしも同居家族が頼りになるとは限らない．逆に，麻薬は恐ろしく使うこと自体が有害であると思い込んでいるなど，非協力的な家族は依然として存在する．

❹退薬症候に直面してしまった場合

原則はオピオイドの再投与である．通常，投与されていたオピオイドの速放製剤を，レスキュー量＝元の1日量の1/6相当，投与する．フェンタニル貼付剤など代替の経口速放製剤がない場合は，モルヒネ塩酸塩で代用する（図1）．モルヒネ塩酸塩は強オピオイドかつ速放性なので，約30～40分で効果を発揮し，症状は速やかに軽快する．症状緩和に使用する用量が鎮痛レスキュー量と同量でよいか，至適量のエビデンスは確立していない．なお，非がん性慢性疼痛患者に突出痛出現時のレスキュー

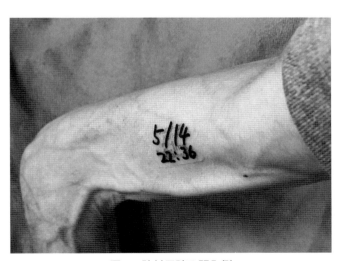

図6. 貼付日時の記入例

用として速放性の強オピオイドを処方することは推奨されていない[9]．同等の力価で使用可能な弱オピオイドには，トラマドールやコデインがある．トラマドールOD

I. 総 論 ◆ 1. 薬物療法

表1. 非がん性慢性疼痛に適用のあるオピオイドの薬事法上の分類（文献9より引用）

薬理学的分類	薬剤名	剤型	規制区分
弱オピオイド	コデイン	1%（散・錠）	規制なし
	コデイン	10%（散）	医療用麻薬
	トラマドール	OD錠，徐放剤	規制なし
	トラマドール・アセトアミノフェン合剤	錠	規制なし
	ブプレノルフィン	貼付剤（テープ）	向精神薬
強オピオイド	モルヒネ	錠・原末	医療用麻薬
	フェンタニル	1日用貼付剤（パッチ，テープ）	医療用麻薬
		3日用貼付剤（パッチ）	

錠（25 mg）1錠がモルヒネ塩酸塩30 mg相当であり，フェンタニル貼付剤の最小規格（12.5 μg/時）投与中の1日量の1/6に相当する．コデイン100倍散は通常，鎮咳剤として処方され麻薬の規制を受けないが，賦形剤を含め3gの粉末の頓服は容易ではない．10倍散は麻薬で，1回量0.3gとなり頓服しやすい（表1，図1）.

モルヒネ塩酸塩の半減期は短いので，プランに固執すると経口モルヒネの反復投与を余儀なくされる．患者の，再発を回避したいという感情は，精神依存のリスクとなる．失敗体験は，患者心理に影響を与える．慢性疼痛治療では認知行動療法を併用していることも多く，迅速なサポートが必要である．速やかに減量プランを見直し，「仕切り直す」.

貼付部位の加温は薬剤の放出が不安定となり危険なので，絶対にしないよう指導する．鍼治療の推奨度はCである[14].

❺ブプレノルフィン貼付剤について

ブプレノルフィンは，肝代謝でグルクロン酸抱合され，70%が便中に排泄される．半減期は長く7日製剤になる．腎機能障害患者にも比較的安全性が高いとされる[23]．他のオピオイドとの換算が未確立で（図1），筆者は使用経験が乏しいため本稿では言及しない.

Ⅲ. 離脱・中止に向けて

最終段階は弱オピオイドへの切り替えであり，トラマドールやコデインの内服から減量し，中止とする．トラマドールの徐放剤（100 mg）と速放剤（25 mg）の併用は承認されない．これらの薬剤でも身体依存が生じ，急な中止で強オピオイド類似の退薬症候が出現する．トラマドールはセロトニン症候群にも注意が必要である[9,24].

この段階で薬物治療の中核は，非麻薬性鎮痛補助剤のプレガバリン，ガバペンチン，SNRI，漢方エキス剤，ワクシニアウイルス接種家兎炎症皮膚抽出液含有製剤などになる．麻薬が不可欠なのかを常に見直し，患者と良好なコミュニケーションを図る.

まとめ

非がん性慢性疼痛患者に対するオピオイドの長期投与に関するエビデンスはない．オピオイドは第一選択ではなく，期間を限定して使用し，機会を得て減量中止すべきである.

減量中止にあたり最大の問題点は退薬症候である．長期投与患者では減量率を直前の1日投与量の25%以内とし，スピードはステップごとに2週間以上をかけ急がない．貼付剤の減量率を50%未満に抑えたい場合に，中間の段階を作ることは可能である.

退薬症候の診断と治療はオピオイドの再投与である．強オピオイドのモルヒネ塩酸塩はレスキュー使用としては推奨されていない．経口弱オピオイドでも対処可能である.

非がん性慢性疼痛患者へのオピオイド鎮痛薬処方にあたっては，緩和ケアチームと同等に多職種チームで患者をサポートする体制が望ましい.

文 献

1) 陳　舜臣：実録アヘン戦争，中央公論社，東京，p49-56，1985
2) 厚生労働省：医療用麻薬の乱用防止製剤について，薬生薬審初0329第4合薬生監麻発0329第3号，2018
3) Epidemic：Responding to America's Prescription Drug Abuse Crisis, Executive Office of the President of the United States, p1-4, 2011
4) Ray WA, Chung CP, Murray KT et al：Prescription of long-acting opioids and mortality in patients with chronic noncancer pain. JAMA 315：2415-2423, 2016
5) Eriksen J, Sjögren P, Bruera E et al：Critical issues on opioids in chronic non-cancer pain；an epidemiological study. Pain 125：172-179, 2006
6) Manchikanti L, Ailinani H, Koyyalagunta D et al：A systematic review of randomized trials of long-term opioid management for chronic non-cancer pain. Pain Physician 14：91-121, 2011
7) Chaparro LE, Furlan AD, Deshpande A et al：Opioids compared with placebo or other treatments for chronic low back pain；an update of the Cochrane Review.

Spine **39**：556-563, 2014

8）Harden P, Ahmed S, Ang K et al：Clinical implications of tapering chronic opioids in a veteran population. Pain Med **16**：12812, 2015

9）日本ペインクリニック学会非がん性慢性疼痛に対するオピオイド鎮痛薬処方ガイドライン作成ワーキンググループ（編）：非がん性慢性疼痛に対するオピオイド鎮痛薬処方ガイドライン，第2版，真興交易医書出版部，東京，p52-59，p62-68，2017

10）井関雅子，橋口さおり（監訳）：21世紀のオピオイド治療，メディカルサイエンスインターナショナル，東京，2014

11）Kalso E, Allan L, Dellemijin PLI et al：Recommendations for using opioids in chronic non-cancer pain. Eur J Pain **7**：381-386, 2003

12）日本ペインクリニック学会治療指針検討委員会（編）：ペインクリニック治療指針，第5版，真興交易医書出版部，東京，2016

13）McNicol ED, Midbari A, Eisenberg E：Opioids for neuropathic pain（Review）. Cochrane Database of Systematic Reviews 2013, Issue 8. Art. No：CD006146. DOI：10.1002/14651858. CD006146. pub2.

14）Berna C, Kulich RJ, Rathmell JP：Tapering long term opioid therapy in chronic noncancer pain；evidence and recommendations for everyday practice. Mayo Clin Proc **90**：828-842, 2015

15）Kurita GP, Hjöjsted J, Sjögren P：Tapering off long term opioid therapy in chronic non-cancer pain patients；a randomized clinical trial. Eur J Pain **13**：1241, 2018

16）Dear M：Tapering opioids for chronic pain. Louisiana Medicaid Provider Update **31**（4）：1-8, 2016

17）Frieden TR, Houry D：Reducing the risks of relief-the CDC opioid-prescribing guideline. N Engl J Med **21**：1501-1504, 2016

18）Manchikanti L, Kaye AM, Knezevic NN et al：Responsible, safe, and effective prescription of opioids for chronic non-cancer pain；American society of interventional pain physicians（ASPP）guidelines. Pain physician **20**：S3-S92, 2017

19）Canadian Guideline for Safe and Effective Use of Opioids for Chronic Non-cancer Pain＜http://nationalpaincentre.mcmaster.ca/opioid/cgroup_b_app_b12html＞［Accessed 29 May 2018］

20）ワンデュロパッチ 0.84 mg，1.7 mg，3.4 mg，5 mg，6.7 mg．ヤンセンファーマ株式会社，医薬品インタビューフォーム，2016

21）デュロテップMTパッチ 2.1 mg，4.2 mg，8.4 mg，12.6 mg，16.8 mg．ヤンセンファーマ株式会社，医薬品インタビューフォーム，2016

22）フェントステープ 1 mg，2 mg，4 mg，6 mg，8 mg．久光製薬株式会社，協和発酵キリン株式会社，医薬品インタビューフォーム，2016

23）ノルスパンテープ 5 mg，10 mg，20 mg．久光製薬株式会社，医薬品インタビューフォーム，2016

24）厚生労働省．重篤副作用疾患別対応マニュアル＜http://www.mhlw.go.jp/stf/seisakunitsuite/bunya/kenkou_iryou/iyakuhin/topics/tp061122-1.html＞［Accessed 24 May 2018］

25）表　圭一：日本で非がん性疼痛に用いられるオピオイドの特徴と使用上の注意点．LiSA **22**：234-239, 2015

* 　　* 　　*

副作用による脱落低減を目的とした経口トラマドール製剤の少量漸増投与法

福元 銀竜

はじめに

運動器疾患の慢性疼痛における薬物療法の中で，弱オピオイド製剤を投与することは整形外科診療の日常風景となりつつある．しかし，対象症例が主に中高齢者であり，他剤に比べ高い副作用発現率を呈する本剤には注意が必要である．特に眠気や嘔気・嘔吐，浮動性めまい，便秘などが発現しやすく，ADLに大きな障害をきたすため，せっかく鎮痛効果を得ていながら脱落する症例もめずらしくない．特にポリファーマシー症例では副作用が発現しやすく，さらなる慎重投与を要する．弱オピオイドの中でも，経口かつ長期処方が可能なトラマドール製剤（以下，本剤）は多用されており，実臨床ではきわめて多くの症例に副作用が生じていると思われる．当然ながら，的確な診断と適応決定のもと，本剤特有の副作用に関する説明も十分に行い投与することが大前提である．そのため，難治性疼痛と思われても，安易な薬物療法を選択するべきではない．まずは，生活習慣（不良姿勢や歩容）の改善指導やリハビリテーション，装具療法などの徹底した保存療法を実施すべきである．

本剤の主要対象は，高齢または合併症のために手術不可能な症例，手術拒否の症例，痛みのために実施困難な保存的治療を促進したい症例と思われる．嘔気・嘔吐，食欲低下，浮動性めまいなどが発現するため消化器内科や神経内科などを受診することも多い．整形外科医として副作用をいかに減少させられるか，脱落予防目的で筆者の行っている少量漸増投与法について述べたい．

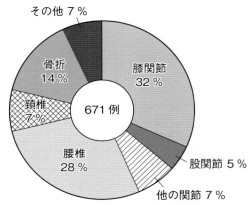

図1．投与症例における難治性疼痛疾患の内訳．変形性関節症，脊椎疾患が多い．

I．対　象

2011年7月～2018年5月に当科で少量からの漸増投与法を用いた症例は671例で，男性165例，女性506例，女性比率は75％，平均年齢（mean±SD）は72±14（男性71±14，女性73±13）歳であった．基本的な保存的治療に加え，短期的なNSAIDs投与やアセトアミノフェン，漢方薬などを用いても症状の改善しない難治性疼痛疾患を対象とした．疾患の内訳（図1）としては，高度の変形性膝関節症が32％を占め最多であった．変形性股関節症は5％と少なく，それら以外の関節の変形性関節症の合計は7％であった．多数回手術の既往を含む腰椎疾患が28％と2番目に多く，骨粗鬆症を随伴した変形性脊椎症に脆弱性圧迫骨折をきたした症例が14％，頚椎疾

Key words

tramadol HCl, titration, lower dose, discontinuation, adverse events

*Slowing the titration rate of tramadol HCl from a lower dose reduces the incidence of discontinuation due to adverse events
要旨は第39回日本疼痛学会において発表した．
**G. Fukumoto：松翠会森園病院整形外科（〒895-0076　薩摩川内市大小路町 19-38；Dept. of Orthop. Surg., Shousuikai Morizono Hospital, Satsumasendai）．
［利益相反：なし．］

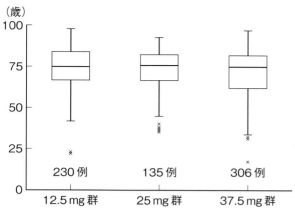

図 2. 3 群の平均年齢や年齢分布．有意差はない．

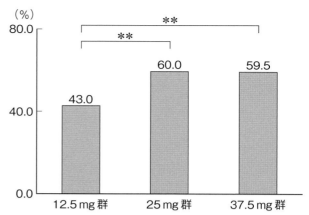

図 3. 3 群の副作用発現の比較．12.5 mg 群が有意に低値である．**p＜0.01

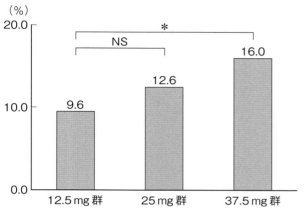

図 4. 3 群の早期嘔気発現の比較．12.5 mg 群が 37.5 mg 群に対して有意に低値である．NS：有意差なし，*p＜0.05

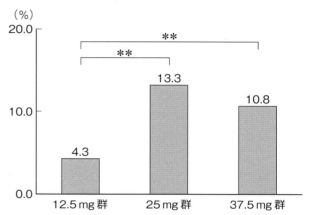

図 5. 3 群の早期傾眠発現の比較．12.5 mg 群が有意に低値である．**p＜0.01

患が 7％，その他が 7％の割合であった．

　トラマドール製剤は，トラマドール速放錠とトラマドール・アセトアミノフェン配合錠の 2 種類で，配合錠の 1 錠（トラマドール 37.5 mg 含有）および速放錠 1 錠（トラマドール 25 mg 含有）ないし 1/2 錠（トラマドール 12.5 mg 含有）から開始する 3 群に分けた．3 群の詳細（図 2）であるが，12.5 mg 開始群は 230 例（平均年齢 74±12 歳，女性比率 80.4％），25 mg 開始群は 135 例（72±13 歳，74.8％），37.5 mg 開始群は 306 例（71±15 歳，71.9％）と，平均年齢や女性比率に明らかな群間差を認めなかった．

II．方　　法

　漸増の行い方であるが，3～7 日ごとに 12.5 mg 開始群は 25，50，75 mg それ以上へと増量，25 mg 開始群は 50，75 mg それ以上へと増量，37.5 mg 開始群は 75，112.5 mg それ以上へと段階的に増量した．症例の満足度に応じて最終的に最大 50～300 mg/日（トラマドール徐放製剤への変更症例も含む）を投与した．全症例に便秘対策として酸化マグネシウムやセンノシドなどの緩下薬を併用した．また，嘔気対策として，ドパミン D_2 受容体拮抗薬のドンペリドンやメトクロプラミドのほかに，プロクロルペラジンやペロスピロンを開始時に 2～4 週間併用した．3 群は 37.5 mg，25 mg，12.5 mg の順に当科受診症例を経時的に群分けし，後方視的に副作用発現率，脱落率などを比較調査した．統計学的な評価には，Fisher の正確検定，χ^2 検定を用いた（有意差を $p<0.05$ とした）．

III．結　　果

　本剤の 12.5 mg 開始群，25 mg 開始群，37.5 mg 開始群いずれもアセトアミノフェンや鎮痛補助薬を併用し，トラマドール自体も増量していくため，78％，82％，81％と有効率に関しては群間に有意な差を認めなかった．

　副作用発現率（図 3）に関しては，各群 43％，60％，59.5％であり，12.5 mg 開始群が有意に低値であった．1 週間以内の副作用を早期副作用と定義すると，早期嘔気発現率（図 4）は 9.6％，12.6％，16％と，12.5 mg 群が 37.5 mg 群に対して有意に低値であった．また，早期傾

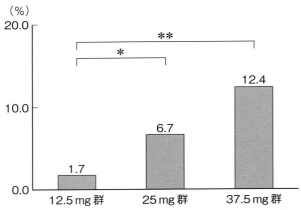

図6. 3群の早期浮動性めまい発現の比較. 12.5 mg群が有意に低値である. *$p<0.05$, **$p<0.01$

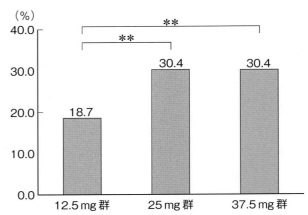

図7. 3群間における総副作用脱落の比較. 12.5 mg開始群が有意に低値である. **$p<0.01$

眠発現率（図5）も4.3%，13.3%，10.8%と，12.5 mg群のみ有意に低値で，早期めまい発現率（図6）も1.7%，6.7%，12.4%と12.5 mg開始群が有意に低値であった.

副作用脱落率に関しては，1週間以内の副作用による脱落を早期脱落と定義すると，早期脱落率は5.7%，9.6%，7.8%と有意差を認めなかったが，最終的な脱落率（図7）は18.7%，30.4%，30.4%と12.5 mg開始群のみ有意に低値であった.

本調査から，当科症例においては12.5 mg開始群が早期のメジャーな副作用の発現率が有意に低値であり，3群の中でもっとも副作用脱落が少ないという結果であった.

IV. 考 察

トラマドールは1962年に西ドイツのグリューネンタール社が開発した弱オピオイド製剤の一種である．なお，作用機序，代謝などは既知のものと思われるため詳述はしない．一般に強オピオイドと比べ扱いやすいとされるものの，副作用発現率は決して低くない．改訂版のインタビューフォームを参照しても，添付文書に準じ漸増投与法ではないため，トラマドール・アセトアミノフェン配合錠使用599症例での副作用発現率は81.1%と高値である．特に嘔気41.4%，傾眠25.9%，浮動性めまい18.4%，便秘21.2%などの副作用が多い[1]．非がん性慢性疼痛に対するトラマール速放錠使用762例での副作用発現率も85.3%と高値である．なかでも，嘔気49.2%，傾眠29.5%，浮動性めまい18.5%，便秘50.8%などの副作用が多い[2].

以前より，オピオイドは少量からの漸増投与法で副作用脱落率が低下するとの報告がある[3~7]．海外における漸増投与に関する文献を渉猟すると，韓国では250例の変形性膝関節症例（平均年齢60.2歳）における2週間の多施設，ランダム化比較試験が実施されており，トラマドール・アセトアミノフェン配合錠を1錠より開始し3日ごとに増量することで，1日4錠で開始した場合に比べ，嘔気発現率が24.6%から12.1%へ，浮動性めまい発現率が22.1%から9.7%へ低下し，脱落率が26.2%から10.5%へ減少したとの報告がある[8]．また，トラマドールとしてはさらに少量となる速放錠での漸増投与の報告があり，米国から二重盲検法の報告がある．167例で慢性腰痛症や変形性関節症例が主な対象であり，平均年齢は50.8歳と比較的若年である．25 mgより開始し3日ごとに25 mgずつ増量する群と，50 mgより開始し3日ごとに50 mgずつ増量した群を比較すると，おのおのの脱落率は22%と46.3%であり，25 mgから漸増したほうが有意に低値となっている[9]．また，ほかにも465例の慢性関節痛症例を対象とした多施設外来二重盲検法での研究（平均年齢62歳）があり，200 mgを初日より開始した群，50 mgより開始し1日ごとに増量した群，50 mgより開始し3日ごとに増量した群で比較すると，浮動性めまいによる脱落率が3日ごとに増量した群のみプラセボ群との間に有意な差を認めなかった．少量から開始すること，漸増を性急に行わないことがポイントであったと述べている[10].

現在，当科では本剤を12.5 mg/日眠前投与より開始し，3~7日ごとに25 mg, 50 mg 2×, 75 mg 3×へと緩徐に漸増し，さらに症例に応じて徐放製剤100 mg 1×（または速放製剤100 mg 4×）以上に増量している．日本人は，華奢な体格の症例が多く，欧米よりも少量からの漸増投与を行ったほうがよいと考えられる．なかには，肝臓の代謝酵素であるCYP2D6の遺伝子多型の点や多数の内科領域の薬剤を併用している影響から，少量より開始しても忍容性の低い場合がある．本結果が示すように，同一施設での連続症例で年齢も女性比率も同様な

群間で比較し，少量より開始したほうが有意な副作用脱落率の低下を認めた．詳細な機序は不明であるが，先行研究[8~10]と同じように嘔気，傾眠，浮動性めまいなどのADLに大きな影響を及ぼす副作用の発生頻度が低く，忍容性が高まった（便秘を除くメジャーな副作用への慣れ現象を生じ早期脱落が減少した）ものと考えられた．そのため，一度本剤を使用して脱落した場合でも，本法で再開すると継続投与可能な症例が存在すると思われた．

まとめ

本剤は難治性疼痛に対して有用な薬剤であるが，脱落しやすい副作用を呈する．なかでも，嘔気や傾眠，浮動性めまいによる脱落例が多い．当科の調査結果から，12.5 mgつまりトラマールOD錠1/2錠を眠前投与で開始し，3～7日ごとに25 mg眠前，50 mg（朝夕2分割），75 mg（3分割）へと漸増していく投与法がもっとも副作用脱落が少なかった．過去に本剤を1～2錠から開始して副作用のため脱落した症例においても，再度試みる価値があると考えられた[9]．

文献

1) 医薬品インタビューフォーム（トラムセット配合錠），第9版，p44-45，2017
2) 医薬品インタビューフォーム（トラマールOD錠），第12版，p81-83，2018
3) 上村幹男，内山茂晴，加藤博之：慢性疼痛に対する新しい鎮痛剤トラムセット配合錠漸増投与法による副作用対策209例の使用経験からの分析．Prog Med **32**：113-117，2012
4) 鮫島浩司，川内義久，吉野伸司ほか：当科におけるトラマドール・アセトアミノフェン合剤（トラムセット）の使用経験．整外と災外 **62**：744-746，2013
5) 福元銀竜，山元典明：トラマドール塩酸塩/アセトアミノフェン配合錠による嘔気と制吐剤の予防効果に関する検討．日運動器疼痛研会誌 **7**：167-172，2015
6) 慢性疼痛治療ガイドライン作成ワーキンググループ（編）：II薬物療法．慢性疼痛診療ガイドライン，真興交易医書出版部，東京，p60-63，2018
7) 山口重樹，Taylor DR：オピオイドを使いこなす．診断と治療 **104**：1389-1395，2016
8) Choi CB, Song JS, Kang YM et al：A 2-week, multi-center, randomized, double-blind, double-dummy, add-on study of the effects of titration on tolerability of tramadol/acetaminophen combination tablet in Korean adults with knee osteoarthritis pain. Clin Ther **29**：1381-1389, 2007
9) Petrone D, Kamin D, Olson W：Slowing the titration rate of tramadol HCl reduces the incidence of discontinuation due to nausea and/or vomiting；a double-blind randomized trial. J Clin Pharm Ther **24**：115-123, 1999
10) Ruoff GE：Slowing the initial titration rate of tramadol improves tolerability. Pharmacotherapy **19**：88-93, 1999

* * *

副作用軽減を意図したトラマドール製剤の導入方法

吉原　潔　石塚怜王

はじめに

慢性疼痛の治療薬としてオピオイド系鎮痛薬のトラマドール製剤は，近年，臨床の場で多く使われている．しかしその副作用率はNSAIDsよりもきわめて高い．そのため，疼痛抑制効果の有無にかかわらず，副作用の出現により内服を断念・中止してしまう症例もまれではない．副作用はとくに服用開始時に多く，そのために制吐薬や緩下薬などの薬剤を追加処方しているケースがほとんどである．筆者らは，トラマドール製剤の導入時に少量・単独で処方することによる副作用出現率の軽減効果，疼痛抑制効果について検討した．

I. 対象および方法

対象は，脊椎疾患を有する患者に対してトラマドール・アセトアミノフェン配合錠（TA錠）を単独で1回0.5錠（トラマドール塩酸塩18.75 mg）を1日3回で処方した167例である．錠剤を半分に割る指示を処方箋に記載した．男性79例，女性88例，平均年齢58.8歳，平均投与期間9.3週であった．原疾患は腰椎椎間板ヘルニア58例，腰部脊柱管狭窄症67例，腰椎椎間板症14例，頚椎症12例，胸腰椎圧迫骨折7例，その他9例であった（図1）．それらの症例につき，効果，転帰，副作用出現率を検討した．

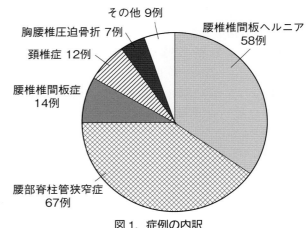

図1．症例の内訳

II. 結果

効果については，著効34例，効果あり78例，効果なし47例，不明8例であった．転帰については，治癒28例，継続83例，手術14例，脱落・中止42例であった．副作用は33（男性7，女性26）例に認め，その出現率は19.8％であった（図2）．副作用の内訳は，便秘12例，めまい・ふらつき6例，腹痛4例，嘔気3例，眠気4例，その他6例であった（重複含む）．なお，本研究後に患者希望で1回1錠で1日3回に増量したものは41例あり，増量後に副作用が出たものが6例（14.6％）あった．増量によって効果の維持，増強をみたものは26例（63.4％），効果，増強なし8例（手術移行3例含む），不明，脱落7例であった．

III. 考察

現在，日本国内で使用可能な経口トラマドール製剤は，OD錠（トラマールOD 25 mg, 50 mg），100 mg徐

Key words

chronic pain,　tramadol,　side effects

*How to introduce tramadol formulation intended to reduce side effects
　要旨は第25回日本腰痛学会において発表した．
**K. Yoshihara（院長），R. Ishizuka（副院長）：アレックス脊椎クリニック（☎158-0082　東京都世田谷区等々力4-13-1：AR-Ex Spine Clinic, Tokyo）．
［利益相反：なし．］

放錠（ワントラム），TA錠（トラムセット）がある．もっとも多く行われている投与方法は，副作用が出現することを前提として，制吐薬や緩下薬とともに処方するものである．保険診療の観点からは，予防的投与が認められていないので，厳密には問題がある投与方法といえる．しかも，内科的疾患などで常時服用薬が多い高齢者などでは，トラマドールを服用するためとはいえ，それ以外の薬剤数も増えてしまうことになる．

TA錠の主成分であるトラマドールは，モルヒネやフェンタニルなどの麻薬性鎮痛薬と同じオピオイドに分類される．依存性が少ないオピオイドであるため医療麻薬扱いとはならないが，NSAIDsに比べて効果が強い反面，副作用に関しては悪心・嘔吐，便秘が多く，NSAIDsよりもモルヒネやフェンタニルの副作用に類似している．鈴木ら[1]は，内服開始日から1週目の副作用出現率がもっとも高く，その後は徐々に減少し，遅発傾向のある事象は認められなかったとしている．今回の検討により，TA錠（トラマドール37.5 mg含有）の添付文書に記載された副作用出現率81.1％が，初回投与量を半量のトラマドール18.75 mgに減らすことで著減（19.8％）した．

福元ら[2]は，トラマドール製剤の開始用量を12.5 mg群，25 mg群，37.5 mg群の3群に分けて副作用脱落率の違いについて検討した．その結果，副作用脱落率はそれぞれ15％，31％，30％で，12.5 mgから開始する漸増投与法が有意に副作用脱落率を低減できたと報告している．また，脱落率の低下は嘔気・嘔吐や浮動性めまいの発現率の少なさによると報告している．また，住谷ら[3]は，副作用が用量依存性であるため最小用量から使用し，副作用に対する耐性形成を促し，その後，鎮痛有効量まで漸増していく治療戦略が望ましいとしている．

片江[4]は，TA錠1錠から制吐薬とともに開始し，痛みと患者の希望に応じて漸増していく手法をとった．その結果，有効率は62.0％，副作用率は22.8％であったと報告している．この方法は投与回数の漸増法である．確かに通常の投与法と比べて副作用率は軽減しているようだが，1回の最小投与量がトラマドール37.5 mgであることは通常投与と変わらない．自験例で「1回半錠では特に副作用は出現しなかったが，1回1錠にしたところ嘔気が出現し，再び1回半錠に戻すと嘔気がなくなった例」や，「前医で1回1錠で処方され副作用に苦しんだが，1回半錠では副作用が出なかった例」など複数経験している．したがって，投与初期は，1日投与量だけでなく，1回投与量も少なくすることで副作用出現率が低下すると考えられる．

一方で，トラマドールはμオピオイド受容体を刺激し

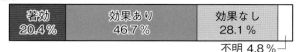

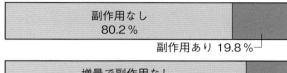

図2．効果と副作用．効果は67.1％で認められ，半錠投与での副作用出現率は19.8％である．

て鎮痛作用を発揮するが，その効果は用量に依存している．すなわち効果が高ければ副作用も起こりやすいといえる．今回のわれわれの検討で，効果が認められたものはTA錠通常投与（トラマドール37.5 mg含有）で87.1％，われわれの半量投与（トラマドール18.75 mg含有）では67.1％であった．初回半量投与で効果は若干減少するものの，副作用の出現率はそれ以上に減少していたため，新しい投与方法として有効と考えられた．なお，現在，製品として入手可能なトラマドール塩酸塩の最小単位は1錠あたり25 mgである．福元らは，OD錠は錠剤の真ん中に割線が入っていることから，それを利用して錠剤を半分に割り（トラマドール12.5 mg含有）内服させ検討を行っていた．

TA錠の用法・用量の項[5]には「通常，成人には，1回1錠，1日4回経口投与する．投与間隔は4時間以上空けること．なお，症状に応じて適宜増減するが，1回2錠，1日8錠を超えて投与しないこと．また，空腹時の投与は避けることが望ましい」との記載がある．服用回数に関して1日4回となっているのは半減期が約6時間と短いためであろうが，実際の臨床の場面では1日3回で処方されているケースのほうが圧倒的に多いようである．1日3回の投与で鎮痛効果をある程度維持しながら副作用出現率を激減させたことから，われわれの行ったTA錠半量投与（トラマドール18.75 mg含有）は臨床使用に適した投与法と考えられる．初回半量投与で開始し，1回1錠で1日3回に増量後に副作用が出たものが14.6％，鎮痛効果の維持・増強をみたものが63.4％との結果から，副作用の出現に注意しながら初回少量投与で徐々に増量していく投与方法は支持できる．また渉猟しえた範囲では，錠剤を半分に割ることで薬効に関しては問題がないようであった．

注意点として，1日3回の半錠投与法は，奇数日処方

すると調剤薬局で半錠あまってしまうので配慮が必要である.

ま と め

トラマドール製剤は，少量から投与を開始するほうが副作用の出現率が低く，副作用による途中脱落者の軽減が図れる．トラマドール製剤の鎮痛効果も副作用出現率も用量依存性であるが，今回の検討で行った TA 錠の初回半量投与（トラマドール 18.75 mg 含有）では，通常投与に比べて鎮痛効果は軽度低下するものの，それ以上に副作用出現率を著減させる投与法であった.

* * *

文　献

1) 鈴木俊昭，江端　望，小久保毅ほか：非がん性慢性疼痛に対するトラマドール塩酸塩（トラマールカプセル・OD 錠）の長期使用実態下における安全性と有効性の検討—トラマールカプセル・OD 錠特定使用成績調査. Prog Med **37**：865-875, 2017
2) 福元銀竜，山元典明：トラマドール製剤の至適開始用量に関する当科での実態調査. PAIN RES **32**：145, 2017
3) 住谷昌彦，山内照夫：トラマドールの使い分け—三つの剤型の特徴. LiSA **22**：14-16, 2015
4) 片江祐二：慢性疼痛に対するトラマドール塩酸塩/アセトアミノフェン配合錠の処方効果. 整外と災外 **67**：302-303, 2018
5) トラムセット配合錠添付文書＜http://www.mochida.co.jp/dis/txt/pdf/trc_6.pdf＞〔Accessed 24 Jun 2018〕

慢性腰痛に対するデュロキセチンの効果

大下優介　尾又弘晃　白旗敏之　神崎浩二**

はじめに

腰痛治療のガイドラインによると，抗うつ薬は推奨すべき薬剤である[1]．しかし，本邦では2016年3月に承認されたデュロキセチンの慢性腰痛に関する臨床効果の報告は少ない．今回われわれは，慢性腰痛を認める症例にデュロキセチンを処方しその有効性を検討したので報告する．

I. 対象および方法

慢性腰痛を主訴として当院外来を受診した患者で，手術の適応と判断された症例や，放射線治療の適応となる癌の骨転移などを除いた，投薬治療の適応と判断された症例を調査した（図1）．デュロキセチンを投与し検討項目の調査の協力を得られた93例（男性27例，女性66例，平均年齢75歳）を対象とした．検討項目として，腰痛に対するvisual analogue scale（VAS），日本整形外科学会腰痛評価質問票（JOABPEQ），Roland-Morris Disability Questionnaire（RDQ）［図2］を測定した．JOABPEQは疼痛，腰痛機能，歩行機能，社会生活，心理の項目別に投与開始前，2週後，1ヵ月後，2ヵ月後，3ヵ月後に評価し有効性を検討した．

II. 結　果

93例のうち14例（15.0％）は初期に気分不快や嘔気などの副作用のため投薬中断を余儀なくされた．11例（11.8％）は家族の受診への同行困難，転居，施設入所などの理由から今後近医でのフォロー希望にて紹介となった．8例（8.6％）は投与開始3ヵ月以内に腰痛消失にて終診となった．2例（2.2％）は経過中に疼痛増悪となったため投薬追加や神経ブロックなどを要した．8例（8.6％）は診療予約日に来院せず中断となり，50例

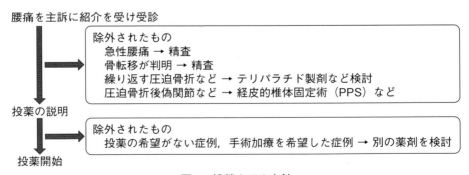

図1．投薬までの方針

Key words

chronic low back pain, duloxetine hydrochloride, JOABPEQ

*Effects of duloxetine hydrochloride on chronic low back pain
　要旨は第25回日本腰痛学会，EUROSPINE 2018にて報告した．
**Y. Oshita（講師），H. Omata（講師），T. Shirahata（講師）：昭和大学横浜市北部病院整形外科（Dept. of Orthop. Surg., Showa University Northern Yokohama Hospital, Yokohama）；K. Kanzaki（教授）：同大学藤が丘病院整形外科．
［利益相反：なし．］

> 1. 腰痛のため，大半の時間，家にいる
> 2. 腰痛を和らげるために，何回も姿勢を変える
> 3. 腰痛のため，いつもよりゆっくり歩く
> 4. 腰痛のため，ふだんしている家の仕事をまったくしていない
> 5. 腰痛のため，手すりを使って階段を上る
> 6. 腰痛のため，いつもより横になって休むことが多い
> 7. 腰痛のため，何かにつかまらないと，安楽椅子（体を預けて楽に座れる椅子，深く腰掛けた姿勢）から立ち上がれない
> 8. 腰痛のため，人に何かしてもらうよう頼むことがある
> 9. 腰痛のため，服を着るのにいつもより時間がかかる
> 10. 腰痛のため，短時間しか立たないようにしている
> 11. 腰痛のため，腰を曲げたりひざまずいたりしないようにしている
> 12. 腰痛のため，椅子からなかなか立ち上がれない
> 13. ほとんどいつも腰が痛い
> 14. 腰痛のため，寝返りがうちにくい
> 15. 腰痛のため，あまり食欲がない
> 16. 腰痛のため，靴下やストッキングをはくとき苦労する
> 17. 腰痛のため，短い距離しか歩かないようにしている
> 18. 腰痛のため，あまりよく眠れない（痛みのために睡眠薬を飲んでいる場合は「はい」を選択して下さい）
> 19. 腰痛のため，服を着るのを誰かに手伝ってもらう
> 20. 腰痛のため，一日の大半を，座って過ごす
> 21. 腰痛のため，家の仕事をするとき力仕事をしないようにしている
> 22. 腰痛のため，いつもより人に対していらいらしたり腹が立ったりする
> 23. 腰痛のため，いつもよりゆっくり階段を上る
> 24. 腰痛のため，大半の時間，ベッド（布団）の中にいる

図2．RDQ 質問票

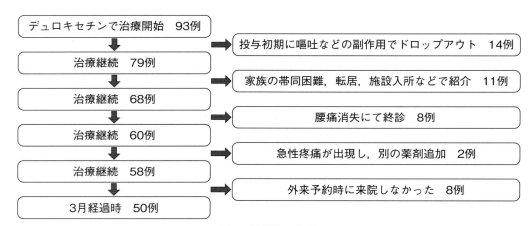

図3．投薬後の経過

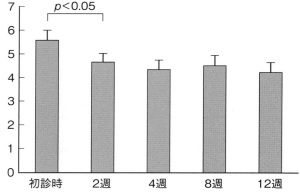

図4．VASの変化．2週後より有意な減少を認める．

（53.8％）が3ヵ月間投薬にてフォローできていた．3ヵ月フォローできた50例（男性18例，女性32例，平均年齢75歳）を検討した（図3）．

投与量は添付文書どおりに1日20 mgから開始して徐々に増量し，1日60 mgまで変化させる投与量の調整をしていたが，疼痛が軽減した場合は患者希望があれば強制的に増量せず投与継続とした．

50例のVASの結果（図4）では，5.6-4.7-4.3-4.5-4.2と投与開始2週後より有意（$p<0.05$）に改善し3ヵ月後まで継続していた．JOABPEQの結果（図5）では，疼痛（44.8-63.9-59.2-67.2-68.9），腰椎機能（51.0-60.6-64.5-62.6-67.2），歩行機能（45.5-55.0-55.4-57.6-59.9），社会生

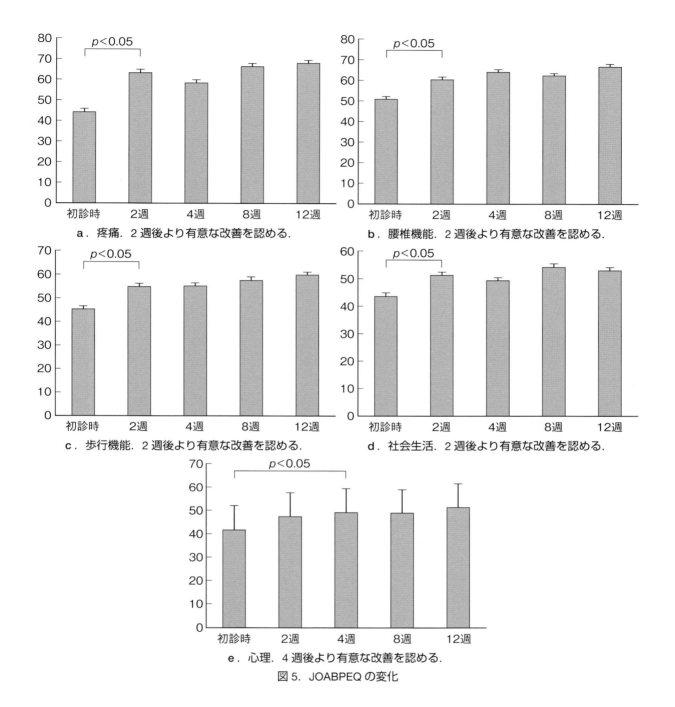

図5. JOABPEQの変化
a．疼痛．2週後より有意な改善を認める．
b．腰椎機能．2週後より有意な改善を認める．
c．歩行機能．2週後より有意な改善を認める．
d．社会生活．2週後より有意な改善を認める．
e．心理．4週後より有意な改善を認める．

活（43.9-51.6-49.6-54.6-53.4）は投与開始2週目に有意な改善を認めていた．一方，心理（42.2-47.9-49.7-49.6-52.1）は投与開始1ヵ月後から有意な改善を認めていた．すべての項目は投与開始3ヵ月後まで有意な改善は継続していた．

RDQは投与前平均11.2が3ヵ月後に6.8に改善していた（図6）．

投与量は，1日20 mgのままを希望した症例が26例（52％），40 mgの症例が21例（42％），60 mgまで増量した症例が3例（6％）であった．投与量別の20 mg，40 mg，60 mgでの群間比較では，投与前も後も有意な差は認めなかった．

III. 考　察

本邦では約65％の成人が腰痛を有しているとされている[2]ため，その治療は重要である．われわれの検討では，当院に紹介された症例のうち，手術的治療を要する症例を除外している．また，腰痛があるものの膝痛や肩関節が中心の患者などは脊椎専門外来は受診せず，膝関節専門診や肩関節専門診でフォローされているために，今回の検討には入っていない．そのため，他の報告に比べてセレクションバイアスがかかっている可能性があ

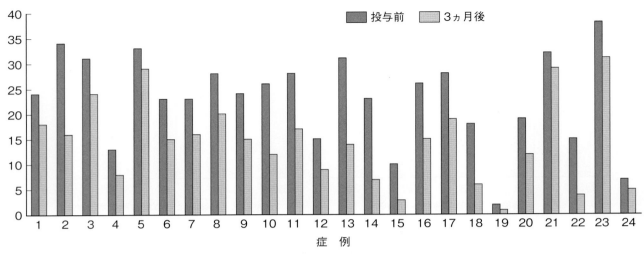

図6．RDQの投与前と3ヵ月後の変化

る．また，腰痛の原因も圧迫骨折後の変形や腰部脊柱管狭窄症による坐骨神経痛を伴ったものなどが混在している．今後疼痛の種類による比較なども必要である．

投薬の量に関しては，20 mgを2週投与し，その後2週間隔で40 mgから60 mgと増量することを投与前に伝えていたが，約半数の症例は20 mgの投与で経過良好となり，増量を希望しない状態であった．一方，60 mgまで増量しても疼痛の軽減が不十分なケースもあった．それぞれの群間比較を行ったが，投与前や投与後それぞれ比較しても有意差はなく，要因精査は今後の課題と考えられた．

RDQの個々の質問を確認すると，質問2は投与前34例が「はい」を選択していたが，2週で27例，3ヵ月で16例となり，18例（52％）が「いいえ」に改善していた．質問14は69.6％の症例が改善し，質問15は70％の症例が改善していた．一方，質問5は投与前33例が「はい」を選択していたが，3ヵ月経過しても29例が変化なく，3例（12.1％）の改善のみであった．質問21は9.4％の症例の改善のみであり，質問23も18.4％の症例しか改善していなかった．何度も姿勢をかえなければならなかった症例や，寝返り困難例，腰痛のため食思不振となる症例には有効であるが，階段には手すりが必要な状態や，家事には一定の配慮が必要な状態，ゆっくりと階段を上がる配慮が必要な状態には変化が限定的という結果であった．RDQは男性では50歳台，60歳台，70歳台がそれぞれ2.77，5.27，5.83，女性では3.30，4.82，7.90が平均[3]とされており，投与により一般の値に近くなっていった．

投薬による投与早期の反応がよければその後の治療経過も良好である[4]といった報告があり今回もそのような結果となったが，2週後に除痛を得られている症例はそのまま疼痛は少ない状態であった．しかし，どのような症例に良好に反応するかといった検討までにはいたらなかった．

内服初期に多くみられる有害事象に対して併用薬の調整などが課題と思われた．われわれは，プロクロルペラジン錠を併用している．嘔気などが出現する症例には食後に同時に内服するのではなく，食前に予防内服を行い食後にデュロキセチンを内服することなどを調整している．また，めまいなどを訴える症例には，ドンペリドン錠やメトクロプラミド錠なども併用している．また嘔気症例のうち便秘や胃炎などの存在が疑われる場合には，酸化マグネシウム剤やルビプロストンカプセルなどを処方してその症状の改善を図っている．併存症状は自然に軽減する症例も存在するため，追加した薬剤や内服時間の調整がどの程度有効に作用しているかの客観的データを示すことは困難であるが，治療中断例を減少させるため今後も検討が望まれる．

腰痛の種類などに対しても今後検討が必要と考えられた．本検討では脊柱変形に伴うものや，椎体不安定性があるもの，腰椎変性すべり症などが混在している．それぞれの疾患別に分類した詳細な検討も必要である．

デュロキセチンはうつ病の治療薬としても使用されているが，抗うつ作用と別のメカニズムで鎮痛作用が働いている[5]との研究がある．われわれの検討では心理が早期に改善しているために，何らかの影響があるものと考えられた．

また，腰椎術後の症例が上記に11例あり，それらはVASが5.6-4.7-4.4-4.5-4.3と軽度改善をしていたが，JOABPEQとRDQは著明な改善を認めなかった．術後の遺残腰痛は治療満足度を下げるために，その対応は重要であり，今後さらなる検討を要する．

Ⅳ. 結　　論

デュロキセチンは脱落率が高いが慢性腰痛の治療に有効であった．投与継続中断例に対する検討が今後必要である．

ま　と　め

1）デュロキセチンは慢性腰痛の治療に効果的であり，有効な症例は早期より改善の変化がみられた．

2）投与初期に出現する症状に注意を要した．

3）20 mg 1 錠のみでも除痛作用を得られる症例が多数存在した．

*　　　　*　　　　*

文　献

1）慢性疼痛治療ガイドライン作成ワーキンググループ（編）：慢性疼痛治療ガイドライン，真興交易医書出版部，東京，p46-49，2018

2）Nakamura M, Nishiwaki Y, Ushida T et al：Prevalence and characteristics of chronic musculoskeletal pain in Japan. J Orthop Sci **16**：424-432, 2011

3）福原俊一郎（編）：RDQ（Roland-Morris Disability Questionnaire）日本語版マニュアル，iHope International，p30，2016

4）Alev L, Fujikoshi S, Yoshikawa A et al：Duloxetine 60 mg for chronic low Back Pain；post hoc responder analysis of double-blind, placebo-controlled trials. J Pain Res **10**：1723-1731, 2017

5）Minami K, Tamano R, Kasai E et al：Effects of duloxetine on pain and walking distance in neuropathic pain models via modulation of the spinal monoamine system. Eur J Pain **22**：355-369, 2018

慢性腰痛に対するデュロキセチンの効果

吉原　潔　石塚怜王

はじめに

デュロキセチンは，セロトニン・ノルアドレナリン選択的再取り込み阻害薬（SNRI）と呼ばれる第三世代の抗うつ薬の一つとして上市された．2016年3月より慢性腰痛症が，2017年12月には変形性関節症が，効能・効果に追加され保険適用となり疼痛治療薬として日常診療で用いられるようになった．われわれは，治療に難渋する慢性腰痛患者にデュロキセチンを投与し，臨床成績を分析したので報告する．

I. 対象および方法

対象は，慢性腰痛患者の197例である．既往にトラマドールやプレガバリンなどの投与が無効であった難治症例が，半数以上を占める．平均年齢は68.2（20〜89）歳であった．原疾患は椎間板ヘルニア36例，脊柱管狭窄症85例，脊柱管狭窄症術後15例，圧迫骨折7例，腰椎椎間板症17例，変形性腰痛症18例，その他19例であった．それらの症例につき，臨床成績を検討した．

II. 結果

用量による効果の差異については図1に示すとおりであった．1日20 mgの内服で著効したものが35例（17.8%），効果があったものが76例（38.5%），効果がなかったものが86例（43.7%）で，56.3%に有効性を認めた．

1日40 mgに増量して経過をみた症例が61例あった．40 mgに増量して効果の増強が認められたものが20例（32.8%），効果が維持されているものが11例（18.0%），効果が認められない・減弱したものが30例（49.2%）であった．

61例の内訳を詳細にみると，20 mgで効果がなかった34例では，40 mgにして効果を認めたものが11例，増量しても効果がなかったものが23例であった．20 mgで

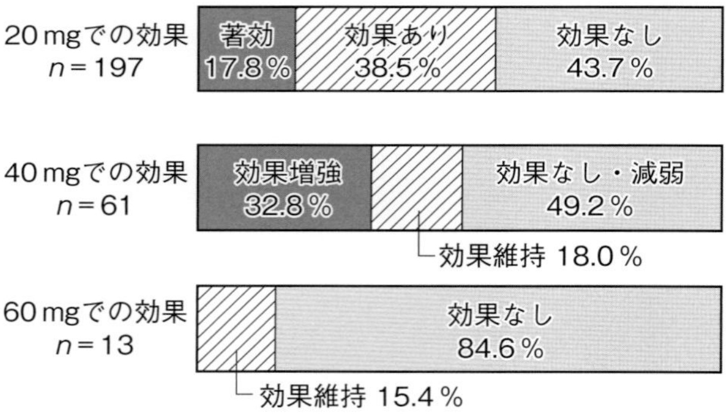

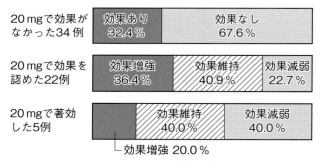

図1．用量による効果の差異．1日投与量が20 mg＞40 mg＞60 mgの順に効果が高い．

図2．20 mgから40 mgへ増量時の効果の内訳．効果の増強がみられたのは，約33%にすぎない．

Key words

chronic low back pain, duloxetine, dose selection

---

*Efficacy of duloxetine in chronic low back pain
　要旨は第25回日本腰痛学会において発表した．
**K. Yoshihara（院長），R. Ishizuka（副院長）：アレックス脊椎クリニック（〒158-0082　東京都世田谷区等々力4-13-1：AR-Ex Spine Clinic, Tokyo）．
［利益相反：なし．］

効果を認めさらなる効果を期待して40 mgに増量した22例では，効果の増強が認められたものが8例，効果の維持が9例，効果の減弱が5例であった．20 mgで著効しさらなる効果を期待して40 mgに増量した5例では，効果の増強が認められたものが1例，効果の維持が2例，効果の減弱が2例であった（図2）．

さらに1日60 mgに増量して経過をみた例が13例あった．11例（84.6％）は20 mgから60 mgに増量していってもまったく効果がなかった．それ以外の症例は2例あり，1例は20 mg投与時から効果があり維持している．もう1例は20 mgでは効果なく，40 mgに増量時から効果があり維持している．

転帰については，治癒11例，継続124例，手術移行11例，脱落・中止51例であった．

副作用は53例に認め，その発現率は26.9％であった．副作用の詳細は，悪心・食欲低下19例，眠気14例（うち良眠として6例），めまい・ふらつき10例，不眠7例，体調不良4例，振戦2例，便秘，下痢，尿閉，湿疹，耳鳴り，口渇，血圧上昇が1例ずつであった（重複あり）．上記のうちで，40 mgに増量した61例のうち6例（9.8％）で，増量時に新たに副作用が生じていた．60 mgに増量時に新たに副作用が生じた例はなかった．

Ⅲ. 考　察

デュロキセチンの用法は「通常，成人には1日1回朝食後，デュロキセチンとして60 mgを経口投与する．投与は1日20 mgより開始し，1週間以上の間隔を空けて1日用量として20 mgずつ増量する」とされている[1]．自験例でも1日20 mgの投与からはじめた．

❶用量について

慢性腰痛に対するデュロキセチン1日20 mg投与の有効率56.3％は，他剤が無効な難治症例を含むことを考えればかなりの好成績といえる．しかしその後40 mgに増量して効果の増強が認められたものは32.8％と決して高くなく，60 mgへの増量時に効果の増強がみられたものは皆無で，それどころか84.6％で効果がまったく認められなかった．推奨される用法どおりに用量を漸増していく過程で，20 mgで効果なく，40 mgでも効果のない場合にさらに60 mgに増量するのは患者心理としては受け入れがたいことは容易に推察される．さらに2018年4月時点での薬価は，20 mgが148.50円であり，決して安価な薬剤とはいえない．

デュロキセチンは，脳の細胞外でのセロトニンとノルアドレナリンの量を増やす．したがって1日60 mg投与中に患者の判断で「効かないから止める」とか，効果が

ある場合でも「来院できなくて処方薬がなくなって止める」というように漸減せずに突然止めるのは，セロトニン・ノルアドレナリンの体内動向に激変をきたす恐れがある．

用量に関して片江[2]は，維持用量は1日量20 mgがもっとも多く，20 mgでも鎮痛効果が得られたとしている．また飯田ら[3]も，20～40 mgでも十分に，より副作用が少なく効果が期待できるとしている．以上のことを考慮すれば，今回のわれわれの結果からも，デュロキセチンは1日20 mgで投与を開始し，効果があれば20 mgで維持する．必要に応じて1日40 mgに増量して維持するのが，もっとも安全で現実的な投与方法と考えられ，添付文書の用法・用量との乖離を認めた．

❷副作用軽減への対応について

添付文書どおりに1日1回朝食後に投与を開始すると，副作用で眠気を訴える例が多い．その場合には投与時間を夕食後に変更して処方すると，眠気を訴える率が減少した．それどころか良眠，よく眠れると好意的にとらえる患者が散見された．眠気を考慮するならば，眠前投与も選択できるが，眠前投与した症例では，ときに悪心の副作用が出現した．稲毛ら[4]は，悪心の副作用を軽減するためには食後の服用を徹底することとしていることから，眠前投与よりも夕食後投与のほうが副作用が少ないと考えられる．

眠気を抑える観点からは，朝食後よりも夕食後投与のほうがよさそうにも思える．しかし夕食後投与であると夜間に目が冴えて不眠を訴える例もあり，その場合には従来どおりに朝食後の服用が勧められる．また，夕食後投与の処方では添付文書の用法と異なるため，実際に処方する際には「眠気の副作用のため夕食後投与」などと注釈をつけるのが望ましいと考えられる．

❸投与期間について

デュロキセチンの添付文書には，推奨される薬剤中止時期に関する記載はない．しかしKupfer[5]は抗うつ薬としての使用方法で，投与開始から漸増した後，4～9ヵ月を持続期としている．今回の検討で，効果があったので1ヵ月ほどで通院，服薬を止めてしまい，その後疼痛再燃のために再度来院した症例が複数見受けられた．デュロキセチンの脳への作用機序は，抗うつ薬として使用する際にも，疼痛治療薬として使用する際にも同一である．したがって，疼痛軽減・消失後の投与中止時期は，上記に準じて半年程度のやや長期に設定する必要があると思われる．一方，長期投与の症例では，効果が減弱していく例も散見された．

まとめ

慢性腰痛に対して，デュロキセチンは1日20 mg投与でも鎮痛効果が得られた．1日20 mgのまま，もしくは必要に応じて1日40 mgに増量して維持するのが望ましいと考えられた．疼痛軽減・消失後の投与中止時期は，うつ病治療時の用法に準じて半年程度のやや長期に設定する必要があると思われた．悪心の副作用を軽減するためには食後服用の徹底が，眠気の副作用を軽減するためには夕食後の服用が効果的であった．

*   *   *

文　献

1) サインバルタ添付文書＜https://www.lillymedical.jp/jp/JA/_Assets/non_public/Cymbalta/PDF/CYM_PI.pdf＞[Accessed 24 Jun 2018]
2) 片江祐二：慢性疼痛に対するデュロキセチンの処方効果．整外と災外 **67**：300-301，2018
3) 飯田宏樹，松本茂美：新たな神経障害痛の治療戦略デュロキセチンの臨床．日臨麻酔会誌 **33**：33-40，2013
4) 稲毛一秀，大鳥精司，折田純久：処方エキスパートへの道（第9回）デュロキセチン．Loco Cure **3**：160-163，2017
5) Kupfer DJ：Long-term treatment of depression. J Clin Psychiatr **52**[Suppl]：28-34, 1991

セロトニン・ノルアドレナリン再取り込み阻害薬の使用方法
―効果は抑うつの有無により影響するか

鉄永倫子　鉄永智紀　西田圭一郎　尾崎敏文

はじめに

運動器に関連する痛みのコントロールにおいては，いかに痛みを記憶させないよう適切な時期に適切な量の薬物療法によるコントロールを行うかが重要となる．近年，神経障害性疼痛におけるプレガバリン，慢性腰痛，変形性関節症に伴う疼痛に適用となったデュロキセチン，治療困難な中等度～高度の慢性疼痛に対する弱オピオイドにより，NSAIDsが主体であった疼痛コントロールに選択肢が広がった．われわれは，抗うつ薬として承認されたセロトニン・ノルアドレナリン再取り込み阻害薬（SNRI）であるデュロキセチンが疼痛治療薬としてどのように使用され効果を得ているか自験例を含め紹介する．

I．SNRIとは

セロトニンやノルアドレナリンなどの脳内モノアミン系物質が不足すると，緊張や焦燥，不安や意欲低下，興味消失や活動性の低下が生じる（図1）．われわれは，以前，慢性疼痛患者において抑うつや意欲低下があることを報告しており[1,2]，その背景にはセロトニンやノルアドレナリンが不足していることが考えられる．

SNRIは，セロトニンとノルアドレナリンの再取り込みを阻害し，セロトニンやノルアドレナリンを神経伝達物質とする上位脳から脊髄を抑制する下行性抑制系を賦活させることによって鎮痛効果を示す[3]（図2）．

SNRIは，1980年代David Wongらがデュロキセチン

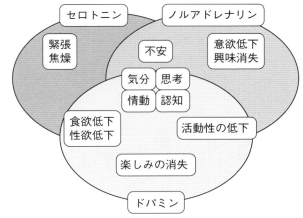

図1．脳内モノアミン系と臨床症状の関係

の創出，物質特許を取得し，1990年代から抗うつ薬・疼痛治療薬として治験が諸外国で開始された．2004年に米国で大うつ病および糖尿病性神経障害性疼痛に対して，2008年に線維筋痛症に伴う疼痛に対して，2010年に慢性筋骨格痛に対してそれぞれ承認された．日本では，2010年にうつ病，うつ状態に，2012年に糖尿病性神経障害に伴う疼痛に，2015年に線維筋痛症に伴う疼痛に，2016年3月に慢性腰痛に伴う疼痛に，同12月に変形性関節症に伴う疼痛に対しそれぞれ承認された．このように，抗うつ薬として承認された後に疼痛治療薬として承認されたため，日本では抗うつ薬としてのイメージが強い現状がある．

Key words

SNRI, depression, chronic low back pain, osteoarthritis, diabetic neuropathy

*How to use serotonin-norepinephrine reuptake inhibitor ; Whether or not depression affects the effect
**T. Tetsunaga, T. Tetsunaga, K. Nishida（准教授）, T. Ozaki（教授）：岡山大学病院整形外科（Dept. of Orthop. Surg., Okayama University Hospital, Okayama）．
［利益相反：なし．］

I. 総 論 ◆ 1. 薬物療法

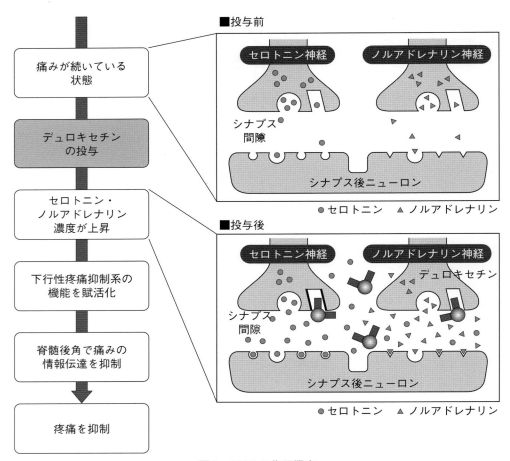

図2. SNRIの作用機序

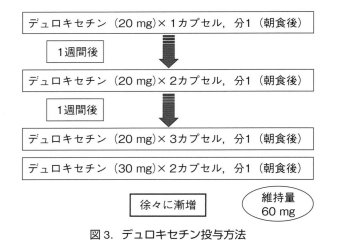

図3. デュロキセチン投与方法

II. SNRIの効果は抑うつの有無により影響するか

日本では，慢性腰痛やNSAIDsでコントロール不能の変形性関節症に伴う疼痛に対して疼痛治療薬として使用されている．一方で，日本においては抗うつ薬のイメージが強く，痛みが遷延化し抑うつ傾向にある慢性腰痛患者や変形性関節症患者に使用されている印象があるが，SNRIの効果は抑うつの有無により影響するかの報告はない．そこでわれわれが行った臨床データを以下で紹介する．

対象は，3ヵ月以上継続する慢性腰痛患者57例で，男性18例，女性39例であった．初診時年齢は平均68（34〜95）歳，罹病期間は平均5年11ヵ月（3ヵ月〜25年）であった．初期に嘔吐し内服継続が困難であった女性2例および易興奮性を認め日常生活に支障をきたし内服継続困難であった男性1例の計3例を除く54例を抑うつ群，抑うつなし群に分け検討した．初診時のself-rating depression scale（SDS）が40点以上であった30例を抑うつ群，39点以下であった24例を抑うつなし群とした．

デュロキセチン投与方法は，デュロキセチン20 mg×1カプセル分1（朝食後）を1週間，デュロキセチン20 mg×2カプセル分1（朝食後）を1週間，デュロキセチン20 mg×3カプセル分1（朝食後）と徐々に漸増させ，維持量デュロキセチン60 mgとした（図3）．2群に対し8週間デュロキセチンの投薬加療を行い，疼痛スコアとしてnumerical rating scale（NRS），疼痛生活障害評価としてpain disability assessment scale（PDAS），不安

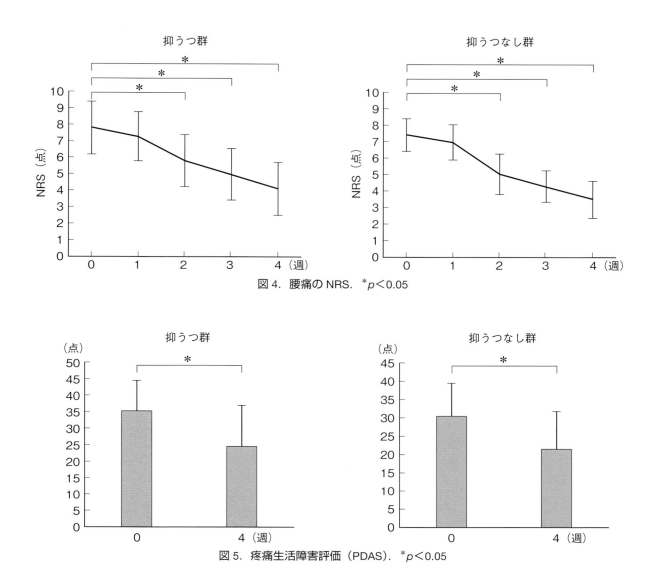

図4. 腰痛のNRS. *p＜0.05

図5. 疼痛生活障害評価（PDAS）. *p＜0.05

評価としてhospital anxiety and depression scale（HADS）を治療前後で効果量（ES）を用いて検討した．また，副作用について検討した．

結果は，腰痛のNRSは，抑うつ群7.8±1.6点から4.1±1.6点（ES 0.95）に，抑うつなし群7.2±1.0点から3.4±1.1点（ES 0.96）に（図4），PDASは，抑うつ群35.3±9.2点から24.7±12.4点（ES 0.87）に，抑うつなし群30.7±8.8点から21.6±10.3点に（図5），HADSの不安は，抑うつ群10.6±3.6点から7.4±3.7点（ES 0.83）に，抑うつなし群7.8±3.0点から5.0±2.0点（ES 0.84）にと，いずれも両群とも有意に低下した（$p<0.05$）．SDSは抑うつ群50.6±7.7点から39.3±7.0点（ES 0.92）に有意に低下した（$p<0.05$）［図6］．副作用は眠気11例（20％），嘔気・嘔吐9例（17％），味覚異常1例（2％）であり，内服中止となった症例を3例（6％）に認めた．以上から，抑うつの有無にかかわらず，デュロキセチンは強力な除痛効果があり有用であることがわかった．また，セロトニン増加作用により痛みや動くことへの不安がやわらいだことでADLが向上したものと考えられた．

III．SNRI投与の際の患者説明

われわれは，以上の結果をふまえ，患者へ投与する際の説明を以下のように行っている．「元々は抗うつ薬として使用されていたお薬が，痛みを抑える経路をがんばらせる効果があることがわかり，整形外科領域の長引く痛みのお薬として使えるようになりました．痛みが治ることもよいことですし，痛みに対する不安や元気がなくなってしまう状態も改善することがあります．整形外科の痛みの薬として内服してください」．その際には必ず痛みのメカニズムについてパンフレットを用い説明し，なぜこの薬を投与しているのかを明白にし，痛みの教育を行っている[4]．長引く痛みを抱える患者にデュロキセチンを投与することで疼痛，不安を軽減しながら運動療法に乗せるための薬物的治療として，今後も期待し

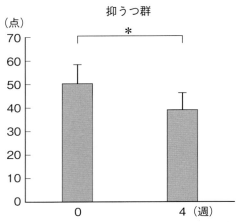
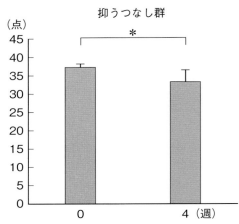

図6. うつ自己評価尺度（SDS）．*p＜0.05

たいと考えている．

まとめ

1）デュロキセチン投与により抑うつの有無にかかわらずNRS，HADSの不安，PDASの低下を認めた．

2）抑うつを認める慢性腰痛患者のみならず，抑うつを認めない患者においてもNRSが低下したことから，デュロキセチンに強力な鎮痛効果があることが示唆された．

3）デュロキセチン投与により，不安が解消しADL向上にもつながったものと考えられた．

文　献

1) Tetsunaga T, Misawa H, Tanaka M et al：The clinical manifestations of lumbar disease are correlated with self-rating depression scale scores. J Orthop Sci **18**：374-379, 2013
2) Tetsunaga T, Tetsunaga T, Tanaka M et al：Effect of tramadol/acetaminophen on motivation in patients with chronic low back pain. Pain Res Manag **2016**：7458534, 2016
3) Iyengar S, Webster AA, Hemrick-Luecke SK et al：Efficacy of duloxetine, a potent and balanced serotonin-norepinephrine reuptake inhibitor in persistent pain models in rats. J Pharmacol Exp Ther **311**：576-584, 2004
4) Tetsunaga T, Tetsunaga T, Nishida K et al：Short-term outcomes of patients being treated for chronic intractable pain at a liaison clinic and exacerbating factors of prolonged pain after treatment. J Orthop Sci **22**：554-559, 2017

＊　　＊　　＊

Ⅰ. 総　論 ◆ 1. 薬物療法

運動器疾患に対するオーダーメイドの
新しい疼痛治療戦略*

前田浩行　　前田睦浩　　渡辺幸雄　　勝井　洋　　徳井史幸
神谷　努**

［別冊整形外科 74：27〜31，2018］

はじめに

　平成 28 年度に実施された厚生労働省の国民生活基礎調査によると，有訴者率で男性は腰痛が 1 位，女性は 2 位，肩こりでは女性が 1 位，男性が 2 位[1]を占めており，腰痛や肩こりを自覚する患者は多く，日常生活に支障が生じている．腰痛診療ガイドラインでは，明らかな疾患の存在が否定される場合，これを非特異的腰痛症と定義する．一般的には，椎間板の加齢・変性，体幹筋力の低下，軟部組織の拘縮などさまざまな原因が関与するといわれている．非特異的腰痛症患者は腰痛症全体の約 85%であり，日常よく遭遇する腰痛症の一つである[2]．

　腰痛や肩こり，変形性膝関節症の治療薬の第一選択として非ステロイド性抗炎症薬（NSAIDs）が推奨されているが，痛みが残存しさらに長期に及ぶ投与では胃腸粘膜障害などの副作用が生じる可能性がある．最近では，弱オピオイドを初回から処方することが多いが，嘔気や眠気，ふらつきなどの副作用が生じることで服薬コンプライアンス低下につながることが多く見受けられる．

　また，腰痛や肩こりを病気としてとらえ，積極的に外来通院加療している患者は少なく，通院しても改善せずに放置されている例が多く存在する．そこでわれわれは，さまざまな工夫を行い，患者一人一人に合ったオーダーメイド治療を作り上げ，日々の臨床に取り入れている．多くの治療薬が発売されている時代に，薬のみに頼る治療だけではなく，患者が満足する治療を行っていけるかが重要である．

　今回，副作用が少ない治療薬である漢方薬，ワクシニアウイルス接種家兎炎症皮膚抽出液（ノイロトロピン），ロキソプロフェン温シップを用いての腰痛，肩こりに関する治療効果を評価，検討し，臨床成績と治療のなかで工夫していることに関して報告する．また，われわれは変形性膝関節症に関してはエスフルルビプロフェン・ハッカ油配合（ロコア）テープ，トラマドール，ブプレノルフィン（ノルスパン）テープなどをうまく組み合わせて低用量での治療を行っている．臨床成績とあわせて治療のなかで工夫していることに関して報告する．

Ⅰ. 対象および方法

❶ 頚肩腕症候群，肩関節周囲炎

　われわれの施設に初診で来院し，頚肩腕症候群，肩関節周囲炎と診断した患者 20 例［男性 10 例，女性 10 例，平均年齢 47（21〜88）歳］全例に対して，ノイロトロピン 4 T/分 2 とロキソプロフェン温湿布，漢方薬（葛根湯，当帰芍薬散 7.5 g/分 3）を 2 週間分処方した．漢方薬に関しては，生理痛がある患者には特に当帰芍薬散を処方，それ以外は葛根湯を処方した．さらに診察中に肩関節を動かす他動的運動（図 1）と患者教育を行った．治療開始前と治療 2 週間後での numerical rating scale（NRS）が半分以上に改善したかどうかを評価した．

❷ 非特異的腰痛症

　われわれの施設に来院し，非特異的腰痛症と診断した患者 20 例［男性 10 例，女性 10 例，平均年齢 53（23〜84）歳］全例に対してノイロトロピン 4 T/分 2 とロキソプロフェン温湿布，漢方薬（苓姜朮甘湯または牛車腎気

▌Key words

tailor-made, musculoskeletal disease, pain, new treatment

*New tailor-made pain treatment strategy for musculoskeletal disease
**H. Maeda, M. Maeda（院長）：山本・前田記念会前田病院整形外科・麻酔科（☎ 203-0054　東久留米市中央町 5-13-34；Dept. of Orthop. Surg., Anesthesia, Yamamoto・Maeda Memorial Maeda Hospital, Higashikurume）；Y. Watanabe（院長），H. Katsui（理学療法士），T. Tokui（義肢装具士）：渡辺整形外科内科医院；T. Kamiya（薬剤師）：あおぞら薬局.
［利益相反：なし.］

丸7.5 g/分3）を2週間分処方した．漢方薬に関しては，腰部から下肢にかけての冷えが顕著な例で苓姜朮甘湯を処方，それ以外では牛車腎気丸を処方した．さらに診察中に腰痛ストレッチ（図2）と患者教育を行った．下肢血流評価のためサーモグラフィーを用いて治療前，治療開始から2週間後に計測を行った．治療開始前と治療2週間後でのNRSが半分以上に改善したかどうかを評価した．

❸ 変形性膝関節症

a．ロコアテープを用いた方法

変形性膝関節症（Kellgren-Laurence 分類Ⅲ以下）の37（女性21，男性16）例でロコアテープを2週間貼付した．治療開始前と治療2週間後でのNRSが半分以上に改善したかどうか，また，副作用に関しても評価した．

b．ノルスパンテープを用いた方法

変形性膝関節症（Kellgren-Laurence 分類Ⅲ以下）の47（女性20，男性27）例で膝上に2週間貼付し，制吐薬を2週間内服してもらった．治療開始前と治療2週間後でのNRSが半分以上に改善したかどうか，また，副作用に関しても評価した．

Ⅱ．結　果

❶ 頸肩腕症候群，肩関節周囲炎

初診時NRSに比べて治療開始2週間後のNRSが半分以上に改善した症例は，17例（85％）であった．すべての症例でNRSは改善を示しており，2週間後，問診では日常生活における満足度も高かった．その後も疼痛は増悪せず経過している．

❷ 非特異的腰痛症

NRS改善例（初診時と2週間後で半分以上に改善した症例）は，16例（80％）であった．

当院治療後半年以内に再発した症例は，10％であった．サーモグラフィーによる測定では，下肢の皮膚表面温度が平均3.8℃上昇した（図3）．

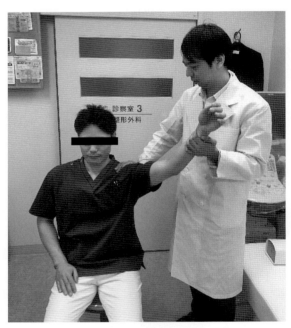

図1．診察中の肩関節他動的運動

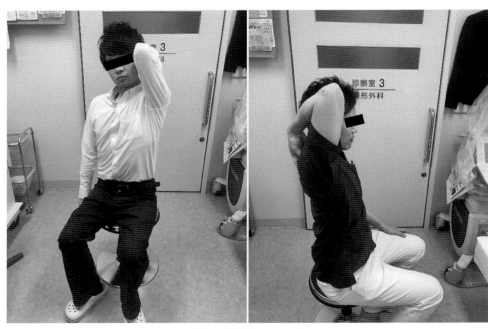

図2．腰痛ストレッチ

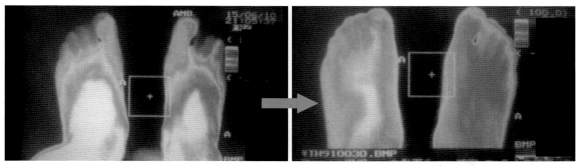

a．治療前　　　　　　　　　　b．治療2週間後

図3．サーモグラフィーによる治療効果

❸ 変形性膝関節症

a．ロコアテープを用いた結果

副作用としてかぶれが出た症例は3例であった．NRSが2週間後に半分以上に改善した症例は64.8%（24例）であった．

b．ノルスパンテープを用いた結果

副作用として嘔気が出た症例は3例，かぶれが出た症例は4例であった．NRSが2週間後に半分以上に改善した症例が65.9%（31例）であった．

III．考　察

❶ 頚肩腕症候群，肩関節周囲炎

日々の臨床で肩こり，頚部痛，腰痛の患者に多く遭遇する．しかしながら，患者のなかには整体や接骨院などに行き，治療を諦めてしまう場合も多い現状がある．おそらく，病院に行っても画像上では問題がないといわれ，内服薬，湿布などが処方され説明がなされないことが要因としては大きいと考える．そこでわれわれは，以下の3本柱を大事にして治療にあたっている．

① オーダーメイドの薬物治療（優しい治療薬の選択）．
② 患者への教育，説明，フォロー体制．
③ 頚肩腕症候群，肩関節周囲炎に対して診察中に行う他動的運動．非特異的腰痛症に対して診察中に行う腰痛ストレッチ．

a．オーダーメイドの薬物治療

NSAIDsや弱オピオイドが最近使用されているが，副作用で嘔気・嘔吐，めまいや胃腸粘膜障害が生じることが報告されている[3]．そのためわれわれは高齢者にも優しく，副作用が少ない薬剤を選択するようにしている．そのなかでノイロトロピン，漢方薬，ロキソプロフェン温シップを用いて治療することで疼痛の改善を認めている．ノイロトロピンは生体内に備わる疼痛抑制機構であるノルアドレナリンやセロトニンを介する下行性疼痛抑制系を賦活化するほか，局所循環障害改善作用などがあり，鎮痛効果を発揮すると考えられている．副作用が少なく，高齢者にも使用可能な薬である[4]．田畑は，肩関節周囲炎にノイロトロピンで治療し疼痛や可動域制限が改善し安全性にも優れていると報告している[5]．また，肩関節周囲炎，頚肩腕症候群の治療として漢方薬も推奨されている[6]．

推奨されている漢方薬のなかでよく使用される葛根湯は，葛根に鎮痛作用および筋弛緩作用があり，ほかに6種類の生薬が配合されて効果を発揮している．

疼痛は冷えによっても生じることがあるため，漢方薬，ロキソプロフェン温湿布は，体内，体外より体を温めることにより血流改善効果も期待でき，皮膚表面温度の上昇が認められている[7]．漢方薬では頚，肩，背中のこりや痛みの症状には，葛根湯や当帰芍薬散が使用されることが多いが，特に女性で生理痛がある場合は当帰芍薬散を処方するようにしている．非特異的腰痛症には，苓姜朮甘湯または牛車腎気丸を用いるようにしている．漢方薬は，さまざまな種類があり患者に合わせてオーダーメイドで治療が可能である点で用いやすい．

また，疼痛が増悪するときや漢方薬内服がむずかしいときなどはトラマドールを用いると効果がある．トラマドールの臨床成績は以前報告している．非特異的腰痛症患者に対して低用量トラマドール25 mgで有意に疼痛が改善し，副作用がまったく認められなかった[8]．対象を絞ることが重要で，特に非特異的腰痛症の患者で，なかなか疼痛が改善しない場合に用いるとよい．25 mgの低用量で用い，就寝前に服用し，制吐薬を必ず併用する．特に女性では増量すると嘔気などの副作用が多い印象があり，注意を要する．トラマドール徐放剤のワントラムは1日1回でよいので，就寝前に内服すると患者の負担軽減にもなりコンプライアンスがよい．

b．患者への教育，説明，フォロー体制

患者にとってよい治療は，満足度が高いものである．薬だけ出して終わりではなく，何をしたらよいのかを

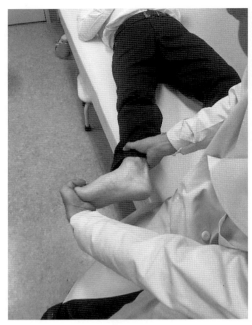

図4. 下肢のストレッチ

個々の患者に合わせて詳細に説明し、さらに治療効果を確認しフォローしていくことが必要である。われわれがまず行うことは、問診で運動や体操歴、仕事内容の確認を行うことである。大事なことは以下の二つである。

① 毎日、朝・就寝前にラジオ体操。
② 同じ姿勢をしない。

さまざまな体操がテレビや雑誌などで紹介されているが、どんな人でもできて、継続できる体操がよいとわれわれは考えている。ラジオ体操は、子どもから高齢者まで座りながらでき、約400程度の筋肉を動かせる体操である。テレビなどで一度観てもらうか、体操の内容を記載した紙を渡すようにしている。

実際ほとんどの患者で継続可能で、体が軽くなったという意見が多い。患者自身でできない、他動的運動などをもう少し取り入れたいときは、理学療法士と一緒にリハビリテーションを行うようにしている。われわれの病院には常勤の理学療法士がいるため協力しながらフォローすることが大事である。患者への教育としては、同じ姿勢を続けないために30分に一度は数分でいいので姿勢を解除してもらうこと、何事も夢中で行わないように説明する。

c. 頚肩腕症候群、肩関節周囲炎に対して診察中に行う他動的運動

最近、筋膜リリースやブロック注射などが盛んに行われているが、われわれは侵襲が少なく、筋肉、関節を動かすために他動的運動を診療中に取り入れている。診察中の3〜5分程度肩関節を動かすだけで肩が軽くなり、疼痛も軽減する。診察中に行うことで、特に高齢患者などでは医師にしっかり触られ、動かしてもらい治療しているという実感をもつようになる。最近は、診察のなかで触ったり動かしたりする頻度が減っているため、この治療では満足度は高い。他動的運動を行った後にも疼痛が限局して残存しているようであれば、トリガーポイント注射など各種ブロック注射を併用してもよい。

d. 非特異的腰痛症に対して診察中に行うストレッチ

腰痛診療ガイドラインでは、明らかな疾患の存在が否定される場合、これを非特異的腰痛症と定義する。診察中に、肘を屈曲しできるだけ後方に移動させるストレッチを左右30秒ずつ休憩をしながら行うと腰が軽くなり疼痛が軽減し動きやすくなる。痛くて歩くのもやっとであった患者のほとんどが、重苦しさは多少残るが腰が軽くなって笑顔で診察室を後にする。

❷変形性膝関節症

ロコアテープは、変形性膝関節症の疼痛で特に効果が高く、そのほかに膝の靱帯損傷などにも効果が高い。NSAIDs内服による胃腸粘膜障害などの副作用が少なく、鎮痛薬が増えることに抵抗がある患者に対して使いやすい。他の鎮痛薬を処方せずに単剤でも効果が出現しやすい。さらに、温湿布などと併用すると患者満足度は高い。1日2枚しか使用できないため、もっとも痛い部位に貼り、他の湿布と併用してもよい。かぶれることがあるため、水に塗らして剥がすように説明することを忘れないようにする。ノルスパンテープは、腰痛の患者に効果が高い印象があるが、特に嚥下が困難な患者、仕事でなかなか内服できない患者、リハビリテーション病院などで訓練をしている患者、内服薬に抵抗がある患者にはよい適応である。前胸部に貼付するようになっているが、膝上に貼ることで副作用の嘔気リスクが軽減でき、貼付する前に保湿剤などを塗ることでかぶれが軽減できる。われわれは5mg低用量でしか用いていない。疼痛が改善しなければリハビリテーションなどを取り入れながら再度治療を組み立てる必要がある。変形性膝関節症と診断がついている患者のなかに膝周囲の筋肉や靱帯の疼痛が原因であることも多く、診察のなかで足趾を背屈しながら足関節を回外すると筋肉や靱帯の緊張が改善し疼痛が軽減することが多い（図4）。

まとめ

頚肩腕症候群、肩関節周囲炎、非特異的腰痛症に対するオーダーメイド治療について臨床成績を報告した。
また、変形性膝関節症について臨床成績、副作用を報告した。

文　献

1) 厚生労働省：平成 28 年国民生活基礎調査の概況
2) 日本整形外科学会診療ガイドライン委員会/腰痛診療ガイドライン策定委員会（編）：腰痛診療ガイドライン2012, 南江堂, 東京, 2012
3) Pergolizzi JV, van de Laar M, Langford R et al：Tramadol/paracetamol fixed-dose combination in the treatment of moderate to severe pain. J Pain Res **5**：327-346, 2013
4) 玉井　進, 三井宜夫, 尾崎二郎ほか：腰痛症, 頚肩腕症候群に対するノイロトロピン錠の臨床効果—知覚異常を伴う症例に対する 8 週間投与の検討. 新薬と臨 **40**：1991
5) 田畑四朗：肩関節周囲炎に対するノイロトロピン錠の臨床評価. 新薬と臨 **43**：1996
6) 山口　徹ほか：今日の治療指針—私はこう治療している, 医学書院, 東京, 2013
7) 高橋三佳, 山内正憲, 渡辺昭彦ほか：癌患者および慢性疼痛患者の下肢冷感に対する漢方薬の有効性. 臨体温 **28**：22-26, 2010
8) 前田浩行, 前田睦浩, 渡辺幸雄：非特異的腰痛症患者に対する新たな治療. 臨整外 **66**：7, 2015

* 　　* 　　*

I. 総 論 ◆ 1. 薬物療法

整形外科の疼痛性疾患に対する漢方治療*

福 嶋 裕 造**

［別冊整形外科 74：32〜35, 2018］

は じ め に

整形外科の疼痛性疾患に対する治療として，漢方薬は強い痛みに対しては使われてこなかった．自験例でも整形外科的疾患に対して寒冷で悪化するなど稍虚証の疾患に対しては随証治療で正確な漢方治療ができたが，急性腰痛症や痛風，偽痛風などのいわゆる稍実証の整形外科疾患に対しては非ステロイド性消炎鎮痛剤（nonsteroidal anti-inflammatory drugs：NSAIDs）やステロイドを使用してきた．これは，漢方の一般的で基本的な成書には，虚証の疼痛に対しては漢方薬が有効であるが，強い疼痛に対してはNSAIDsなどの西洋薬を優先するといった記述があったため，整形外科領域の漢方を専門にしている医師は当初より漢方薬の使用を考慮せず，NSAIDsを使用してきたためと考えられる．今回，炎症を伴った疾患をはじめ稍実証の整形外科の各疾患に対して越婢加朮湯と大黄牡丹皮湯を併用して有効であったので報告する．

I. 症 例 提 示

症例 1．65 歳，女，crowned dens syndrome.

主 訴：頚部痛.

既往歴：近医にて高血圧，糖尿病，脂質異常症の診断でオルメサルタンメドキソミル/アゼルニジピン，グリメピリド，ベザフィブラートを処方されている．

現病歴：4 日前より頚部痛があり当院を受診した．受診時に頚部が回らない．受診前に同症状に対して近医受診や内服などの医療行為は行っていない．

西洋医学的所見：身長 151.5 cm，体重 53.4 kg，血圧

134/79 mmHg，脈拍 95 回/分であった．上位頚部両側面に圧痛があった．単純 X 線で頚椎に軽度の変性を認め，CT で歯突起周囲に石灰化を認めた．血液検査では WBC 7,900/μl，Hb 10.3 g/dl，PLT 324,000/μl，CRP 0.5 mg/dl であった．理学所見，検査所見を総合的に判断して crowned dens syndrome（CDS）と診断した．

漢方医学的所見：体格はやや小柄である．舌診では，淡紅舌で軽度胖大で，歯痕なし瘀斑あり．脈診では，浮で大であった．腹診では，腹力中で圧痛なし．

治療経過：初診日にツムラ越婢加朮湯エキス（医療用）5.0 g，ツムラ大黄牡丹皮湯エキス（医療用）5.0 g 分 3 食前を投与した．2 日後の診察日には頚部痛が軽快して，CRP が 3.2 mg/dl と上昇した．6 日後には頚部痛がほぼ改善して CRP が 0.5 mg/dl と改善したため，7 日分投与して終了とした．

症例 2．55 歳，男（痛風）.

主 訴：左膝関節痛.

既往歴：近医脳外科にて不眠症，脂質異常症の診断で，リルマザホン，ブロチゾラム，ロスバスタチンを処方，神経内科でメコバラミンを処方されている．

現病歴：左膝痛があり翌日に当院を受診した．以前よりよく捻ったり打撲したりしていた．受診前に同症状に対して近医受診や内服などの医療行為は行っていない．

西洋医学的所見：身長 172.0 cm，体重 89.6 kg，血圧 118/67 mmHg，脈拍 85 回/分であった．左膝関節に発赤あり，跳動なし，軽度圧痛あり．血液検査では WBC 11,900/μl，Hb 12.9 g/dl，PLT 232,000/μl，CRP 3.3 mg/dl であった．

東洋医学的所見：体格はやや大型である．舌診では，

▌Key words

eppikajutsuto，daiobotampito，gout，pseudogout，acute lumbago

*Treatment of pain due to orthopedic disorders with kampo medicine
要旨は第 29 回日本東洋医学会中四国支部鳥取県部会，第 69 回日本東洋医学会において発表した．
**Y. Fukushima（副院長）：福嶋整形外科医院（☎ 682-0024　倉吉市伊木 262-2；Fukushima Orthopedic Clinic, Kurayoshi）.
［利用相反：なし.］

淡紅舌白苔あり，薄く全体にあり，瘀斑なし歯痕なし．脈診では，浮で大．腹診では，腹力中で圧痛なし．

治療経過：初診日に越婢加朮湯と大黄牡丹皮湯を投与して経過観察した．4日後には疼痛は軽快した．7日後には疼痛が軽快して下痢はなし，自転車に乗れるようになった．血液検査では WBC 5,200/μl，Hb 11.7 g/dl，PLT 290,000/μl，CRP 1.6 mg/dl と改善したため，1週間分投与して終了とした．

症例3. 90歳，女（急性腰痛症）．

主　訴：腰痛．

既往歴：近医で高血圧，糖尿病の診断でテルミサルタン，テネリグリプチンを処方されている．当院にて両変形性膝関節症で治療中，鉄欠乏性貧血の治療後である．

現病歴：朝より誘因なく腰痛があり，軽快しないため当院を受診した．受診前に同症状に対して近医受診や内服などの医療行為は行っていない．

西洋医学的所見：身長 150.5 cm，体重 42.6 kg，血圧 182/98 mmHg，脈拍 78回/分であった．下肢筋力は正常，腰部下肢に圧痛なし．

漢方医学的所見：やや小柄である．舌診では，正常紅舌無苔やや乾燥で瘀滞なし．脈診では，細沈．腹診では，腹力中で臍上悸あり．

治療経過：初診日より越婢加朮湯と大黄牡丹皮湯を併用投与し，2週間後の再診日には腰痛がほぼ軽快したため，2週間分投与して終了とした．

II. 考　察

漢方薬の一般的な成書には，整形外科の疼痛性疾患の治療について，炎症が強ければ西洋薬を使用するといった記載があり漢方薬投与がなされてこなかった．すなわち整形外科領域の疼痛性疾患において，腰痛の治療で「高齢者や胃腸の虚弱なものには漢方薬を第一選択としてよい．強い痛みには西洋医学を優先させる」[1]や，痛風の治療で「急性発作の即効性の鎮痛効果は現代薬のほうが優る」[2]といった記載があり，これらの疾患に対する薬剤の紹介すら行われていない．このようにして整形外科領域の疼痛性疾患に対する治療に関しては検討されてこなかった．その結果として痛風と偽痛風に対する治療の報告は，漢方専門の学会である日本東洋医学会の機関誌である『日本東洋医学雑誌』で現在までに報告されたのは2本のみであった[3,4]．また，疼痛に対しての報告は，漢方専門の日本疼痛漢方研究会の機関誌である『痛みと漢方』では0本といったことからも明らかであり，長期にわたりこの方面の漢方医学的な治療は思考停止の状態にあったといえる．また前述の『日本東洋医学雑誌』の2本のうち1本は筆者の論文であり[4]，今回紹介する越婢

加朮湯と大黄牡丹皮湯の併用による処方を用いている．また，NSAIDs が使用困難または無効である整形外科疾患に対しても，本処方は有効であった[5]．

しかし，痛風などの整形外科の疼痛性疾患に対しての治療がまったく報告されてこなかったわけではなく，後に詳述するように板東は著書の中で痛風の発作時に対して大黄牡丹皮湯と麻杏甘石湯を併用して有効であると紹介している[6]．しかし，使用されている大黄牡丹皮湯と麻杏甘石湯について，大黄牡丹皮湯の効能または効果に記載されている病名は月経不順，月経困難，便秘，痔疾であり[7]，麻杏甘石湯の適応は小児喘息，気管支喘息である[8]．漢方医学を修めていない整形外科医や病名処方のみを行っている整形外科医には，痛風に対してこの組み合わせを十分に理解できないため使用できない．また，板東は大黄牡丹皮湯と麻杏甘石湯の併用の方意についても詳述しているが，これを完全に理解して使用するには漢方医学の基本的な知識のみならず中医学的な知識を要すると考えられる．しかし，本書籍は全科にわたりエキス製剤を使用した処方に対する詳細な解説があり，漢方に対する十分な知識があれば全科に対する漢方治療の参考に十分なりうるし非常に有効であると考えられる[6]．

今回，万病回春の霊仙除痛飲または医学入門の麻黄赤芍湯の方意を参考にして越婢加朮湯と大黄牡丹皮湯を併用して整形外科疾患に広く投与して有効であった．霊仙除痛飲の原典は『万病回春』であり，"霊仙除痛飲は四肢の関節の腫脹疼痛を治療する．痛みは火に属し，腫れは湿に属す．かねて風寒を受けて経絡の中に発症する．湿熱は四肢の関節の中に流注して痛みが続く．麻黄・赤芍・防風・荊芥・羌活・独活・白芷・蒼朮・威霊仙・黄芩・枳実・桔梗・葛根・川芎・当帰・升麻・甘草．これらを細かくして1剤として煎じて内服する．下焦にあれば酒炒した黄柏を加える，婦人には紅花を加える，腫脹があれば檳榔・大腹皮・沢瀉・没薬を加える，脈が渋数の者で瘀血であれば桃仁・紅花・白芍・当帰及び大黄を加えて少し下痢させる．四肢の各部位が痛めば虎が咬んでいるように痛く，白虎歴節風という（万病回春・巻之五・痛風）〔原文1〕"．とあり，ここでは瘀血に対してももとの霊仙除痛湯に桃仁・紅花・白芍・当帰・大黄を加味している．また，『雑病源流犀燭』にも多発関節炎の治法として霊仙除痛飲が収載されており，"霊仙除痛飲〔歴節風〕麻黄・赤芍各一銭・防風・荊芥・羌活・独活・黄芩・白芷・蒼朮・威霊仙・枳実・桔梗・川芎・葛根各五分・当帰・升麻・甘草各三分，もう一つの名前を麻黄芍薬湯という（雑病源流犀燭・第十三・諸痺源流・白虎歴節風）〔原文2〕"．とあり，霊仙除痛飲と麻黄赤芍湯は同一であることがわかる．ここで，霊仙除痛飲には防風・荊芥・

I．総　論 ◆ 1．薬物療法

羌活・独活・威霊仙等の祛風湿薬が加味されているが，われわれは板東らと同様にこれらを利水薬と割り切りって[6]，霊仙除痛飲加味を参考に大黄牡丹皮湯と越婢加朮湯を併用して用いた．

越婢加朮湯と大黄牡丹皮湯の作用については，越婢加朮湯の方意は，主薬は辛温の麻黄で大量に用い，肺気を宣発し水道を通利して散風行水する．辛寒の石膏で裏の壅熱を清するとともに，辛温の麻黄の倍量を配合することによって温性を消失させ，辛味を相加して宣発を強め，散水清熱の効果を上げる．辛温の生姜は散水の効能によって麻黄・石膏を補助し，甘草・大棗との配合で辛寒扶陽に働いて脾胃を振奮し運化を強め，水湿の内停を防止する．これで宣肺利水し，健脾利水の白朮を加えて脾を健運し水湿を除くとともに薬効を裏に向かわせる[7]．また併用した大黄牡丹皮湯の方意は，主薬は苦寒の大黄で，腸中の熱毒を瀉下するとともに活血化瘀に働き，軟堅散結の芒硝が補助する．清熱涼血の牡丹皮と破血の桃仁は瘀滞を散じ，清熱・排膿散癰の冬瓜仁は垢濁を除く．全体で苦寒瀉下・清熱涼血・活血化瘀の効能が得られ，熱毒瘀滞を除く癰腫を散結させる[8]，とあり，両方剤で利水清熱，活血化瘀清熱除痛を図り，上記の霊仙除痛飲または麻黄赤芍湯の方意に近くなっている．診断としては漢方医学的な診察である四診のみならず，現在起こっている局所所見を画像や血液検査によって診断し炎症の存在を確認する．炎症は西洋医学的には腫脹，発赤，発熱であり，その結果として疼痛，機能不全を生じる．腫脹，発赤，発熱を弁証すると東洋医学的には水滞，瘀血，火熱であり治法としては利水化瘀清熱を行う．そのため，越婢加朮湯と大黄牡丹皮湯の併用が有効であると考えられ，西洋医学的にも東洋医学的にも非常に理のかなった処方である．整形外科の疼痛性疾患においては炎症を伴うことが多く，越婢加朮湯と大黄牡丹皮湯の併用は広く使用することができると考えられる[4]．

整形外科領域の疼痛性疾患に対しては越婢加朮湯と大黄牡丹皮湯の併用が大部分に対して有効であるが，常に患者の証について考慮する必要がある．経過が長ければ瘀血から血虚となりやすく[9]，越婢加朮湯と大黄牡丹皮湯の併用の利水清熱より補血活血したほうがよい場合があり，調栄活絡湯の方意で大黄牡丹皮湯と四物湯を併用して有効である場合があり疾患の経過を弁証して方剤を決定するのも重要である．変形性関節症などの軽度の疼痛には利水清熱より活血除痛したほうがよい場合もあり疎経活血湯が有効である．寒冷にて疼痛が悪化する場合は前述のごとく従来の随証治療を行って漢方治療を行えばよいが，最近では独活寄生湯の方意で大防風湯と当帰四逆加呉茱萸生姜湯を併用して用いている．症例に

よっての臨機応変の使い分けが重要である．

ま　と　め

1）今までほとんど論じられてこなかった整形外科の稍実証の疼痛性疾患に対する漢方治療において，越婢加朮湯と大黄牡丹皮湯の併用が広く使用できると考えられる．

2）上記処方にて整形外科の疼痛性疾患の大部分に有効であるが，経過の長い症例は血虚瘀血を目標に調栄活絡湯の方意で大黄牡丹皮湯と四物湯を併用，関節痛など軽度の疼痛には疎経活血湯，寒冷にて疼痛が悪化する場合は独活寄生湯の方意で大防風湯と当帰四逆加呉茱萸生姜湯を併用している．症例によっての臨機応変の使い分けが重要である．

附記：本症例で用いた越婢加朮湯は，ツムラ越婢加朮湯エキス顆粒（医療用）であり，7.5 g中に石膏8.0 g，麻黄6.0 g，蒼朮4.0 g，大棗3.0 g，甘草2.0 g，生姜1.0 gの割合の混合生薬の乾燥エキス3.25 gを含有する．

本症例で用いた大黄牡丹皮湯は，ツムラ大黄牡丹皮湯エキス顆粒（医療用）であり，7.5 g中に冬瓜子6.0 g，桃仁4.0 g，牡丹皮4.0 g，大黄2.0 g，無水芒硝1.8 gの割合の混合生薬の乾燥エキス3.5 gを含有する．

上記について，1日量としてツムラ越婢加朮湯エキス顆粒（医療用）5.0 gとツムラ大黄牡丹皮湯エキス顆粒（医療用）5.0 gの合剤にして，分3で食前に投与した．

〔原文1〕"灵仙除痛饮治诸节肿痛，痛属火，肿属湿，兼受风寒而发动于经络之中，湿热流注于肢节之间而无已也．麻黄 赤芍各一　防风　荆芥　羌活　独活　白芷　苍术　威灵仙 片黄芩　枳实　桔梗　葛根　川芎各五钱　归尾　升麻　甘草各三分 上锉一剂，水煎腹．在下焦，加酒炒黄柏；妇人，加红花；肿多，加槟榔，大腹皮，泽泻，没药．一云脉涩数者，有瘀血，宜桃仁，红花，芍，归及酒大黄，微利之．四肢百节痛，如虎咬者，名白虎历节风也（「万病回春」卷之五　痛风）"[10]
〔原文2〕"灵仙除痛饮〔历节风〕麻黄　赤芍各一钱　防风荆芥　羌活　独活　酒芩　白芷　苍术　威灵仙　枳实　桔梗川芎　葛根各五分　归尾　升麻　甘草各三分　一名麻黄芍药汤（「杂病源流犀烛」卷十三　白虎历节风）"[11]

文　献

1）五島雄一郎：腰痛症・坐骨神経痛．漢方治療のABC，日本医師会，東京，p181-182，1992
2）水野修一（編）：痛風と高尿酸血症．漢方内科学，メディカルユーコン，京都，p450-455，2007
3）宮崎瑞明，頼　栄祥：防已黄耆湯加木通車前子による痛風の治療．日東医誌47：813-818，1997
4）福嶋裕造，井藤久雄，田頭秀悟：漢方薬が著効したcrowned dens syndromeの一例．日東医誌68：372-376，2017
5）福嶋裕造，藤田良介，上野力敏ほか：整形外科の疼痛性疾患に対する漢方治療，in press

6）板東正造：病名漢方の実際．メディカルユーコン，京都，
p251-252，2009
7）芦田延之，芦田正毅，伊賀文彦ほか：中医臨床のための
方剤学．東洋学術出版，千葉，p54-55，2012
8）芦田延之，芦田正毅，伊賀文彦ほか：中医臨床のための
方剤学．東洋学術出版，千葉，p578-579，2012

9）黄帝内経（影印本）素問39挙痛論．人民衛生出版社，北
京，p81-83，2013
10）龔廷賢：万病回春 中医臨床必読叢書．人民衛生出版社，
北京，p307-308，2007
11）沈金鰲：雑病源流犀燭 中医臨床必読叢書．人民衛生出版
社，北京，p397，2006

*　　　　*　　　　*

I. 総 論 ◆ 1. 薬物療法

人工膝関節全置換術後の周術期疼痛管理
—— 関節周囲多剤カクテル療法を中心に *

西谷江平　松田秀一**

[別冊整形外科 74：36〜39, 2018]

はじめに

人工膝関節全置換術（TKA）は，変形性膝関節症や関節リウマチに対する末期関節症の疼痛を軽減し，QOLを回復する有効な治療法である．術後疼痛の遷延は患者満足度を低下させるだけでなく，せん妄などの精神症状，認知機能低下などさまざまな合併症と関連する．近年多角的な疼痛管理（multimodal pain management）の概念が発展をみせており，積極的に術後疼痛の軽減が図られている[1]．術後疼痛のさまざまな軽減手段を紹介し，また TKA 後疼痛管理として自施設で行っている関節周囲カクテル注射の経験についても述べる．

I. TKA 術後の鎮痛法

古くから TKA は全身麻酔，腰椎麻酔と硬膜外麻酔の組み合わせで手術が行われることが多かった．硬膜外麻酔は TKA 後に有効な疼痛管理方法であるが，深部静脈血栓症，肺血栓塞栓症予防の観点から術後抗凝固療法が施行される頻度が増加し，硬膜外血腫を発生する可能性のある硬膜外麻酔の術後疼痛管理への使用がむずかしくなってきた．

そこで硬膜外麻酔以外の術後鎮痛方法として，オピオイドを使用した患者自己調節鎮痛（PCA），局所神経ブロック，関節周囲カクテル注射などが行われる頻度が増加してきた．PCA はモルヒネ，フェンタニルなどのオピオイドを持続投与し，患者自身が疼痛を感じれば自己追加投与を可能とする術後疼痛管理方法である．除痛効果は硬膜外麻酔と同等とするものから，動作時痛については硬膜外麻酔より劣るというものもある．問題点として，オピオイド使用による嘔気・嘔吐は 50% 近くに起こ

るとされ，制吐薬を併用しても使用継続が困難な例があること，また換気不全，腸機能の回復の遅れなどから結果的に患者の早期回復，リハビリテーションを妨げる結果につながることもある[2]．

硬膜外麻酔に代わり，局所神経ブロックは，使用頻度が増加している術後疼痛管理法である．膝周囲の痛覚は，主に前面が大腿神経から分枝した伏在神経膝蓋下枝と大腿神経内側広筋枝，後面が坐骨神経から分枝した脛骨神経により支配されている．エコー下の大腿神経ブロック，坐骨神経ブロックは安全かつ有用な除痛法であるが，問題として手技的困難性と運動神経ブロックによる術後リハビリテーションの遅れ，また神経損傷の可能性と術後腓骨神経麻痺が判別困難になることがあげられる．大腿四頭筋筋力低下をできるだけきたさない方法として，内転筋管付近での伏在神経ブロックが腓骨神経をブロックしないことから選択式脛骨神経ブロックが近年行われるようになっており，非選択式の神経ブロックと同等の除痛効果も報告されているが，手技がよりむずかしいという問題点もある[3]．

手術部位局所に直接鎮痛効果のある薬剤を投与する方法が関節周囲カクテル注射であり，近年報告が増加している．使用する薬剤は報告によってばらつきがあるが，局所麻酔薬，ステロイド，非ステロイド性消炎鎮痛薬（NSAIDs），オピオイド，カテコラミンから組み合わせて投与することが多い．利点としては，術者が術野に直接投与するため簡便であり確実性が高く，運動神経ブロックなどを起こす可能性が低く，早期離床に向いている点があげられる．欠点としては，局所麻酔中毒やステロイド使用による感染の増加への危惧があげられる．

除痛効果としては硬膜外ブロックよりは優れるとさ

▌Key words

TKA, multimodal pain management, analgesic cocktail, opioid

* Post-operative pain management after total knee arthroplasty
** K. Nishitani, S. Matsuda（教授）：京都大学整形外科（Dept. of Orthop. Surg., Kyoto University, Kyoto）.
[利益相反：なし.]

表1. 主な鎮痛法の利点と欠点

	患者自己調節鎮痛（PCA）	局所神経ブロック	関節周囲多剤カクテル注射
主な利点	自己調節可能 簡便	優れた除痛効果	手技の簡便性 優れた除痛効果
主な欠点	オピオイド副作用 （嘔吐，中枢呼吸抑制など）	エコー手技習得を要する 局所麻酔中毒 筋力低下 神経損傷のリスク	局所麻酔中毒 使用薬剤が定まっていない 皮膚壊死？

表2. 関節周囲多剤カクテル注射のプロトコル

導入当初のプロトコル

薬剤	用量
ロピバカイン塩酸塩水和物（アナペイン）	250 mg, 25 ml
エピネフリン（ボスミン）	0.3 mg, 1 ml
ケトプロフェン（カピステン）	50 mg, 2.5 ml
メチルプレドニゾロンコハク酸エステルナトリウム（ソル・メドロール）	42 mg, 1 ml
モルヒネ塩酸塩	10 mg, 1 ml
生理食塩水	31 ml
合計	61.5 ml

途中で変更したオピオイドの入っていないプロトコル

薬剤	用量
ロピバカイン塩酸塩水和物（アナペイン）	250 mg, 25 ml
エピネフリン（ボスミン）	0.3 mg, 1 ml
ケトプロフェン（カピステン）	50 mg, 2.5 ml
メチルプレドニゾロンコハク酸エステルナトリウム（ソル・メドロール）	42 mg, 1 ml
生理食塩水	31 ml
合計	60.5 ml

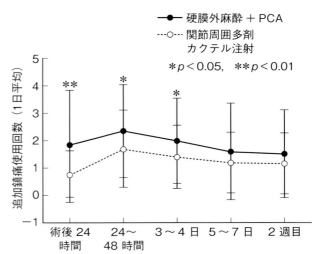

図1. 関節周囲多剤カクテル注射により追加鎮痛使用が減少した．

れ[4]，末梢神経ブロックと比べての優劣は明らかではない[5,6]．さらに術後の鎮痛薬としてCOX-2選択的阻害薬を含むNSAIDsやアセトアミノフェン，弱オピオイドとトラマドールの配合薬などの点滴や内服を術式と症例に応じて組み合わせることとなる．

TKA症例の疼痛には手術自体による感覚受容体性疼痛に加えて，術前からの長期間の疼痛感作による神経障害性疼痛の因子も加わっていると考え，術後早期からのトラマドールなどの使用の報告もある[7]．単一の除痛法では十分には除痛が得られない場合に，作用機序の異なる薬剤を組み合わせて有効な除痛を得つつも副作用を軽減するという考え方がmultimodal pain managementである．各除痛方法の利点，欠点を表1にまとめる．

II. 関節周囲多剤カクテル注射

次に関節周囲多剤カクテル注射について述べる．われわれは，2014年よりTKA時に関節周囲カクテル注射を開始し，すでに450例以上に使用している．内容は，当初は局所麻酔，ステロイド，NSAIDs，オピオイド，エピネフリンを使用した（表2）．それまでの術中硬膜外麻酔＋術後PCAに比べて術後のnumerical rating scale（NRS）では有意差がなく遜色ない除痛効果が得られていた．さらに，術後3日目までの追加鎮痛（外用坐剤，追加の内服NSAIDs，点滴NSAIDs，内服アセトアミノフェン，点滴アセトアミノフェン，オピオイド）の使用頻度の有意な減少が確認され（図1），より優れた除痛効果があったものと推測している．関節周囲カクテル注射は非常に有効と思われたが，オピオイドによる悪心・嘔吐がPCAと同様に存在したため，2017年よりオピオイドを使用しないプロトコル（表2）に変更し，2017年度末までに約150例を行った．モルヒネ削除前後の30例ずつを比較してみると，術後のNRSに有意差はなく，追加鎮痛使用回数にも差はなかった．印象としては嘔気・嘔吐を訴える患者は減少したように思えたが，統計学的に

は有意差はなかった（表3）．ただし，モルヒネを使用していた症例では術後嘔気・嘔吐が遷延する症例が4例あったのに対して，モルヒネを使用していない症例では全身麻酔覚醒直後の嘔気・嘔吐はあったものの遷延する症例はなかった．オピオイドを使用しなくても十分な除痛効果が得られることが確認され，消化器系副作用の軽減もみられている．

次にわれわれが行っている具体的な注射手技について述べる．すべての骨切りが終了し生理食塩水で洗浄後に膝関節を90°に屈曲し，外側にラミナスプレッダーをかけて関節を開大し，後方関節包中央，内側，外側に1ヵ所1〜2 mlずつ計20 mlを注射する．この際針を深く進めると膝窩動静脈や脛骨神経に穿刺するリスクがあるため，関節包を貫いたところで針を止めて注入している．また，外側に大量に注入すると局所麻酔による腓骨神経への影響が出る可能性があるため，外側への注入は少量にとどめている．大腿骨後方から後方関節包解離を行った場合には，同部位にも注入するようにしている．残り

の40 mlの注入は，インプラント固定後に前方から行っている．われわれは内側傍膝蓋アプローチで手術を行っているため，膝蓋支帯の内外側，大腿直筋の切開部の両側，関節滑膜内，腸脛靱帯，鵞足付近など複数箇所に1ヵ所1〜2 ml程度ずつ注入している．全量注入後関節の洗浄を行う．

特に気をつけるべきことは，皮膚切開部を含む皮膚直下に注入しないことと考えている．これはカクテル注射との直接の因果関係は不明であるが，皮膚癒合不全をきたした症例を初期に数例経験したからである．1例を除いて二次縫合で治癒しているが，1例は皮弁による再手術を要した．この症例について詳しく述べる．

症例．62歳，男．

関節リウマチによる膝関節症のためTKAを施行したが，術後縫合部に皮膚壊死を生じた（図2）．術後21日目に全身麻酔下に腓腹筋内側頭皮弁，外側広筋皮弁，全層植皮術（図3）を施行し皮弁は生着したが，局所安静が必要であったため可動域回復に時間を要した．他にも局所麻酔薬による皮膚壊死の報告があり[4]，今後の詳しい調査が必要であると考える．

現在は薬剤にアレルギーがない症例ではすべての症例でカクテル注射を行っているが，患者の体重や局所のサイズによる使用量の増減，糖尿病の場合のステロイド使用，両側TKA時の局所麻酔の使用量など検討する課題があると考えている．

われわれは使用していないが，関節周囲カクテル療法と大腿神経ブロックを併用することにより，さらに効果

表3．オピオイドの有無での嘔気・嘔吐の発生

	オピオイドあり	オピオイドなし
嘔気・嘔吐なし	12	18
麻酔覚醒後のみ嘔気・嘔吐あり	14	12
持続する嘔気・嘔吐あり	4	0

*Fisherの正確確率検定（$p = 0.069$）

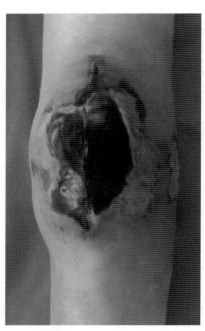

図2．皮膚切開部を中心に壊死を認める．

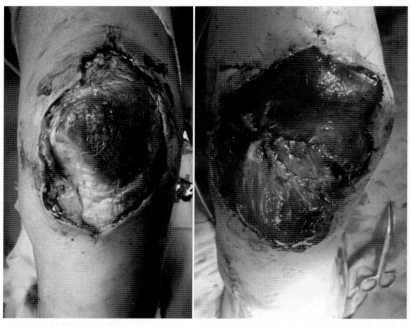

図3．皮膚壊死組織を除去し（左），腓腹筋内側頭皮弁，外側広筋皮弁で被覆し（右），その上に全層植皮を行った．

的な除痛を得ることができるという報告もあり[8]，上記にあげたような除痛方法を組み合わせることにより，より強力な除痛を得て早期回復をはかる試みがなされている．ただし併用により相当量の局所麻酔薬を使用することになり，その安全性には十分な注意を要する．海外では，多層膜リポソームにブピバカインを内封し徐放するリポソーム・ブピバカインが認可されており，安全性の報告がなされているとともに[9]，TKA での有効性も報告されており，今後の展開が注目される[10]．

ま と め

関節周囲多剤カクテル注射の経験を中心に TKA 周術期疼痛管理について述べた．手術したのだから痛くてあたり前という時代は終わり，疼痛を軽減し安全に早期にリハビリテーションを開始することにより，合併症を軽減しながら早期の ADL 回復を得ることが重要と考える．

文　献

1) 池内昌彦：人工膝関節手術における関節周囲カクテル注射による術後鎮痛．日臨麻会誌 33：381-385, 2013
2) 若崎るみ枝，櫻井静佳，柴田志保ほか：IV-PCA に伴う副作用対策．日臨麻会誌 30：868-873，2010
3) 中本達夫：下肢の神経ブロック—こだわりのオーダーメイド神経ブロック：人工膝関節手術を中心に．日臨麻会誌 34：780-787，2014
4) 酒本高志，緒方宏臣，山下武士ほか：関節周囲多剤カク

テル注射による人工膝関節置換術後疼痛・リハビリへの影響．持続硬膜外ブロック法との比較．整外と災外 65：437-439，2016
5) Tanikawa H, Harato K, Ogawa R et al：Local infiltration of analgesia and sciatic nerve block provide similar pain relief after total knee arthroplasty. J Orthop Surg Res 12：109, 2017
6) Spangehl MJ, Clarke HD, Hentz JG et al：The Chitranjan Ranawat Award；Periarticular injections and femoral & sciatic blocks provide similar pain relief after TKA；a randomized clinical trial. Clin Orthop Relat Res 473：45-53, 2015
7) Mochizuki T, Yano K, Ikari K et al：Tramadol hydrochloride/acetaminophen combination versus non-steroidal anti-inflammatory drug for the treatment of perioperative pain after total knee arthroplasty；a prospective, randomized, open-label clinical trial. J Orthop Sci 21：625-629, 2016
8) Xing Q, Dai W, Zhao D：Adductor canal block with local infiltrative analgesia compared with local infiltrate analgesia for pain control after total knee arthroplasty；a meta-analysis of randomized controlled trials. Medicine (Baltimore) 96：e8103, 2017
9) Viscusi ER, Sinatra R, Onel E et al：The safety of liposome bupivacaine, a novel local analgesic formulation. Clin J Pain 30：102-110, 2014
10) Yu S, Szulc A, Walton S et al：Pain control and functional milestones in total knee arthroplasty；liposomal bupivacaine versus femoral nerve block. Clin Orthop Relat Res 475：110-117, 2017

＊　　　＊　　　＊

I．総 論 ◆ 2．理学療法

腹部体幹筋力低下はロコモティブシンドロームと
腰痛の発現に関連する*

奥　規博　加藤仁志　村上英樹　出村　諭　黒川由貴
土屋弘行**

[別冊整形外科 74：40〜44，2018]

はじめに

　慢性腰痛患者は非常に多く，平成28年国民生活基礎調査における日本人の有訴者率では男性で1位（9.18％），女性では肩こりに次ぐ2位（11.55％）である[1]．また，ロコモティブシンドローム（以下，ロコモ）は，「運動器の障害のため移動機能の低下をきたした状態で，進行すると介護が必要となるリスクが高まるもの」と日本整形外科学会は定義しており，その主な原因の一つに慢性腰痛があげられている[2]．ロコモと腰痛に関しては，一般住民を対象とした大規模調査が行われ，その関連性が示されている[3,4]．しかしながら，腹部体幹筋力とロコモや腰痛との関連性については明らかにされていないのが現状である．

　慢性腰痛に対する運動療法は有効な治療法であり[5]，体幹筋力強化を含む運動が有効であるとの報告もあるが[6]，一般的にアドヒアランスが低く有効な治療法として広く認知・利用されていないのが現状である．ロコモの予防および治療においても，もっとも有効なものは運動療法であり，日本整形外科学会はロコトレ（ロコモーショントレーニング）を推奨している[7]．

　われわれは，慢性腰痛患者に適した腹部体幹筋力の測定とトレーニングを両立させた運動器具を開発した（図1，日本シグマックス社，金沢大学整形外科との共同開発）．この器具を用いたトレーニングにより，腹直筋や腹斜筋だけでなく腹横筋，横隔膜，骨盤底筋にも強い筋活動が生じ，これらの腹部体幹筋群の等尺性筋収縮により発揮される筋力がこの器具を用いて数値化され，測定で

きることが先行研究で示されている[8]．本研究の目的は，中高齢女性に対して，この器具を用いて腹部体幹筋力を測定し，腹部体幹筋力とロコモおよび腰痛との関連性を明らかにすることである．

I．運動器具の使用方法

　この器具は血圧計に類似したベルト状膨隆体（カフ）とカフに空気を送り込むポンプを内蔵し，圧力を感知・制御する本体部からなる（図1）．筋力測定およびトレーニングに際しては，まずカフを腹部に装着・固定する．本体部の操作ボタンによりカフに空気を入れて膨張させ，腹部に適度な圧迫がかかる状態にする．

　筋力測定において，被検者はもっとも腹部に力を込めやすい圧力を任意で設定する．このときのカフ内の圧を「基準圧」とする．スタートボタンを押した後，被検者は締めているカフに抵抗するように腹部に力を入れ込むことで，カフ内の圧は数秒のうちにピークに達する．ピーク時のカフ内の圧を「最大圧」とする．本体部は最大圧を感知した後，自動的にカフ内の空気を排出して圧を減少させる機能を有している．この運動器具を用いて測定された腹部体幹筋力は，腹部体幹筋力（kPa）＝最大圧−基準圧で本体部のモニタに表示される（図2）．

　トレーニングにおいては，カフを膨張させ腹部に適度な圧迫がかかった状態で断続的に腹部に力を入れ込むことで筋力トレーニングが可能となる．トレーニング中の筋力（カフ内の圧力）の数値や経時的変化は本体部のモニタで確認できる．このトレーニングは，痛みのある腰部を動かすことなく坐位や立位で実施でき，高齢の腰痛

▌Key words

abdominal trunk muscle, locomotive syndrome, low back pain

* Abdominal trunk muscle weakness is associated with locomotive syndrome and chronic low back pain
　要旨は第25回日本腰痛学会において発表した．
** N. Oku, S. Kato, H. Murakami（准教授），S. Demura（講師），Y. Kurokawa, H. Tsuchiya（教授）：金沢大学整形外科（Dept. of Orthop. Surg., Kanazawa University School of Medicine, Kanazawa）.
[利益相反：なし．]

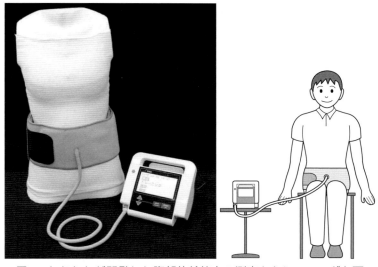

図1. われわれが開発した腹部体幹筋力の測定とトレーニングを両立させた運動器具. 痛い腰部を動かすことなく, 坐位や立位のまま筋力測定やトレーニングが可能である.

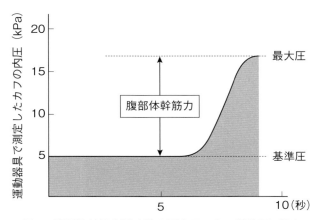

図2. 腹部体幹筋力測定時の圧力モニタ. 基準圧：筋力測定時に設定した被検者がもっとも腹部に力を込めやすいカフ内の圧力. 最大圧：被検者が腹部に力を入れ込んだときのカフ内の最大（ピーク）圧力. 腹部体幹筋力（kPa）＝最大圧－基準圧を自動計算して本体部に表示される.

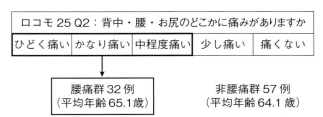

図3. ロコモ25質問票のQuestion 2. 中程度痛いと回答した群を腰痛群, それ以外を非腰痛群に分類した.

患者でも実施可能である.

Ⅱ. 対象および方法

当院で下肢関節疾患の手術を予定している中高齢女性89例（41〜86歳）を対象とした. 性別間の筋力差を考慮し, 対象は女性のみとした. これらの症例に対して, 身長, 体重, BMI, 握力を測定し, 当科で開発した運動器具を用いて腹部体幹筋力を測定した. また, ロコモ25質問票を用いてロコモ評価を行った.

a. 評価① 腹部体幹筋力との相関

全89例に対して, 本器具で計測した腹部体幹筋力と, 他の評価項目（年齢, 身長, 体重, BMI, 握力, ロコモ25のスコア）との相関を, Pearsonの相関係数を用いて検討した. なお, 有意水準は0.05未満とした.

b. 評価② 腰痛群と非腰痛群における評価項目の比較

全89例を, ロコモ25質問票のQuestion 2において中程度以上痛いと回答した群を腰痛群（32例）, それ以外を非腰痛群（57例）に分類した（図3）. 2群間で本器具を用いて計測した腹部体幹筋力を含めたすべての評価項目を, Mann-Whitney U 検定を用いて比較した. なお, 有意水準は0.05未満とした.

c. 評価③ 腹部体幹筋力と腰痛との関連性

全89例において, 本器具で計測した腹部体幹筋力とロコモ25質問票のQuestion 2のスコアとの相関を, Spearmanの順位相関係数を用いて検討した. なお, 有意水準は0.05未満とした.

Ⅲ. 結　果

a. 評価①

腹部体幹筋力は, 握力と有意な正の相関（$r = 0.396$, $p < 0.001$）を認め（図4）, ロコモ25のスコアと有意な負

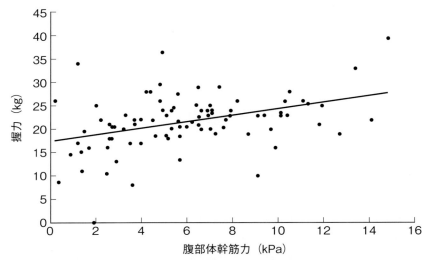

図4. 腹部体幹筋力と握力の相関. Pearsonの相関係数において, 有意な正の相関を示した ($r=0.396$, $p<0.001$).

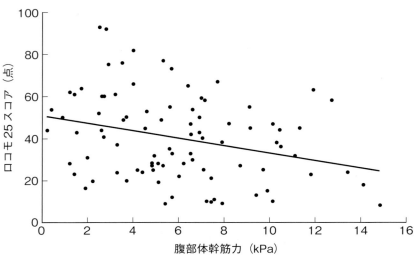

図5. 腹部体幹筋力とロコモ25のスコアの相関. Pearsonの相関係数において, 有意な負の相関を示した ($r=-0.298$, $p=0.005$).

の相関（$r=-0.298$, $p=0.005$）を認めた（図5）．その他の項目においては，腹部体幹筋力と有意な相関を認めなかった（表1）．

b．評価②

腹部体幹筋力は腰痛群で平均 4.3±2.6 kPa, 非腰痛群で平均 6.8±3.3 kPa であり, 腰痛群で有意に低かった. ロコモ25のスコアは腰痛群で平均51.2±19.1点, 非腰痛群で平均34.1±18.1点であり, 腰痛群で有意に高かった. その他の測定項目においては, 両群間に有意な差を認めなかった（表2）．

c．評価③

腹部体幹筋力は，ロコモ25質問票のQuestion 2のスコアと有意な負の相関（$\rho=-0.296$, $p=0.005$）を認め

た（表3）．

IV. 考　察

当科で開発した運動器具を用いて測定した腹部体幹筋力は, 握力と正の相関を示し, 身長, 体重, 肥満などに影響されず, 個々の症例の筋力を反映していた. また, 腹部体幹筋力はロコモ25のスコアと負の相関を示し, その筋力低下とロコモの進行度との関連が示唆された. 腰痛群は, 非腰痛群に比べて有意に腹部体幹筋力が低下し, ロコモ25のスコアが有意に高いことから, 腰痛は腹部体幹筋力の低下とロコモの進行に関連していることが示唆された.

腰痛に対する体幹コルセットの効果を説明するものと

表1. 腹部体幹筋力と他の測定項目との相関（n=89）．腹部体幹筋力は握力と有意な正の相関を，ロコモ25のスコアと有意な負の相関を示した（Pearsonの相関係数）．

	平均値±標準偏差	腹部体幹筋力との相関 r値	p値
腹部体幹筋力（kPa）	5.9±3.3	—	—
年齢（歳）	64.8±9.7	−0.124	0.248
身長（cm）	153.2±5.7	−0.044	0.685
体重（kg）	56.1±9.7	−0.133	0.214
BMI（kg/cm²）	23.8±3.9	−0.119	0.266
握力（kg）	21.5±5.9	0.396	<0.001
ロコモ25スコア（点）	40.3±20.0	−0.298	0.005

表2. 腰痛群（n=32）と非腰痛群（n=57）の比較．腹部体幹筋力とロコモ25のスコアに有意な差を認めた．その他の項目は有意な差を認めなかった（Mann-Whitney U検定）．

	平均値±標準偏差 腰痛群	非腰痛群	p値
腹部体幹筋力（kPa）	4.3±2.6	6.8±3.3	0.001
年齢（歳）	64.1±10.8	65.1±9.2	0.657
身長（cm）	153.4±6.7	153.1±5.2	0.799
体重（kg）	55.0±9.0	56.7±10.2	0.435
BMI（kg/m²）	23.3±3.7	24.1±4.1	0.358
握力（kg）	21.2±5.9	21.8±6.0	0.645
ロコモ25スコア（点）	51.2±19.1	34.1±18.1	<0.001

表3. 腹部体幹筋力とロコモ25質問票のQuestion 2との相関．有意な負の相関を示した（ρ=−0.296, p=0.005）[Spearmanの順位相関係数]．

腹部体幹筋力（平均値±標準偏差）	ロコモ25 痛みの程度	Question 2のスコア
3.6±1.1	ひどく痛い	4（n=2）
4.7±3.0	かなり痛い	3（n=16）
4.0±2.5	中程度痛い	2（n=14）
6.4±3.3	少し痛い	1（n=30）
7.2±3.3	痛くない	0（n=27）

して，Sarmientoの水力学効果があげられる[9]．これを図6に模式的に表した．外圧のない風船内に棒を差し込むと，棒は容易にずれて動いてしまうのに対して，風船の周囲をテーピングで固定すると，棒はずれることなく安定する．棒を痛みの原因となっている腰椎のセグメント，テーピングを体幹コルセットと仮定すると，体幹コルセットを装着したほうが痛みのある腰椎セグメントが安定し，腰痛軽減と体幹運動機能の改善につながる．

このテーピングを腹腔（風船）を取り囲む腹筋群，横隔膜，骨盤底筋群に置き換えると，これらの腹部体幹筋が強いほうが腰椎が安定し腰痛が軽減すると考えられる．つまり，腹部体幹筋は「自前の体幹コルセット」であり，この筋力が低下することが腰痛発現の一因となり，体幹安定性の低下も伴ってロコモが進行する可能性が示唆される．

本研究の結果から，腹部体幹筋力とロコモおよび腰痛の程度が相関していたことから，本器具を用いて腹部体幹筋をトレーニングし強化することで，慢性腰痛が改善するだけでなく，体幹安定性の改善も伴ってロコモの進行予防・改善につながることが期待される．

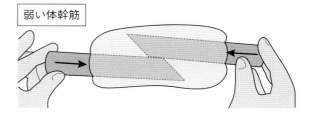
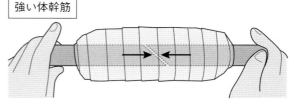

図6. Sarmientoの水力学効果の模式図．外圧のない風船内に棒を差し込むと容易にずれるが，風船をテーピングで圧迫固定すると棒はずれずに安定する．棒を痛みの原因となっている腰椎セグメント，テーピングを腹部体幹筋と仮定すると，腹部体幹筋が強いと腰椎が安定し，腰痛が軽減すると考えられる．

I. 総 論 ◆ 2. 理学療法

ま と め

当科で開発した運動器具を用いて測定した腹部体幹筋力は，ロコモ25のスコアおよび腰痛の程度と相関していた．腰痛群は非腰痛群と比較して，有意に腹部体幹筋力が低下しており，ロコモ25のスコアが高かった．

文 献

1) 厚生労働省：平成28年国民生活基礎調査の概況＜http://www.mhlw.go.jp/toukei/saikin/hw/k-tyosa/k-tyosa16/dl/04.pdf＞[Accessed 31 May 2018]
2) Nakamura K：The concept and treatment of locomotive syndrome；its acceptance and spread in Japan. J Orthop Sci **16**：489-491, 2011
3) Iizuka Y, Iizuka H, Mieda T et al：Population-based study of the association of osteoporosis and chronic musculoskeletal pain and locomotive syndrome；the Katashina study. J Orthop Sci **20**：1085-1089, 2015
4) Hirano K, Imagama S, Hasegawa Y et al：The influence of locomotive syndrome on health-related quality of life in a community-living population. Mod Rheumatol **23**：939-944, 2013
5) Shirado O, Doi T, Akai M et al：Multicenter randomized controlled trial to evaluate the effect of home-based exercise on patients with chronic low back pain；the Japan low back pain exercise therapy study. Spine **35**：E811-819, 2010
6) Standaert CJ, Weinstein SM, Rumpeltes J：Evidence-informed management of chronic low back pain with lumbar stabilization exercises. Spine J **8**：114-120, 2008
7) Nakamura K, Ogata T：Locomotive syndrome；definition and management. Clin Rev Bone Miner Metab **14**：56-67, 2016
8) 加藤仁志，村上英樹，稲木杏吏ほか：体幹筋力の測定とトレーニングを両立させた運動器具の開発．運動器リハ **28**：40-47, 2017
9) Sarmiento A, Latta L, Zilioli A et al：The role of soft tissues in the stabilization of tibial fractures. Clin Orthop Relat Res **105**：116-129, 1974

＊　　　＊　　　＊

I．総論 ◆ 2．理学療法

腰痛および下肢の痛みとしびれに対する
経験的治療に基づいた運動療法*

銅冶英雄　大川　淳**

[別冊整形外科 74：45〜49，2018]

はじめに

　腰痛に運動療法が有効であるという報告はあるが，どのような運動が適切であるかに関しては，議論の分かれるところである．腰痛に対する後屈体操と前屈体操を比較した研究では，腰痛の改善効果には差がなかったとされている[1,2]．また，腰椎椎間板ヘルニアは，一般的に後屈体操が効果的といわれている[3〜5]．一方で，腰部脊柱管狭窄症による下肢痛や下肢のしびれは前屈体操で軽快することが多いと報告されている[6]．

　経験的治療とは，原因が不明な病気に対して治療を開始しながら効果のある治療を確定するという治療法である[7]．疼痛の原因特定が困難な腰椎疾患に対しても，経験的治療に基づいた運動療法を行い，興味深い結果が得られたので報告する．

I．対　　象

　対象は当院にて 2014 年 4 月〜12 月の期間で運動療法の対象となった腰椎疾患患者のうち，文書による研究参加の承諾が得られた 207（男性 74，女性 133）例で，平均年齢は 49.7 歳であった．腰椎疾患の臨床診断は当院勤務の整形外科専門医が身体所見と MRI など画像所見から行い，下肢痛を伴わない腰痛（low back pain：LBP）71 例（内訳：腰椎椎間板症 54 例，変形性腰椎症 11 例，腰椎すべり症 6 例），腰椎椎間板ヘルニア（lumbar disc herniation：LDH）66 例，腰部脊柱管狭窄症（lumbar spinal stenosis：LSS）70 例の 3 群に臨床診断分類した．

　腰椎疾患 207 例のうち，3 ヵ月後に運動療法を継続していた 164（LBP 56，LDH 52，LSS 56）例，6 ヵ月後に運動療法を継続していた 127（LBP 46，LDH 36，LSS 45）例，1 年後に運動療法を継続していた 74（LBP 22，LDH 17，LSS 35）例を調査対象とした．手術のため運動療法が中止となった症例は，運動療法開始後 6 ヵ月で LSS 1 例，9 ヵ月で LBP 1 例，11 ヵ月で LSS 1 例と合計 3 例であった．

II．臨床診断

❶LBP の臨床診断

　下記の 5 項目により当院勤務の整形外科専門医が行った．

　① 腰部に疼痛を有する，② 下肢に疼痛やしびれなどの症状を有していない，③ 骨折や腫瘍あるいは感染などの危険な徴候が認められない．

❷LDH の臨床診断

　「腰椎椎間板ヘルニア診療ガイドライン」の診断基準案[8]に沿って，下記の 5 項目により当院勤務の整形外科専門医が行った．① 腰・下肢痛を有する，② 安静時にも症状を有する，③ SLR は 70° 以下陽性（ただし高齢者では絶対条件ではない），④ MRI などの画像で椎間板の突出がみられ，脊柱管狭窄を合併していない，⑤ 症状と画像所見とが一致する．

∎ Key words

low back pain, lumbar disc herniation, lumbar spinal stenosis, exercise, empirical therapy

---

*Exercise based on empirical therapy for low back pain and pain/numbness of lower limbs
　要旨は第 25 回日本腰痛学会において発表した．
**H. Doya（院長）：お茶の水整形外科機能リハビリテーションクリニック（☎ 101-0062　東京都千代田区神田駿河台 4-1-2 ステラお茶の水ビル；Ochanomizu Orthopedic Medicine and Rehabilitation Clinic, Tokyo）；A. Okawa（教授）：東京医科歯科大学整形外科．
［利益相反：なし．]

45

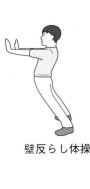 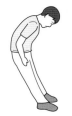 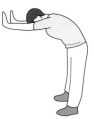 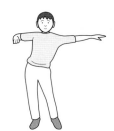 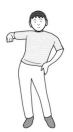
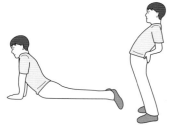  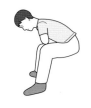 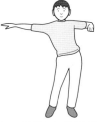 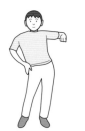

壁反らし体操①　壁反らし体操②　壁おじぎ体操①　壁おじぎ体操②　右お尻ずらし体操①　右お尻ずらし体操②

腕立て反らし体操　立ち反らし体操　座りおじぎ体操　膝かかえ体操　左お尻ずらし体操①　左お尻ずらし体操②

図1. 各運動方向の体操

❸ LSSの臨床診断

「腰部脊柱管狭窄症診療ガイドライン」の診断基準案[9]の4項目中，下記の3項目により当院勤務の整形外科専門医が行った．「立位や歩行によって出現あるいは増悪し，前屈や座位保持で軽快する」という項目は体操方向に関わるため今回は除外した．

① 殿部から下肢の疼痛やしびれを有する，② 歩行で増悪する腰痛は単独であれば除外する，③ MRIなどの画像で脊柱管や椎間孔の変性狭窄状態が確認され，臨床所見を説明できる．

Ⅲ. 評価・統計

評価項目は，腰痛および下肢の痛みとしびれのvisual analogue scale（VAS），およびRoland-Morris Disability Questionnaire（RDQ）を評価した．

統計処理は，VAS，RDQに対し，Friedman順位検定およびBonferroni補正Wilcoxon検定を行い，有意水準は5%未満とした．

臨床診断別の運動方向診断は，後方改善型と前方改善型および側方改善型の症例数に対し，χ^2検定およびBenjamini and Hochberg残差分析を行い，有意水準は5%未満とした．

Ⅳ. 運動，方向診断

運動療法は，後屈，前屈，側方の各運動方向の反復体操の結果，痛みやしびれが改善する運動方向をみつける体操検査を行い，セラピストが後屈体操で改善する後方改善型と前屈体操で改善する前方改善型および側方体操で改善する側方改善型の3種類に運動方向診断した．体操は症例の職業や生活環境に合わせて，立位，座位，臥位など適した各種体位での体操を組み合わせて処方した（図1）．

体操の回数は，1セット10回，1日に5～8セットを基本とし，痛みやしびれが強いときに追加で体操を行うようにセラピストが指導した．体操を継続して痛みやしびれがなくなり，適した体操方向以外の体操を行っても痛みやしびれが再発しなければ，セラピストが再発予防の運動療法の継続を指導しリハビリテーション（リハビリ）は卒業とした．

Ⅴ. 結　果

VASスコアは，有意差をもって疼痛の改善が認められた（図2）．RDQの推移は，ADLの改善が認められた（図3）．

LBP，LDH，LSSのいずれの腰椎疾患においても，各時期にて後方改善型がもっとも多く，方向変更の症例も認められた（表1）．

初回の運動方向診断に対する残差分析では，LDHは他の腰椎疾患よりも後方改善型が有意に多く（$p<0.05$），前方改善型が有意に少なかった（$p<0.05$）．LSSは他の腰椎疾患よりも後方改善型が有意に少なく（$p<0.01$），前方改善型は有意に多かった（$p<0.01$）．3ヵ月後の運動方向診断に対する残差分析では，統計学的有意差はなかった．6ヵ月後の運動方向診断に対する残差分析では，LBPは他の腰椎疾患よりも後方改善型が有意に多く（$p<0.05$），LDHは他の腰椎疾患よりも前方改善型が有意

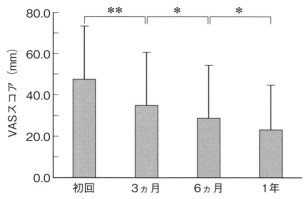

図2. 全腰椎疾患のVASスコア（mm）の推移（*$p<0.05$, **$p<0.01$）. 初回48.1±25.1 mmと3ヵ月34.6±25.7 mmの間で有意に低下（$p<0.01$）し，3ヵ月34.6±25.7 mmと6ヵ月28.6±25.3 mmの間でも有意に低下（$p<0.05$）し，6ヵ月28.6±25.3 mmと1年22.8±21.6 mmの間でも有意に低下（$p<0.05$）している.

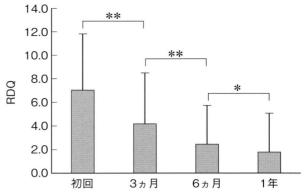

図3. 全腰椎疾患のRDQの推移（*$p<0.05$, **$p<0.01$）. 初回7.0±4.8点と3ヵ月4.1±4.3点の間で有意に低下（$p<0.01$）し，3ヵ月4.1±4.3点と6ヵ月2.5±3.3点の間でも有意に低下（$p<0.01$）し，6ヵ月2.5±3.3点と1年1.8±3.3点の間でも有意に低下（$p<0.05$）している.

に少なく（$p<0.05$），LSSは他の腰椎疾患よりも後方改善型が有意に少なく（$p<0.01$），前方改善型は有意に多かった（$p<0.01$）．1年後の運動方向診断に対する残差分析では，LDHは他の腰椎疾患よりも前方改善型が有意に少なく（$p<0.05$），側方改善型が有意に多く（$p<0.01$），LSSは他の腰椎疾患よりも前方改善型が有意に多かった（$p<0.05$）［表2］．

1年以内にリハビリを卒業となった症例を疾患別でみると，LBPの1年以内のリハビリ卒業症例は14例あり，最終の運動方向診断は後方改善型11例，前方改善型3例であった．LDHの1年以内のリハビリ卒業症例は12例あり，最終の運動方向診断は後方改善型9例，前方改善型2例，側方改善型1例であった．LSSの1年以内のリハビリ卒業症例は4例あり，最終の運動方向診断は後方改善型1例，前方改善型3例であった．

VI. 考 察

腰痛に対する運動療法の効果は世界的に広く認められている[10,11]．しかし，運動療法の内容になると種類によって効果に差がないという報告もあり，どのような運動療法が腰痛に効果的であるかはまだ明らかではない[12]．重症の感染症で原因菌が不明の場合，適切と思われる抗生物質を投与しながら治療を進めていくという経験的治療（empirical therapy）という治療法が集中治療室などで用いられている[7]．腰痛症の85％は原因不明の非特異性腰痛であるという概念[13]に基づき，われわれは経験的治療に基づいた運動療法を採用した．本研究のVASスコアとRDQは経過とともに有意に改善したことから，ある特定の運動療法にこだわらなくても，そのと

表1. 運動方向診断

LBP	初回	3ヵ月	6ヵ月	1年
後方改善型	61 (85.9%)	49 (87.5%)	40 (87.0%)	18 (81.8%)
前方改善型	9 (12.7%)	7 (12.5%)	5 (10.9%)	4 (18.2%)
側方改善型	1 (1.4%)	0 (0.0%)	1 (2.2%)	0 (0.0%)
合計	71	56	46	22
方向変更		4 (7.1%)	2 (4.3%)	1 (4.5%)

LDH	初回	3ヵ月	6ヵ月	1年
後方改善型	59 (89.4%)	40 (76.9%)	29 (80.6%)	14 (82.4%)
前方改善型	5 (7.6%)	9 (17.3%)	2 (5.6%)	1 (5.9%)
側方改善型	2 (3.0%)	3 (5.8%)	5 (13.9%)	2 (11.8%)
合計	66	52	36	17
方向変更		10 (19.2%)	5 (13.9%)	4 (23.5%)

LSS	初回	3ヵ月	6ヵ月	1年
後方改善型	49 (70.0%)	39 (69.6%)	26 (57.8%)	22 (62.9%)
前方改善型	21 (30.0%)	15 (26.8%)	16 (35.6%)	13 (37.1%)
側方改善型	0 (0.0%)	2 (3.6%)	3 (6.7%)	0 (0.0%)
合計	70	56	45	35
方向変更		3 (5.4%)	5 (11.1%)	2 (5.7%)

I．総　論　◆　2．理学療法

表2．運動方向診断．＊*p*＜0.05，＊＊*p*＜0.01

初回	LBP	LDH	LSS
後方改善型	61 (85.9%)	59＊ (89.4%)	49＊＊ (70.0%)
前方改善型	9 (12.7%)	5＊ (7.6%)	21＊＊ (30.0%)
側方改善型	1 (1.4%)	2 (3.0%)	0 (0.0%)
3ヵ月	LBP	LDH	LSS
後方改善型	49 (87.5%)	40 (76.9%)	39 (69.6%)
前方改善型	7 (12.5%)	9 (17.3%)	15 (26.8%)
側方改善型	0 (0.0%)	3 (5.8%)	2 (3.6%)
6ヵ月	LBP	LDH	LSS
後方改善型	40＊ (87.0%)	29 (80.6%)	26＊＊ (57.8%)
前方改善型	5 (10.9%)	2＊ (5.6%)	16＊＊ (35.6%)
側方改善型	1 (2.2%)	5 (13.9%)	3 (6.7%)
1年	LBP	LDH	LSS
後方改善型	18 (81.8%)	14 (82.4%)	22 (62.9%)
前方改善型	4 (18.2%)	1＊ (5.9%)	13＊ (37.1%)
側方改善型	0 (0.0%)	2＊＊ (11.8%)	0 (0.0%)

きどきにおいて改善の効果をもたらす体操を見つけていくという経験的治療に基づいた運動療法が腰痛および下肢の痛みとしびれの改善に効果的である可能性が示唆された．

腰痛症に対する運動療法では屈曲運動と伸展運動では差がなかったという研究結果も報告されているが[1,2]，本研究では後方改善型がもっとも多いという結果となった．しかし，治療の経過中に体操方向が変化する症例も認めたことから，どの方向の体操が腰痛に効果的かというよりも，治療の段階ごとに適切な体操を決めていく必要があると思われた．

正常な椎間板の髄核は，屈曲運動で後方に移動し，伸展運動で前方に移動すると報告されている[3~5,14]．本研究ではLDHの運動方向診断のすべての時期においても後方改善型がもっとも多く，伸展運動で椎間板の髄核のずれが改善され疼痛が改善した可能性があると考えられた．

一般にLSSでは伸展運動で症状が悪化することが多いとされているが，今回の検討では後方運動で症状の改善が得られる症例がもっとも多かった．この点は，診察時に伸展運動を1回行ったときに出現する疼痛反応と，治療としての反復伸展体操の効果との相違による可能性がある．Konnoらの腰部脊柱管狭窄症診断サポートツールでは，加点項目として「前かがみになると，しびれや痛みは楽になる」，減点項目として「しびれや痛みで，腰を前に曲げるのがつらい」と「しびれや痛みで，靴下をはくのがつらい」という質問項目がある[6]が，これらはいずれも前方改善型の特徴を表している．本研究のLSSの運動方向診断では，いずれの時期においても後方改善型がもっとも多く，腰部脊柱管狭窄症診断サポートツールに反する結果となった．相反する結果が出た理由としては，Konnoらの報告では「エキスパートの判断が臨床的診断基準の決定方法」になっているため，エキスパートのLSSの診断に前方改善型の特徴が反映していた可能性がある．本研究の臨床診断別の運動方向診断の結果からも，LSSはLBPやLDHより後方改善型が少なく前方改善型が多いという結果であったため，「LSSはLBPやLDHよりも，前屈みで痛みやしびれが楽になる特徴がある」という印象がエキスパートにあったことが考えられる．いずれにしても，腰部脊柱管狭窄症の診断基準に前方改善型の特徴的症状を入れるかどうかで，腰部脊柱管狭窄症の前方改善型の割合は決まってくると思われる．

まとめ

腰椎疾患に対して経験的治療に基づいた運動療法を行った結果，VAS，RDQともに有意に改善し，経験的治療を用いた運動療法が有用である可能性が示唆された．LBP，LDH，LSSのいずれの腰椎疾患においても後方改善型の症例数がもっとも多かったが，LSSではLBP，LDHよりも後方改善型の割合が少なく前方改善型の割合が多いという特徴があった．

文献

1) Dettori LCJR, Bullock CSH, Sutlive CTG et al：The effects of spinal flexion and extension exercises and their associated postures in patients with acute low back pain. Spine 20：2303-2312, 1995
2) Elnaggar IM, Nordin M, Sheikhzadeh A et al：Effects of spinal flexion and extension exercises on low-back pain and spinal mobility in chronic mechanical low-back pain patients. Spine 16：967-972, 1991
3) Beattie PF, Brooks WM, Rothstein JM et al：Effect of lordosis on the position of the nucleus pulposus in supine subjects；a study using magnetic resonance imaging. Spine 19：2096-2102, 1994
4) Krag MH, Seroussi RE, Wilder DG et al：Internal displacement distribution from *in vitro* loading of human

thoracic and lumbar spinal motion segments ; experimental results and theoretical predictions. Spine **12** : 1001-1007, 1987

5) Brault JS, Driscoll DM, Laakso LL et al : Quantification of lumbar intradiscal deformation during flexion and extension, by mathematical analysis of magnetic resonance imaging pixel intensity profiles. Spine **22** : 2066-2072, 1997

6) Konno S, Hayashino Y, Fukuhara S et al : Development of a clinical diagnosis support tool to identify patients with lumbar spinal stenosis. Eur Spine J **16** : 1951-1957, 2007

7) Sholte JB, Duong HL, Linssen C et al : Empirical antibiotic therapy for pneumonia in intensive care units ; a multicentre, retrospective analysis of potentially pathogenic microorganisms identified by endotracheal aspirates cultures. Eur J Clin Microbiol Infect **34** : 2295-2305, 2015

8) 腰椎椎間板ヘルニア診療ガイドライン策定委員会（編）：腰椎椎間板ヘルニア診療ガイドライン，第2版，南江堂，東京，p1，2011

9) 腰部脊柱管狭窄症診療ガイドライン策定委員会（編）：腰部脊柱管狭窄症診療ガイドライン，南江堂，東京，p3，2011

10) Chou R, Baisden J, Carragee EJ et al : Surgery for low back pain ; a review of the evidence for an American Pain Society Clinical Practice Guideline. Spine **34** : 1094-1109, 2009

11) Shirado O, Doi T, Akai M et al : Multicenter randomized controlled trial to evaluate the effect of home-based exercise on patients with chronic low back pain ; the Japan low back pain exercise therapy study. Spine **35** : E811-E819, 2010

12) Wai EK, Rodriquez S, Daqenais S et al : Evidence-informed management of chronic low back pain with physical activity, smoking cessation, and weight loss. Spine J **8** : 195-202, 2008

13) Deyo RA, Weinstein JN : Low back pain. N Engl J Med **344** : 363-370, 2001

14) Fennell AJ, Jones AP, Hukins DW : Migration of the nucleus pulposus within the intervertebral disc during flexion and extension of the spine. Spine **21** : 2753-2757, 1996

*　　　*　　　*

Ⅰ. 総 論 ◆ 2. 理学療法

成人脊柱変形に対する
ノルディックウォーキングの有用性[*]

平尾雄二郎　　久野木順一　　大西惟貴　　河村直洋[**]

[別冊整形外科 74：50〜53, 2018]

はじめに

2本のポールを用いて歩行運動を行うノルディックウォーキング（NW）は，上半身の筋肉を動員することにより有酸素性の全身運動を促すことができ，1930年ごろにフィンランドでクロスカントリー選手のオフシーズンの体力維持・強化のためのトレーニングとして始まった．フィンランドでは世界でもっとも早く高齢化社会を迎えたという背景があり，高齢者の健康維持・増進の手段としてこの運動が注目されるようになり，広く普及していった．この歩行形式は高齢者のフレイル（虚弱）に対する運動機能改善効果が高く[1]，また心疾患，慢性閉塞性肺疾患，脳梗塞，末梢動脈疾患，糖尿病，パーキンソン病，認知症，変形性股関節症，変形性膝関節症など，高齢者が罹患する幅広い疾患において治療・リハビリテーション（リハビリ）効果が報告されている[2〜7]．

一方，今回の主題である成人脊柱変形（adult spinal deformity：ASD）は腰背部痛，姿勢異常，歩行障害により health-related quality of life（HR-QOL）の障害をきたし，生命予後を悪化させる要因となることが近年のさまざまな報告[8]で明らかになっているものの，有効な予防法や保存的治療についての報告は少ない．われわれは，2015年より ASD に対する保存的治療や術前後の運動療法として NW を導入し，脊柱アライメント，歩行能力，腰痛，QOL などに及ぼす効果について検討を行っている．

本稿では整形外科領域の運動器不安定症における NW の適応疾患や期待できる効果について述べた後，ASD に対する NW の効果を検討したわれわれの研究について報告する．

Ⅰ. 運動器不安定症に対する NW の適応

❶適応疾患と期待できる効果

NW では通常のウォーキングに比べ，酸素消費量が8〜23%，心拍数で6〜20%，エネルギー消費量で21〜91%高くなるとされており[9]，運動効率が高いことが特徴である．また2本のポールをもつことで支持基底面が4点となるため，歩行時の安定性が向上し歩行時の転倒リスク軽減も期待できる．これらの点から，高齢歩行困難者全般が NW の適応ということができるが，整形外科領域では変形性股関節症，変形性膝関節症，脊椎圧迫骨折などでその有用性が報告されている[5〜7,10]．下肢関節障害に対しては，ポールを用いることで下肢関節への負担を減らし，下肢交代動作を支援することなどがその運動効果として説明され，関節痛の軽減や歩行能力の維持・改善が報告されているほか，歩行解析を用いた検討では歩幅の拡大についても指摘されている[11]．脊椎圧迫骨折については Wendlova[10]が脊椎への静的圧力の軽減，脊椎に対する頭部・体幹重力の部分軽減効果をあげている．

また，Kocur ら[12]は，65歳以上の被検者を NW 介入群とコントロール群にランダムに分け，介入前後で重心動揺計を用いた平衡機能検査を行い，NW 介入群で有意に平衡機能の成績が向上したと報告し，姿勢制御能に及ぼ

Key words

ASD, nordic walking, sagittal alignment

[*]Efficacy of nordic walking for adult spinal deformity
　要旨は第25回日本腰痛学会において発表した．
[**]Y. Hirao（医長）：都立広尾病院整形外科（☎ 150-0013　東京都渋谷区恵比寿 2-34-10；Dept. of Orthop. Surg., Tokyo Metropolitan Hiroo Hospital, Tokyo）；J. Kunogi（センター長），Y. Onishi, N. Kawamura（部長）：日本赤十字社医療センター脊椎整形外科．
［利益相反：なし．］

す効果を示唆した．脊椎圧迫骨折症例やASDに対する脊柱変形矯正術後は長期間にわたり体幹装具を装着するため立位時バランス不良をきたすことがあるが，NWによる支持面積拡大による安定効果，あるいは姿勢制御能改善効果がこの場合のバランス不良を改善させる可能性もあると考えられる[13]．

❷NWの実際

ポールの種類には大きく分けると日本式，ヨーロッパ式の2種類があり，ウォーキングスタイルによってポールが選択される．ウォーキングスタイルにはディフェンシブスタイル，スタンダードスタイル，アグレッシブスタイルがあって順に運動強度が強くなり，前者2つのスタイルでは日本式（ジャパニーズスタイル）のポールを，そしてアグレッシブスタイルではヨーロッパ式のポールを用いる．整形外科を受診する中高年以上の患者に対してわれわれがNWを導入する場合は，すべて安定性があり運動強度の弱いディフェンシブ（制動）スタイルとしている．ポールは立位時に肘が直角になる高さから2～3 cm下げた長さとなるように調節することが多いが，身長の63％程度をポール長の目安としてもよい．歩行時は視線を少し上方に向け，母指を上にしてポールを軽く握り，前に踏み出した足の横で反対側の手にもったポールを地面に対して垂直に突くようにする．ポールを突いたときの「制動」により前方からの力が上方へ向かうため，上体がやや直立したような姿勢になって歩行時の前傾姿勢が改善することが多い．

II．対象および方法

2015年1月以降，姿勢異常や歩行障害を主訴に来院し，立位全脊椎X線側面像で矢状面のpositive imbalance（PI-LL>20°，SVA≧4 cm）がみられたASD患者16例を対象とした．内訳は男性2例，女性14例であり，平均年齢は74.8（52～93）歳，NW介入後最終評価時からの経過観察期間は平均10.9（3～15）ヵ月であった．リハビリ科初診時に理学療法士がNWを指導し，1日20分以上，週5回以上，8週間のプロトコールでNWを行うよう指示した．リハビリ科へは初診とプロトコール終了後の最終受診に加え，プロトコールの中間，つまり初診の4週後に予約を取得し，歩行の評価・指導や，プロトコールどおりにNWを行えているかどうかのコンプライアンス評価を行った．NW介入前後で検討した項目を以下に示す．

❶臨床成績評価

腰痛をnumerical rating scale（NRS）[0：腰痛なし，

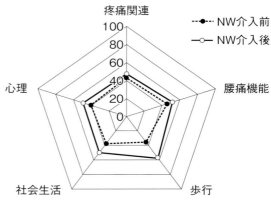

図1．NW介入前後でのJOABPEQ各ドメインの推移

10：最悪]で，また健康関連QOLについては，日本整形外科学会腰痛評価質問票（JOABPEQ）とoswestry disability index（ODI）で評価した．

❷timed up and go（TUG）テスト

高齢者の起立・着座時のバランス機能や移行動作を評価する検査である．理学療法士の合図で椅子から立ち上がり，ノルディックポールなしで歩いて3 m先でUターンし再度着座するまでの所要時間（秒）を計測した．

❸立位脊椎骨盤矢状面アライメント

NW介入前後でノルディックポールをもたずに立位全脊椎X線側面像を撮影し，cervical sagittal vertical axis（C-SVA），thoracic kyphosis（TK），thoraco-lumbar kyphosis（TLK），lumbar lordosis（LL），sagittal vertical axis（SVA）を計測した．なお，C-SVAは外耳道からの垂線とC7椎体後縁までの距離を表し，TK，TLK，LLの計測範囲はそれぞれ，Th5椎体上縁～Th12下縁，Th10椎体上縁～L2椎体下縁，L1椎体上縁～S1上縁とした．

III．結　果

❶臨床成績

腰痛に関しては，NRS平均値がNW介入前5.5，NW介入後4.7で有意な改善はみられなかった．JOABPEQによる評価では，歩行機能のドメインにおいて獲得点数が20点以上で効果ありと判定されたが，他のドメインでの獲得点数は20点未満であった（図1）．ODI（％）の平均値はNW介入前43.3％，NW介入後35.8％であり，NW後に有意に改善していた（$p<0.005$）．

❷TUGテスト

NW介入前の平均が10.5（5.9～18.2）秒，NW介入後

が 8.5（6.4〜17.0）秒であり，NW 介入後に有意に時間が短縮していた．

❸画像評価

C-SVA, SVA, TK, TLK, LL の平均値は NW 介入前にそれぞれ 30 mm, 116 mm, 26°, 14°, 20° であったが，NW 介入後にそれぞれ 21 mm, 84 mm, 21°, 13°, 24° となり，C-SVA, SVA, TK が有意に減少していた（表 1）．

表 1．NW 介入前後での脊椎骨盤パラメータの推移

	NW 介入前	NW 介入後	p 値
C-SVA（mm）	30.1±15.6	21.4±15.8	<0.05
SVA（mm）	116.1±84.4	84.5±54.8	<0.05
TK（°）	26.1±14.6	21.4±16.6	<0.05
TLK（°）	14.8±11.9	12.7±12.4	NS
LL（°）	20.4±21.4	24.2±20.4	NS
PT（°）	34.9±9.0	32.7±9.9	NS
PI-LL（°）	35.5±18.7	31.7±18.7	NS

IV．症例提示

症 例．81 歳，女（図 2）．

NW 介入前は C-SVA 62 mm, SVA 310 mm, TK 24°, TLK 19° であったが，NW 介入後はそれぞれ 20 mm, 150 mm, 3°, 0° となり，姿勢異常に対する代償効果がみられていた．満足度調査の自由記入欄に「楽に歩けるようになった」，「毎日外に出る習慣ができ歩くことが楽しくなった」などの感想が述べられていた．

V．考 察

ASD は椎間板変性を基盤として脊椎すべりや後側弯変形を生じる病態で，腰痛のみならず脊柱変形に伴うさまざまな機能障害を引き起こす．脊柱変形のなかでも特に矢状面の変形である後弯変形は，HR-QOL の低下に大きく関与しているとされ[8]，腰椎に後弯が生じると，胸椎の前弯化，骨盤の後傾，膝の屈曲で代償してバランスを保とうとするが，代償機能を超えた場合には杖や歩行器などの補助なしには立位や歩行を続けることができなくなる[13]．長期にわたって日常生活動作が制限され，歩行障害が続いた場合はフレイルの進行や生命予後の低下

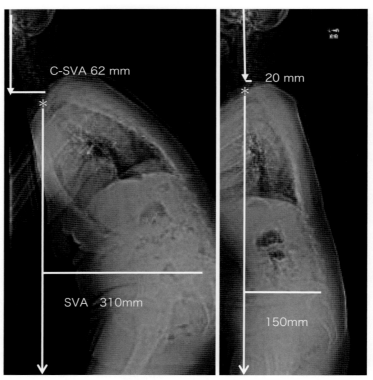

a．NW 介入前　　　　b．NW 介入後

図 2．81 歳，女．NW 介入前後でポールをもたずに立位全脊椎 X 線側面像を撮影した．NW 介入前は C-SVA 62 mm, SVA 310 mm, TK 24°, TLK 19° であったが，NW 介入後はそれぞれ 20 mm, 150 mm, 3°, 0° となり頚椎から胸腰椎の範囲で矢状面アライメント異常に対する代償効果がみられている．

も危惧されるため，ASD 発症早期から何らかの運動療法を取り入れるべきであると考えられるが，杖や歩行器による歩行では姿勢不良に対する代償効果は少なく，適切で有効な運動療法の発展が求められている．

一方，ASD に対する変形矯正術の成績は，近年の脊柱アライメント評価法[14~16]やインストゥルメンテーション技術の発展により向上傾向であるが，患者の多くが高齢であり呼吸循環系疾患をはじめとする内科疾患や骨粗鬆症を合併する頻度も高いため，手術侵襲の制限や合併症によって ADL や歩行能力の改善が期待を下回ることも少なくない．また広範囲脊椎固定によって術後に新たな ADL 制限を生じたり，固定隣接部での後弯変形によって再手術を余儀なくされる場合もある．

われわれは，2015 年より ASD に対する保存的治療や術前後の運動療法として NW を導入し，脊柱アライメント，歩行能力，腰痛，QOL などに及ぼす効果についての検討を行ってきた．今回の検討では全16症例で転倒エピソードなく安全に 8 週間の NW プロトコールを行うことができ，JOABPEQ 歩行機能障害ドメイン，ODI，TUG テストで表される臨床成績が有意に改善していた．立位全脊椎 X 線側面像評価に関しては，恒常的な矢状面グローバルバランスの破綻（fixed sagittal imbalance）を呈した下位胸椎から骨盤の範囲では代償機構は働かなかったが，頚椎から中位胸椎の範囲で C-SVA，SVA，TK の有意な変化で示される代償機構が働き，矢状面アライメントが改善したと考えられる．ASD における脊柱骨盤矢状面グローバルアライメント不良に対する根本的な矯正は手術でしかなしえないが，NW により姿勢代償機構を利用したバランス不良の調整がなされる場合は歩行機能や腰痛関連 QOL の改善がみられることがあり，NW は ASD に対する有力な保存的治療となる可能性がある．

ま　と　め

1）整形外科領域における NW の適応疾患や期待できる効果について述べた．

2）ASD に対する NW の有用性について検討した結果，全16症例で転倒エピソードなく安全に 8 週間のプロトコールを行うことができ，歩行能力や QOL の維持・増進において効果が得られた症例があった．また，立位全脊椎側面 X 線上，一部の症例で 8 週間のプロトコール終了後に矢状面 imbalance に対する代償能力増加によると考えられるアライメントの改善がみられた．

3）NW は ASD に対し有力な保存的治療手段となる可能性があり，今後さらなる検討が必要である．

文　献

1) Lee HS, Park JH：Effects of Nordic walking on physical functions and depression in frail people aged 70 years and above. J Phys Ther Sci 27：2453-2456, 2015
2) Lejczak A, Josiak K, Węgrzynowska-Teodorczyk K et al：Nordic walking may safely increase the intensity of exercise training in healthy subjects and in patients with chronic heart failure. Adv Clin Exp Med 25：145-149, 2016
3) Kang TW, Lee JH, Cynn HS：Six-week Nordic treadmill training compared with treadmill training on balance, gait, and activities of daily living for stroke patients；a randomized controlled trial. J Stroke Cerebrovasc Dis 25：848-856, 2016
4) Monteiro EP, Franzoni LT, Cubillos DM et al：Effects of Nordic walking training on functional parameters in Parkinson's disease；a randomized controlled clinical trial. Scand J Med Sci Sports 27：351-358, 2017
5) Bieler T, Siersma V, Magnusson SP et al：In hip osteoarthritis, Nordic walking is superior to strength training and home-based exercise for improving function. Scand J Med Sci Sports 27：873-886, 2017
6) Homma D, Jigami, H, Sato N：Effects of Nordic walking on pelvis motion and muscle activities around the hip joints of adults with hip osteoarthritis. J Phys Ther Sci 28：1213-1218, 2016
7) 井上千春，青木喜満，綿谷美佐子ほか：変形性膝関節症に対するノルディックウォーキングの効果．北海道整災外会誌 52：238-241, 2011
8) Glassman SD, Berven S, Bridwell K et al：Correlation of radiographic parameters and clinical symptoms in adult scoliosis. Spine 30：682-688, 2005
9) 中谷敏昭：(2) 呼吸循環系機能．ノルディック・ウォークの医科学的基礎，宮下充正，一般社団法人全日本ノルディック・ウォーク連盟，p16-20, 2016
10) Wendlova J：Nordic walking- is it suitable for patients with fractured vertebra? Bratisl Lek Listy 109：171-176, 2008
11) Shim JM：Comparison of gait and feet during Nordic pole walking and unassisted walking on a treadmill. J Phys Ther Sci 24：1225-1228, 2012
12) Kocur P, Wiernicka M, Wilski M et al：Does Nordic walking improves the postural control and gait parameters of women between the age 65 and 74；a randomized trial. J Phys Ther Sci 27：3733-3737, 2015
13) 久野木順一，平尾雄二郎，大西惟貴ほか：成人脊柱変形，特に超高齢者に対するノルディック・ウォークの可能性．J Nordic Walking 5：5-9, 2018
14) Roussouly, P, Gollogly S, Berthonnaud E et al：Classification of the normal variation in the sagittal alignment of the human lumbar spine and pelvis in the standing position. Spine 30：346-353, 2005
15) Barrey C, Roussouly P, Perrin G et al：Sagittal balance disorders in severe degenerative spine. Can we identify the compensatory mechanisms? Eur Spine J 20：626-633, 2011
16) Schwab F, Ungar B, Blondel B et al：Scoliosis Research Society；Schwab Adult Spinal Deformity Classification. Spine 37：1077-1082, 2012

I. 総論 ◆ 2. 理学療法

AKA（arthrokinematic approach）-博田法について*

木檜　晃　片田重彦**

[別冊整形外科 74：54～56, 2018]

はじめに

　整形外科の主たる治療対象は痛みやしびれであり，その根本的な解決策は器質的障害を取り除くことにあると整形外科医は教育を受けてきた．画像診断を駆使して器質的異常を発見し，その異常を外科的に取り除くまたは固定することが最良の治療と判断する場合が多い．

　しかし，痛みやしびれの原因は器質的原因のみでなく，機能的障害からも生じることが多く，画像から得られる情報を主たる情報源として病態を判断し手術にまですすむことの危険性は計り知れない．

　本稿では AKA（arthrokinematic approach）-博田法の概要そして主に慢性腰痛，急性腰痛に対する効果について「痛みに対する保存的治療」の立場から，エビデンスを含めて述べることとする．

I．AKA-博田法とは

　AKA-博田法は関節包内運動の異常を治療する運動療法であり，その主な治療対象は関節機能異常，無菌性関節炎などの関節原性の痛み，関節拘縮，神経筋再教育，筋力増強である[1]．

　AKA が運動療法として認知されていることは，すでに 1982 年の Physical Therapy に記載があり[2]，そのなかで米国では 1960 年代から中枢性疾患に対しては neurophysiological approaches（NPA）が使われ，整形外科疾患に対しては AKA が使われるようになっているとある．現代の欧米では AKA は骨関節疾患に対する徒手治療の一般名となっており，その代表である joint mobili-

表 1．AKA-博田法の位置づけ（文献 1 より引用）

徒手療法	理学療法	作業療法
1．thrust あり	運動療法	運動性作業療法
manipulation	AKA-博田法	計測性作業療法
chiropractic	物理療法	緊張性作業療法
2．thrust なし	基本的動作訓練	感覚再教育
AKA		認知再訓練
joint mobilization		ADL 訓練
博田法		職業前訓練

zation を指すことも多い．

　一方 AKA-博田法は博田節夫医師が開発した日本オリジナルの治療法であり，thrust のない徒手医学に属する点では joint mobilization と似ているが，適応や技術そのものが大きく異なる．その位置づけについては表 1[1]を参照してほしい．

　日本では運動療法としては NPA のみが広く紹介され，AKA はほとんど紹介されなかったという歴史がある．AKA-博田法はその開発経過中に痛みに対して著効を示すことが判明したため，現在では痛みの治療法であると誤解されることが多い．しかしながら関連治療技術である articular neurological therapy（ANT）も含め，開発の経緯からも AKA-博田法は技術と理論をもった体系的運動療法の一つといえる．

　興味をもたれた諸兄姉は，「AKA 関節運動学的アプローチ—博田法（第 2 版）」（医歯薬出版），「仙腸関節機能障害—AKA-博田法による診断と治療」（南江堂）を参照されたい．

▌Key words

AKA（arthrokinematic approach）-Hakata method, single-blind RCT, VAS, RDQ, SF-36

*The efficacy of the arthrokinematic approach-Hakata method
　要旨は第 25 回日本腰痛学会において発表した．
**A. Kogure（院長）：こぐれ理学診療クリニック（☎ 162-0801　東京都新宿区山吹町 348 DSD ビル 6F；Kogure Physical Medicine and Rehabilitation Clinic, Tokyo）：S. Katada（院長）：かただ整形外科．
［利益相反：なし．］

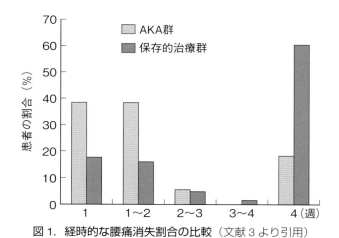

図1. 経時的な腰痛消失割合の比較（文献3より引用）

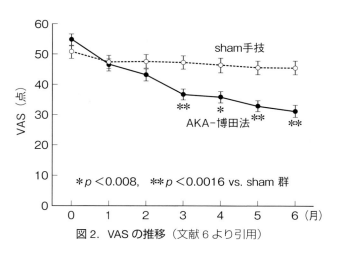

図2. VASの推移（文献6より引用）

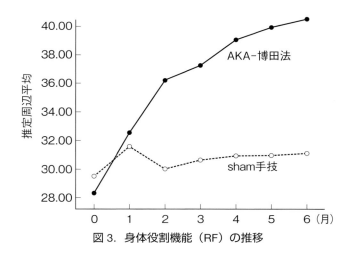

図3. 身体役割機能（RF）の推移

II. 慢性腰痛，急性腰痛に対する効果

AKA-博田法の治療効果を検証した海外論文は現在までに2編あり，これらの概要を以下に述べる．

❶急性腰痛に対する効果

急性腰痛に対するAKA-博田法の効果を検証した論文は，徒手治療を扱うドイツの雑誌である「Manuelle Medizin」の2005年2月に掲載[3]された．本論文では，急性腰痛の定義に関して日本整形外科学会（Japanese Orthopedic Association：JOA）に従い，発症から1ヵ月以内の腰痛患者とした．方法は，クリニックに来院した118例の患者を，コイン法により一方はAKA-博田法単独治療群（AKA群）に，他方は伝統的な保存的治療すなわち硬膜外麻酔注射，NSAIDs内服，温熱療法，コルセット固定を用いて治療した群（保存的治療群）に無作為に振り分けた．効果判定はJOAの定める腰痛疾患治療判定基準[4]によって行い，その結果2週以内に腰痛が完全に消失した割合はAKA群で76.4%，保存的治療群で33.3%であり，3週以内ではAKA群81.8%，保存的治療群38.1%であった．一方，前者で18.2%，後者で60.3%の患者が1ヵ月以上経過しても腰痛が持続していた（図1）．

文献的にも2002年に腰痛の長期予後についてのレビューが「European Spine Journal」に掲載[5]されており，腰痛発症から12ヵ月経過した時点で平均62%の患者が依然腰痛に悩み，再発率は60%と記載されている．そして，多くの文献からいえることであるが，腰痛を放置していてはなんの解決にもならないと結んでおり，AKA-博田法が急性腰痛に対しても治療効果を発揮する可能性が示唆された．

❷慢性腰痛に対する効果

筆者らはAKA-博田法が非特異的慢性腰痛に有効であることを明らかにするため，179例に対する単盲検のRCTを施行し，「PLOS ONE」[6]に掲載された．アウトカムはvisual analogue scale（VAS），the Roland-Morris Disability Questionnaire（RDQ），short form SF-36 questionnaire（SF-36）とし，6ヵ月間の変化を1ヵ月ごとに集計，二元配置反復測定分散分析にて比較した．コントロールはsham手技とし，AKA-博田法と同じ体位，評価方法を用いて仙腸関節を動かさないように行った．6ヵ月間という長きにわたり，患者はsham手技を受ける可能性があるため，事前の口頭での十分な説明と了解，文章での同意を得ていた．

VASは3回施行後から2群間に有意差が認められ（図2），RDQについても同様の改善が得られた．また，SF-36は，8つの下位尺度すべてにおいて治療開始後6ヵ月の時点で，AKA-博田法はsham手技に対して有意に改善を示していた．ここでは代表的な下位尺度である身体役割機能（role physical：RP）［図3］，社会生活機能

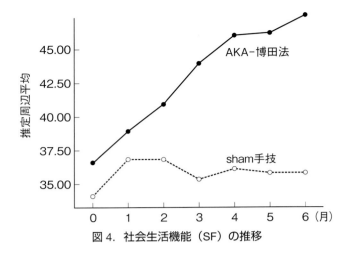

図4. 社会生活機能（SF）の推移

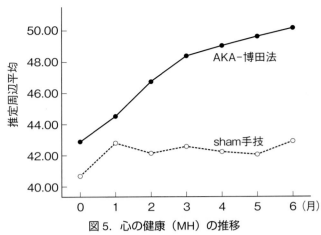

図5. 心の健康（MH）の推移

（social functioning：SF）［図4］，心の健康（mental health：MH）［図5］の結果を示す．

これらの結果は，AKA-博田法により痛みや身体機能の改善が得られ，結果的に社会生活機能や心の健康までもが改善する可能性があることを示している．

一方，当研究の限界についても述べておきたい．① 単一施設で行われた研究である，② 治療担当者が1人である，③ 2/3の患者が女性である，④ Hawthorne effect[7]が影響している可能性がある，などの意見が「PLOS ONE」レビュアーから指摘されている．今後は多施設におけるさらなる検証，研究をすすめていく計画であり，より多くの患者に対して一定の技術レベルをもった医師による治療の効果が実証されれば，これらの限界指摘に対する答えが出せるものと考えている．

まとめ

AKA-博田法は運動療法の一つであり，関節機能障害に対する徒手的治療法である．急性，慢性いずれの腰痛に対しても，保存的治療の選択肢として考慮すべき治療法と考えられる．

文献

1) AKA関節運動学的アプローチ-博田法，第2版，医歯薬出版，東京，p75，2007
2) Rose SJ, Rothstein JM：Muscle biology and physical therapy；a historical perspective. Phys Ther **62**：1754-1756, 1982
3) Hakata S, Sumita K, Katada S：Efficacy of AKA-Hakata method in the treatment of acute lumbago. Manuelle Medizin **43**：19-24, 2005
4) 岩谷　力，飛松好子：障害と活動の測定・評価ハンドブック，南江堂，東京，p213-214, 2005
5) Hestbaek L, Leboeuf-Yde C, Manniche C：Low back pain；what is the long-term course? A review of studies of general patient populations. Eur Spine J **12**：149-165, 2003
6) Kogure A, Kotani K, Katada S et al：A randomized, single-blind, placebo-controlled study on the efficacy of the arthrokinematic approach-Hakata method in patients with chronic nonspecific low back pain. PLoS One **10**：e0144325, 2015
7) McCarney R, Warner J, Iliffe S et al：The Hawthorne effect；a randomised, controlled trial. BMC Med Res Methodol **7**：30, 2007

* * *

I. 総 論 ◆ 2. 理学療法

AKA（arthrokinematic approach）-博田法と
関節受容器*

土 田 昌 一**

［別冊整形外科 74：57～61, 2018］

はじめに

宮本武蔵の五輪書に「構え」についての記載がある[1]. 曰く,「心を広く素直にして, 緊張しすぎず, 少しも弛まず, 心に偏りがないように, 心を真中におき, 心を静かに揺るがせて（流動性をもたせ）, その揺るぎの中にも一瞬たりとも揺るぎを失わないように, よくよく吟味すべきである. …太刀の持ち方は, 親指と人差し指は浮かせる心持ち, 中指は絞めず緩めず, 薬指・小指を絞める気持ちで持つのである」程よく脱力しての姿勢でいかなる動きにも対応できることであろうと思われる. 痛みやしびれがあるときは, 即座の動きができない. 後述するが, この姿勢には関節受容器と関節包内運動の存在が必要である.

しびれや痛みは, 日常診療の中でもっとも多い愁訴である. 整形外科だけでなく, 内科, 神経内科, 脳神経外科, ペインクリニックなどでも同様である. しかしながら, 診察, 画像診断では確定できないものが多くみられる. 博田節夫氏が開発した「関節運動学的アプローチ（arthrokinematic approach：AKA）-博田法」[2]を中心に診療している筆者より, ぜひとも理解していただきたい情報を提示する.

I．AKA-博田法

AKA-博田法の定義であるが,「関節運動学に基づき, 関節神経学を考慮して, 関節の遊び, 関節面の滑り, 回転, 回旋などの関節包内運動の異常を治療する方法, および関節面の運動を誘導する方法である」としている[2].

下線の語句を理解することにより, 診察のみで関節機能異常のある状態を診断できるのが強みである. 通常の神経筋疾患での診察では, 痛みを誘発するテストが主体である. たとえば, 痛みの誘発テストの代表格に straight leg raising（SLR）テストがある. 下肢を伸展位で保ち股関節を屈曲させた際に下肢に痛みが出現するか, 膝を伸展位で保てないなどを観察して坐骨神経痛の診断をするものである[3]. しかし, AKA-博田法での評価は異なる. SLR テストで伸展時の抵抗は, 神経根以外に大腿後部筋群の過緊張と仙腸関節, 股関節の可動域制限に基づくものである. その際に痛みが出る前のSLRテストの可動域終末の抵抗感で診断している[2]. これは関節包内運動を評価するものであるが, 関節周囲の筋をリラックスさせて検者の手指の運動覚で行う. 視覚で動きを捉えようとすると強い力が加わり, 関節静的反射が起こり, 動きが阻害される. 膝の屈曲や痛みも誘発される. しかし, AKA-博田法では検者が下肢を挙上していく際のわずかな抵抗感（end feel）を感じた時点を評価するので, 痛みなどの誘発はない. 被検者の緊張を誘発すると, その後の身体所見を評価できない.

もっとも簡単に関節静的反射を感じる方法としては, 示指の基節骨を把持して, 中手指節間関節を長軸方向に引っ張る際に把持した指に少しでも力が入ると関節は動かない. しかし, 基節骨に触る程度に把持してゆっくりと引くと関節包内で関節が広がることがわかる. 前者は, 強く把持することで関節静的反射が起こり軟部組織の緊張により動かなくなったためである.

この関節静的反射は, 関節感覚受容器によるものであ

■ Key words

AKA-Hakata method, sensory mechanoreceptor of joint, intra-articular movement, arthro-static reflex

*Arthrokinematic approach-Hakata method and the mechanoreceptors of joint
　要旨は第 25 回日本腰痛学会において発表した.
**S. Tsuchida（理事長, 院長）：リハビリテーションクリニックリハブ土田（☎ 153-0064　東京都目黒区下目黒 6-14-17；
　Rehabilitation Clinic Rehab Tsuchida, Tokyo）.
［利益相反：なし.］

I. 総　論 ◆ 2. 理学療法

る．このことを理解して診察，治療を行うことが肝要である．

Ⅱ. 関節運動と関節包内運動

　一般的に関節といわれるものは，滑膜関節である．運動の要素としては，関節面の形状と関節の位置が大切である．さまざまな形態の関節があり，その運動軸も大切である．

　筋，骨，関節などの運動器官を対象として体の動きを研究するキネジオロジー（身体運動学）では，身体運動を起こす力を対象とした運動力学と，運動の幾何学的偏位を扱う運動学がある．ここに骨運動学と関節運動学がある[2]．

　骨運動は，必ず関節面の運動が伴わなければならず，関節面の運動の障害で骨運動も障害され，関節可動域の制限として現れる．関節運動学で重要な点であるが，関節構造をもつ滑膜関節に生じる関節面の運動は関節包内運動といわれている．それには，副運動と構成運動がある．副運動は，随意運動では起こらないものである．二つあり，一つは随意運動に抵抗が加わったときに起こり，関節の構造的な許容限界まで動く運動である．もう一つは筋肉が完全にリラックスした状態で，他動的にのみ起こる関節面の動きで，離開や滑りと呼ばれるものである．この動きは関節の遊び（joint play）とも呼ばれる．この動きが重要である．筋が完全にリラックスした状態で他動的に動かされたときにのみ生じるもので，離開，滑り，回旋，傾斜がある．関節面が緩みの位置にあるときに関節構造の許容限界まで他動的に動かされるが，これを「関節の遊び」という．関節機能異常では「関節の遊び」が制限される[2]．

　前述した示指の中手指節間関節を離開しようとする働きかけにおいては，術者が中手骨と基節骨を強く握って引っ張っても開かない．被検者にリラックスさせて，術者が辛うじて骨に引っかかる程度に指を保持してゆっくりと引くと開く．この動きの制限には，関節感覚受容器の存在がある．

　構成運動は，自動であれ他動であれ，骨運動に伴って生じる関節面の運動で，滑り，転がり，軸回旋がある．この動きが制限されると骨運動の障害として認識されてしまう．関節可動域を改善させるには，関節面の動きを理解する必要がある．また構成運動の際にも強く骨に力を加えると動きが制限される．

　さらに重要なのが，関節の位置である．外力により容易に動揺する緩みの位置と外力によっても動揺しない位置がある[2,4]．締りの位置と緩みの位置には特徴がある．締りの位置では，関節包，靱帯は緊張して関節面の適合

性が高くなる．そのために外力に対して安定しており，力仕事に適しているが，長時間に及ぶと痛みが出る[2]．重量挙げや力一杯での瞬時の動作（野球，ゴルフ，テニスなど）には必要であるが，常にこの状態を維持することは瞬時に対応できないため，五輪書にあるように緩みの位置で準備することが肝要である．一方，緩みの位置では関節包，靱帯が弛緩していて外力に対して不安定である．捻挫などをしやすい状態である．ぎっくり腰などはこの位置で起こると考えられる．

Ⅲ. 関節感覚受容器

　関節受容器についての歴史は，19世紀にさかのぼる．イタリアの組織学者 Angelo Ruffini が Ruffini ending を記載し，イタリアの解剖学者の Filippo Pacini が Pacini corpuscle を，イタリアの神経科学者の Camillo Golgi が Golgi tendon organ を命名した[5]．関節神経学については，Wyke が関節感覚受容器の存在を論じている[6,7]．皮膚感覚受容器で張力受容器の Ruffini 様の構造の type Ⅰ，皮膚感覚受容器の圧変化と振動を感知する Pacini 様の構造の type Ⅱ，腱器官の Golgi 様の type Ⅲ，そして自由終末の type Ⅳが関節包や関節靱帯や脂肪組織などに局在している[5~7]．

　Type I receptors は，関節包表層に分布し低閾値ですぐに反応し，ゆっくりと順応する．静止時に放電しており，関節内，大気圧の変化や自動的にも他動的にも関節の動きの方向や強さ，速度に反応する．靱帯において，垂直方向の付加ではなく軸方向への負荷や張力に反応しており，関節周囲の筋緊張の制御などに重要である．低気圧，高湿度の環境では反応しやすいといえる．

　Type Ⅱ receptors は，関節包深層と滑膜下の脂肪組織に分布し反応も早く順応も早い．静止時には不活だが，関節が動き始めるや否や放電する．自動的であれ他動的であれ，動きに即座に高電位の放電をする．Type Ⅰ とは異なり張力には反応せず，軸に対して垂直方向に反応する．突然の関節の動揺や不快な関節の動きに反応する．足首の捻挫などのように急激な動きで反応するため，外側の足関節の靱帯に多く認められている．他の部位でも，関節，筋に関する安定性にそれなりの重要性をもっている．

　Type Ⅲ receptors は，靱帯に分布し，閾値が高く順応も遅く静止時はまったく不活性である．自動的にしろ他動的にしろ，極度の関節の動きにより放電する．特に関節の極度の偏位や過度の牽引に対し，その放電は関節を超えて抑制的な反射を起こす．しかもなかなか順応しない．

　Type Ⅳ receptors は，自由終末で無髄の神経線維で

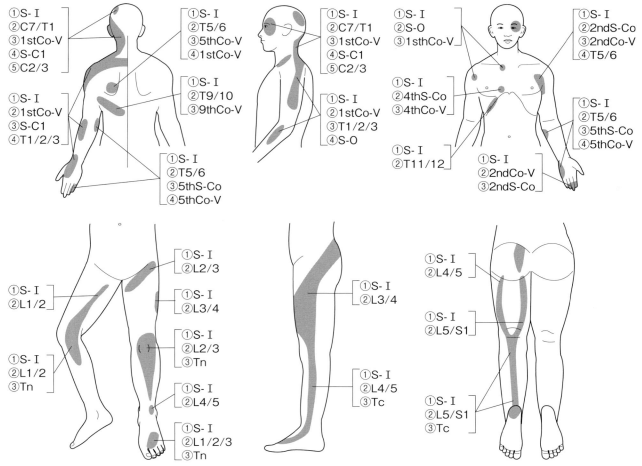

図1. AKA-博田法による消失する痛み，しびれと治療関節の関係．丸で囲んだ数字は治療順序を示す．S-Ⅰ：仙腸関節，Co-V：肋椎関節，S-Co：胸肋関節，S-C1：胸鎖関節，C：頚椎椎間関節，T：胸椎椎間関節，L：腰椎椎間関節，Tn：距舟関節，Tc：距踵関節

神経叢も形成している．関節内の脂肪組織や血管周囲に分布している．関節への侵害受容器で，正常な環境下では不活性である．強制的な肢位をとったり，ヒスタミン，ブラジキニン，5-ヒドロキシトリプタミンなどの炎症物質の刺激で反応する．ただ半月板，顎関節，椎間板には存在しない．

Wykeは，これらのレセプターシステムについて論じている．二つの主たる役割があり，一つ目は関節覚の設定で，二つ目は関連する横紋筋の活動に対しての反射機構である．

姿勢調整や運動覚，すなわち静止時の関節覚と運動の方向，強さ，速度に関して，typeⅠは寄与している．姿勢や歩行に影響する．一方，関節痛覚には関節周囲の組織にある神経叢や自由終末が関与している．顕著な外力による変形や直達外力の関節靱帯への刺激になり，また関節包内の炎症物質の蓄積などで刺激されて脊髄を経由して大脳に伝達される．

Ⅳ．AKA-博田法における仙腸関節の重要性

博田の臨床研究の結果，AKA-博田法技術の改良を加えながら治療経過を観察していくと，AKA-博田法に反応する関節原性の痛みのほとんどは仙腸関節に一次的な障害があることがわかってきたと論じている[2]．図1は，博田の研究による症状の部位と治療関節の一覧である．実際の治療現場では，仙腸関節へのAKA-博田法により多くの症例が治癒ないし改善している．

Ⅴ．仙腸関節

仙腸関節においても，同様の関節機械受容器の存在がわかっている[8,9]．組織学的検査で関節包，隣接靱帯内に神経線維の存在は確認されている．有髄，無髄の神経線維や，Pacini様の関節感覚受容器や非Pacini様の受容器の存在も確認されている[9]．

仙腸関節の造影剤所見では，仙骨孔背側への漏れ，第5腰髄神経根への漏れ，腰仙神経叢腹側への漏れが確認されている．炎症物質が周囲の神経組織に漏洩されてい

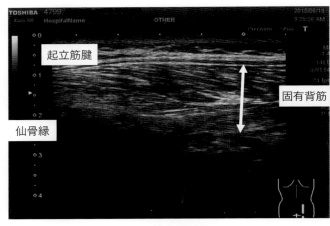
a．静止時所見

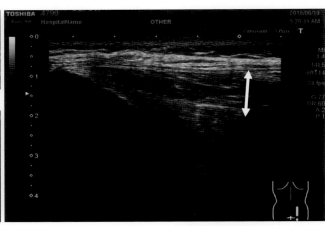
b．腸骨把持した際の固有背筋収縮所見

図2．仙骨付近の超音波所見

ると考える．このために，仙腸関節からの神経根痛が起こると考えられる．

　一方，仙腸関節のバイオメカニクスとして，仙骨が腸骨に対して前下方にお辞儀するように動く．この動きをうなずき運動（nutation）といい，反対に後上方に動くことを反うなずき運動（counter nutation）という[10]．この仙腸関節の骨運動では，この部に関する主動作筋と考えられるものがないため，体幹や下肢の動きに連動して起こる．この骨運動中の関節包内運動には，腹側および背側方向への滑り運動と尾側および頭側方向への滑り運動がある．

　仙腸関節は，滑膜関節の分類上では半関節となる．周囲が強固な靱帯で補強されており，その運動性は著しく制限されわずかな関節運動のみ可能である．そのためか最近の仙腸関節由来の痛みの研究論文では，仙腸関節面の形状での研究はあるが，動きとの相関は論じていない[11]．

　荷重関節でもある仙腸関節が大きな臨床的意義をもっているため，その機能障害を改善させるには精緻なアプローチが必要である．そこで，仙腸関節の背側の皮膚に垂直方向に超音波検査のプローブを置き動きを検証した（第25回日本疼痛学会で発表）．マッサージのように皮膚を摩る操作では，図2aの起立筋腱と固有背筋の間の滑走所見を認め，仙腸関節部は不動であった．一方，腸骨を把持すると固有背筋は即座に反応して収縮を認める．図2bは，腸骨把持での刺激により関節静的反射が誘発され，固有背筋の筋緊張を亢進させて仙腸関節を固定していることを示唆する所見と判断する．

　関節静的反射は主として軟部組織の緊張状態を調整している．この反射は広く同側に及び，亢進すると軟部組織，筋の緊張が増大する．減弱すると，それらの緊張が低下することになる[2]．一方，AKA-博田法でのアプローチでは，起立筋腱下の滑走も，関節から皮膚までの軟部組織の緊張の亢進も認めない．操作を終了するとただちに軟部組織全体が元の位置に戻る動きを認めている．関節面の離開のみが起きている所見と考える．少しでも治療者の手指に力が入ったり，手掌を被検者の皮膚にあてていると緊張が誘発される．

　実際，治療の際に大きな問題になるのが，関節静的反射の誘発である．速くて強い操作は反射を亢進させてしまい，関節運動学の治療にならない．腸骨把持だけで緊張が増すため，整体やカイロプラクティックなどではこの反射を強く誘発させているため関節感覚受容器が作動して関節包，靱帯が緊張していると思われる．Type IV receptors により痛みが出るため，上記の操作では痛みが伴うのであろう．

まとめ

　関節運動学，関節神経学という馴染みのない理論を中心に据え，実践でのアプローチを開発したのが，AKA-博田法である．重要なポイントが関節感覚受容器への配慮である．SLRテストでのLasegue徴候は神経根の圧迫によると考えられているが，疼痛の前にハムストリングの緊張亢進が認められるので確認していただきたい．

　従来の運動学，理学療法と異なる方法で，被検者に負担をかけずに症状の改善がみられ，QOLの改善に強く寄与するAKA-博田法は，今後の医療界の一つの方法となると確信している．

　宮本武蔵の「揺るぎの中にも一瞬たりとも揺るぎを失わないように」の心構えで．

文 献

1) 宮本武蔵, 大倉隆二 (訳) : 決定版「五輪書」, 第2版, 草思社, 東京, 2016
2) 博田節夫 : 関節運動学的アプローチ博田法, 第2版, 医歯薬出版, 東京, 2007
3) 田崎義昭, 斎藤佳雄 (著) ; ベッドサイドの神経の診かた, 第17版, 南山堂, 東京, p56, p408, 2010
4) Adams MA, Black SM, Doran P et al : Joints. Gray's Anatomy, 40th ed, Churchill Livingstone Elsevier, London, 2008
5) Hagert E : Proprioception of the wrist joint ; a review of current concepts and possible implications on the rehabilitation of the wrist. J Hand Ther 23 : 2-17, 2010
6) Wyke B : Articular neurology-a review. Physiotherapy 58 : 94-99, 1972
7) Wyke B : Articular neurology and manipulative therapy. Aspects of Manipulative Therapy, Culture Institute of Health Sciences, Australia, p72-77, 1980
8) Forst Sl, Wheeler MT, Fortin JD et al : The sacroiliac joint ; anatomy, physiology and clinical significance. Pain Physician 9 : 61-67, 2006
9) Vilensky JA, O'Connor BL, Fortin JD et al : Histologic analysis of neural elements in the human sacroiliac joint. Spine 27 : 1202-1207, 2002
10) Kapandji AI : うなずき運動と反うなずき運動. カパンジー機能解剖学Ⅲ脊椎・体幹・頭部, 第6版, 塩田悦仁 (訳), 医歯薬出版, 東京, p60, 2013
11) Jesse MK, Kleck C, Williams A et al : 3 D morphometric analysis of normal sacroiliac joints ; a new classification of surface shape variation and the potential implications in pain syndromes. Pain Physician 20 : E701-E709, 2017

* * *

I. 総 論 ◆ 2. 理学療法

原因不明の両足底慢性疼痛に acceptance and commitment therapy による介入が奏功した1例
── 慢性疼痛治療における認知行動療法とマインドフルネスの展望*

北村大也　荻島大凱　木甲斐智紀　樋沼友子　高橋まどか**

［別冊整形外科 74：62～65, 2018］

はじめに

慢性疼痛は,「急性疾患の通常の経過あるいは創傷の治癒に要する妥当な時間を超えて持続する痛み」と定義される. 日本で 2010 年に 1 万人を対象に行われた調査によると, その有病率は 11.1% にのぼる[1]. 一方, その病態はきわめて複雑であり, 中枢神経系や末梢神経系での疼痛制御の可塑的変化や, 心理・社会的要因も関与するため, 治療が難渋する[2]. 実際に, その改善率は 2 割程度にとどまり, 医療機関を受診してもその半数以上が通院を中断することが報告されている[1].

一方で, 慢性疼痛治療に対する認知行動療法（cognitive behavior therapy：CBT）による支援は, 一定の効果をあげてきた. 特に最近では, 新世代の CBT として, 治療プロセスに「マインドフルネス（mindfulness：MF）」の要素を重視する立場が興隆している[3]. MF とは, 元来は瞑想実施時, 体験的に得られる心理的状態のことであり,「今ここでの経験に, 評価や判断を加えることなく意図的に向けられた注意」と定義される概念である[4]. この立場の一つに acceptance and commitment therapy（ACT）がある. ACT は, 思考や感情, 感覚などに自ら進んで接触し続けながら積極的にありのままを体験することを表すアクセプタンスと, 価値（自身を充実させる人生の方向性）に沿って行動することを表すコミットメントを軸にした治療法であり, MF は, アクセプタンス

とコミットメントの土台として重要視される[5]. これは, 多くの実証的研究を整理するなかで, 嫌悪的な体験の回避によって種々の心理的・社会的問題が維持・増悪することが明らかになったためである[6]. 慢性疼痛の場合は, 痛みやそれに対する感情を回避する試みが生活に定着し, 身体動作や充実した活動の制限, それに付随する気分・身体機能の低下が生じ, かえって痛みの持続や QOL の低下という悪循環が生じる. そのため, 回避する代わりに, 痛みにまつわる非機能的な思考や恐怖に気づきながらよく感じとり（アクセプタンス）, 抑制されていた人生に充実感をもたらす活動を意図的に増やしていく（コミットメント）ことを支援する必要がある[6].

米国心理学会が公表する各種心理学的介入の効果のリストでは, ACT の慢性疼痛への効果はすでに強く支持されている[7]. ACT を用いた 9 報のランダム化比較試験の結果をまとめたメタ・アナリシスにおいても, 従来の治療と比較して, ACT は身体的痛み, 社会的機能, 気分において総じて有意な効果を示し, 特に身体的ウェルビーイングに対しては, もっとも有意な効果が示されている（Cohen's d において 0.43 の効果量）[8]. しかし一方で, 本邦においては慢性疼痛に対して ACT を実施した事例の報告は十分に集積されていない. そこで本稿では, 3 年間にわたり薬物療法やリハビリテーションによる治療が奏功しなかった両足底の慢性疼痛患者に対して, ACT を実施した事例を紹介する.

▮ Key words

CBT, ACT, mindfulness, chronic pain

*A case of obscure chronic pain at both feet successfully treated with acceptance and commitment therapy；future prospects of chronic pain treatment in cognitive behavior therapy and mindfulness
**D. Kitamura（院長）：両国きたむら整形外科（℡ 130-0026 東京都墨田区両国 3-19-5 シュタム両国ビル 2F；Kitamura Institute of Sports Sciences and Medicine Tokyo, Tokyo）；H. Ogishima, T. Kikai（臨床心理士）：早稲田大学大学院人間科学研究科；T. Hinuma（臨床心理士）：両国きたむら整形外科；M. Takahashi：早稲田大学大学院人間科学研究科.
［利益相反：なし.］

Ⅰ. 症例提示

症　例：38歳．男．既婚（妻と二人暮らし）．

主　訴：両足底痛が消失しない（2012年〜）．

現病歴：2012年，起床時の腰痛を経験し，そのときは湿布などで1ヵ月で改善した．しかしその後もときおり腰痛が出現．旅行先で長時間歩いた際に足の裏に痛みを感じ，以後両足底痛が慢性化した．2014年から当院受診．神経学的所見に異常なく，両足部に扁平足などの変形は認めなかった．腰椎MRIでは脊柱管狭窄はなく，神経伝導速度も採血結果も異常はなかった．腰部硬膜外ブロックおよび神経根ブロックは無効であり，その後，投薬，およびリハビリテーションによる治療を行ったが，改善はみられなかった．以上の経緯から，当院でCBTを専門とする心理士による面接を開始した．

現　症：立位，歩行時に痛みを感じやすく，経時的に増強するため，外出の際には休憩がとれるか，休憩場所の有無を常に気にかける．妻は活動的でよく外出し，週に1〜3回ほど妻と2人で外食や買い物に出ていたが，痛みが出始めてからは痛みが増強しないよう買い物を10分もかけずに終えるようになった．また，ゲーム，TV，映画などでストレスに対処しており，外出によるものは減っていた．

服薬状況：プレガバリン150 mg，リマプロスト15μg，デュロキセチン60 mg，牛車腎気丸7.5 mg.

アセスメントと介入方針：① 痛みが出ないようにしたり，痛みが出た場合にすぐに痛みを弱めたりなどの回避的な行動が生活のなかで優勢となっている．痛みがあるときもそれを意識的に感じようとはしないため，痛みの感覚は漠然としており，「痛みがあることは危険だ」という認識の反証機会が失われ，その認識に従った対応が固定化している．よって，痛みの感覚をしっかりと体験しながらもそのままにしておく訓練をすることで，「痛みはあるが大丈夫」という状態を作ることを目指す．

② 自身を「いきいきさせる」活動が不足している．①の回避によって自らをいきいきさせるような活動は抑制されている．そのため，「本当に大切にしたいこと」を明確に言語化（価値の明確化）するとともに，回避の代わりに，価値に沿った行動を選ぶ（コミットメント）ことを支援する．

Ⅱ. 治療経過

#0：インテーク面接（2017年2月16日）

基本情報（症例参照）とアセスメントのための情報収集を行った．

#1：呼吸瞑想導入（2017年3月2日）

痛みの問題についてさらに確認したところ，痛みについて日常的に「考えて」しまうことがわかった．そこで，過剰に考え続けるといろいろな問題がさらに思い浮かび，ストレスが増大し痛みに影響を及ぼすことを伝え，呼吸瞑想（呼吸の感覚に注意を向け，思考が浮かんだことに気づいたらまた呼吸に戻ることを繰り返す方法）を紹介した．これには，反復的思考による悪影響の緩和と，後に身体の痛みをよく感じるための前段階としての意味があった．1日5分，寝る前の呼吸瞑想と，その記録をつけることをホームワーク（HW）とした（以後，種類は変わるが毎回自宅での瞑想を課した）．

#2：マインドフルネスの説明，ボディスキャン導入（2017年3月16日）

呼吸瞑想は毎日実施していた．「すぐに注意が逸れる」，「効果はまだよくわからない」と話した．「考える代わりによく感じること」が重要だと伝え，ボディスキャン（仰向けで横になった身体の各部位を順に感じとっていく方法）をその場で体験してもらった．「足がじんじんするのを強く感じた」と話し，痛みを意図的に感じることが体験できた様子だった．次回までのHWはボディスキャンを毎日20分実施することとした．

#3：MFの促進と体験との関わり方の説明（2017年3月30日）

ボディスキャンについて振り返ると，「最初は長く感じたが，だんだん慣れてきた」と話し，自分の身体の感覚を感じることに馴染んできた様子だった．気になることや痛みなどが生じると自動的に反応してしまうため，それに気づいて嫌なものを遠ざけようとするのをいったん保留してみることを伝えた．呼吸瞑想とボディスキャンを交互に行うことをHWとした．

#4：体験の回避の不機能性の検討と価値の明確化（2017年4月20日）

痛みを避けるための行動が引き起こす短期的結果（痛みを感じなくてすむ）と，長期的結果（今までしていたことができなくなった）を整理し，長期的な結果について話し合った．はじめは「今の生活で満足」と話したが，ではなぜ通院しているのか，今の生活はいきいき・充実しているか尋ねると，「そういわれると，自分を無理に『満足させている』のかもしれない．ある意味諦めみたいな，『俺の人生はこんな感じだ』みたいな」と話した．少し黙った後，「多分本当はもっと気兼ねなく出かけたり，遊んだりしたいんだと思います」と話したため，今後はそれに沿った行動を増やしていくことを共有した．具体的な回避行動を特定するために，瞑想の継続に加えて，回避的な行動を記録してもらうことをHWとした．

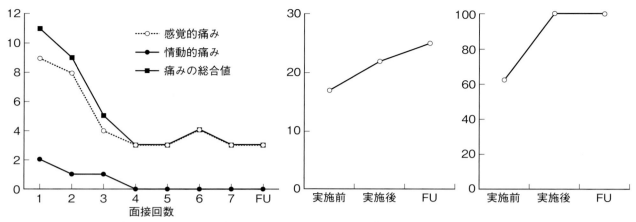

図1．痛み（McGill[11]），活動性（BADS[12]），社会的機能指標（SF-36[13]）の変化．左：痛みの変化を示す．#3 以降（ボディスキャン導入後）で急激に痛みが改善し，#7（介入終了時）には，痛みの強さは，#1 時の23％まで減少（－77％）した．フォローアップ（FU）時には，#1 時の23％（－77％）と，介入終了時の数値を維持した．中：活動性（日常行動の活性化の程度）の変化を示す．終結時においては，活動性の程度がインテーク時の130％まで向上（＋30％）．また，FU ではさらに上昇し，147％にまで向上した（＋47％）．右：社会的機能の変化を示す．インテーク時には60 だった社会的機能は，終結時には100（健康度最大）に回復．また FU 時にもこの効果は維持された．

#5：価値に沿った行動と回避行動の検討（2017 年 5 月 11 日）

#1 以降，瞑想は毎日実施しており，寝つきの改善や，気になることを考えていることに気づき「まあいいかとなる」ことが報告された．

回避行動の記録は十分に課題内容が伝わっていない様子だったため，その場でともに検討した．足が痛むようになってから，どこに行くにも移動距離，移動時間を詳細に考えており，この事前の「計算」をするほど，外出が億劫になることを確認した．そこで，「計算」していることに気づき，それを脇に置いて，価値に沿った行動を起こすことの必要性を共有した．

また，この回では，価値について本人から「健康であることも大切」との話があり，具体的には，家のなかでの種々の活動（TV，ゲームなど）の代わりに，運動する（散歩，筋力トレーニング）ことを選ぶことが価値に沿った行動として共有された．

#6：ストレッチ瞑想と具体的な行動計画（2017 年 5 月 25 日）

前回，運動が話題になったことを受け，あらためて身体の感覚によく親しむことの重要性を伝えたところ，以前話題に出たストレッチ瞑想（ヨガのようにポーズをとりながら身体の感覚を観察する）の希望があったため，ともに実践した．本人は「運動不足というか，身体が硬いのを強く感じた」と話した．

次に，価値に沿った行動を日常生活で実行するための計画を立てた．まず，散歩は短い時間でも毎日行うこととし，実現可能性がもっとも高い時間にアラームをかけておくことになった．対人交流場面への参加については，誘いを受けたら，「計算」が伝えてくるデメリットは脇に置いて参加することを確認した．また，散歩や移動の際に痛みについて考えて，感じることを回避する可能性も考えられたため，歩く瞑想（歩行時のさまざまな感覚に注意を保つ）について簡単に説明を行い，実施をすすめた．

#7：主観的変化の確認，終結（2017 年 6 月 8 日）

状態の確認をしたところ，瞑想，散歩は毎日実施していた．「ただ歩くだけだと退屈なところもあるが，悪くない」と話し，以前は活動の目安を10 分にしていたが，通常でも30 分，長い日は1 時間歩いていると報告した．痛みについて尋ねると，「痛いけど，まあいいか，みたいになってきていて，気にならなくなった」と話した．対人場面への参加は「機会がなかった」としたが，「行きたければ行くと思う」と話した．気になることについて考え続ける傾向についても「まあいいかと思えるようになった」と話した．当初からの変化を振り返り，終結について検討すると，「だいぶ変わったと思うし，大丈夫」と話し，終結となった．

なお，終結から2 ヵ月後にフォローアップ面接を行ったが，この状態は維持されていた．

結　果：治療結果については，図1 に示した．

III．考　察

本例は，原因不明の両足底の慢性疼痛患者に対して ACT を実施したものであった．痛みの指標の変化をみると，#4 の来室までに，主観的な痛みの体験が大きく改

善していた．これは価値の明確化，コミットメントへの働きかけの前の段階であるため，呼吸瞑想とボディスキャンを通じて思考，身体感覚（痛み），感情といった「体験」を観察することで，痛みそのものの感覚に変化が生じたと考えられる．これは，以前は回避によって抽象的かつ過剰に見積もられていた痛みが，マインドフルネスの実践により「このあたりがこれくらいの強さでこんな感じで痛い」といったように明晰に知覚され，より現実的な感覚の水準まで戻ったものと考えられる．ACTでは，一般に「嫌悪的な体験があっても価値に沿った行動ができる」ことを目指すが，少なくとも慢性疼痛に関していえば，コミットメントよりも痛みの受容が治療効果を媒介することが明らかになっている[9]．また，マインドフルネス瞑想とCBTを比較したランダム化比較試験では，マインドフルネス瞑想単体でもCBTと同程度の慢性疼痛への効果が確認されている[10]．痛みやその周辺にある思考や感情へありのままに気づき，その体験を味わうことは，一見何の意味もなさないようにみえるかもしれないが，「消えない痛み」を消そうと日々奮闘する患者が「痛みはあるが大丈夫」という状態へ移行する大きな転機となりうる．

一方，終結時には活動性の増加や社会機能の改善が確認され，それは2ヵ月後も維持されていた．こうした変化に関するエピソードは#4の面接時までに報告されず，価値の明確化以降の変化と考えられる．本例では，単に回避を中心とした悪循環から抜け出るだけでなく，新たな好循環を形成すること，言い換えれば，「痛みの有無」という軸でなく「いきいきしているかどうか」という軸で生きられるよう援助が行われた．そのことで患者は，痛みからいわば「人生の主導権」を取り戻すことを達成しており，このように本例で用いたACTは単なる痛みのみの治療にとどまらず，生活機能の拡大にも貢献したものと考えられる．

ま と め

本稿は，国内ではまだ少ない慢性疼痛に対するACTの事例を報告した．本例のように，たとえ目の前の患者の痛みを取り去ることに窮する場合でも，われわれは，患者の人生の質を高める，非常に見込みのある心理学的手段を選ぶことができる．そして，その方法においては，マインドフルネスという心の態度がその基盤となる．

文 献

1) Nakamura M, Nishiwaki Y, Ushida T et al：Prevalence and characteristics of chronic musculoskeletal pain in Japan；a second survey of people with or without chronic pain. J Orthop Sci 19：339-350, 2014
2) 辻 貞俊，牛田享宏，新井健一ほか：標準的神経治療—慢性疼痛．神経治療学 27：591-622，2010
3) 熊野宏昭：新世代の認知行動療法，日本評論社，東京，p1-4，2012
4) Jカバットジン：今という瞬間を，意識的に生きる．マインドフルネスストレス低減法，春木 豊（訳），北大路書房，京都，p25-50，2007
5) Hayes S, Strosahl K, Wilson K：Acceptance and Commitment Therapy：The Process and Practice of Mindful Change, 2nd ed, Guilford Press, New York, 2012
6) McCracken L, Vowles K：Acceptance and commitment therapy and mindfulness for chronic pain；model, process, and progress. Am Psychol 69：178-187, 2014
7) Society of Clinical Psychology＜https://www.div12.org/treatment/acceptance-and-commitment-therapy-for-chronic-pain/＞[Accessed 29 June 2018]
8) Veehof M, Oskam M, Schreurs K et al：Acceptance-based interventions for the treatment of chronic pain；a systematic review and meta-analysis. PAIN 152：533-542, 2011
9) Mccracken L, Davies M, Scott W et al：Can a psychologically based treatment help people to live with chronic pain when they are seeking a procedure to reduce it? Pain Medicine 16：451-459, 2015
10) Cherkin D, Anderson M, Sherman K et al：Two-year follow-up of a randomized clinical trial of mindfulness-based stress reduction vs cognitive behavioral therapy or usual care for chronic low back pain. JAMA 317：642-644, 2017
11) Yamaguchi M, Kumano H, Yamauchi Y et al：The development of a Japanese version of the short-form McGill Pain Questionnaire. J Jpn Soc Pain Clinicians 14：9-14, 2006
12) 高垣耕企，岡島 義，国里愛彦ほか：Behavioral Activation for Depression Scale（BADS）日本語版の作成．精神科診断 6：76-85，2011
13) Fukuhara S, Bito S, Green J et al：Translation, adaptation, and validation of the SF-36 Health Survey for use in Japan. J Clin Epidemiol 51：1037-1044, 1998

* * *

I. 総　論 ◆ 3. インターベンショナル治療

高周波熱凝固療法とパルス高周波法*

南　　学　兼松　龍　花北順哉　高橋敏行　松井弦一郎
福井　聖**

[別冊整形外科 74：66〜71, 2018]

はじめに

高周波熱凝固療法（radiofrequency thermocoagulation：RF）とは，高周波エネルギーを用いて遮断したい各種神経を熱凝固し神経伝達機能を長期的に遮断する治療手段である．われわれの施設では，1991 年から，特に保存的治療に抵抗する頑固な腰痛のうち椎間関節由来と思われる症例に RF を行ってきた[1]．

近年，高周波熱凝固機器の進歩により合併症が少なく安全で低侵襲な治療としてパルス高周波法（pulsed radiofrequency：PRF）が飛躍的な発展をとげ，さまざまな痛みに応用されている[2]．PRF は，高周波を間欠的に発生させ，RF のように周辺の温度が拡散して神経を破壊する熱作用を伴わずに電場を発生させることができるように設定されている[3,4]．ゆえに PRF は神経破壊的な方法でないので，神経組織の変性を起こす可能性はきわめて低く，知覚障害，筋力低下や運動麻痺が生じにくい．PRF は合併症が少なく安全で低侵襲の治療法として注目されている．

I.　高周波治療機器

当科ではトップ社の TLG-10 を使用している（図 1a）．この機種は，温度モニタリング装置，神経刺激装置，インピーダンス測定装置，高周波発生装置という 4 つの機能をもっている．RF，PRF ともに施行可能である．当施設では手術室で透視下あるいはエコーガイド下で，心電図，血圧モニタリングしながら行っている（図 1b）．

穿刺針（スライター針）は先端が非絶縁部（active tip）となっており，施行対象部に応じて全長と非絶縁部を選択する（図 1c, d）．

電極先端から出る電流に対する抵抗（インピーダンス）の値が測定可能であることは，インピーダンスの値から針先端の位置がわかることとなり，インピーダンスをモニタしながら治療できるという面からも安全性に対して配慮がなされている[5]．

II.　RF 治療の概要と作用機序[6,7]

RF は 300〜3,000 Hz の高周波電流により周辺組織の分子振動が励起され熱が発生し，分子振動を励起した組織の最小範囲を凝固する性質を応用している．穿刺針に高周波を流すと，電子レンジと同じ原理で高周波がテフロン膜で電気的に絶縁とされた穿刺針の先端の組織に作用して分子運動を活発化させ，組織そのものが高温になり蛋白質を変性壊死・凝固させる（図 2）もので，熱くなった針そのものが神経組織を変性させるのではない．電極針の非絶縁部付近の組織の神経線維の蛋白質が変性し，痛覚神経の変性を引き起こし神経ブロック効果が長期間持続すると考えられている．また，熱による直接的な影響だけでなく，高周波電流による電磁波により細胞内に Fos 蛋白質が発現することが報告されており，鎮痛に関与している可能性が示唆されている[8]．

熱凝固巣は，非絶縁部を中心とする楕円形で，針の先端を超える熱凝固巣は，直径 2〜4 mm というごく限られた範囲のため周囲組織への影響が少なく，針先が血管

Key words

PRF, RF, interventional pain control

*Radiofrequency and pulsed radiofrequency against various pain
　要旨は第 25 回日本腰痛学会において発表した．
**M. Minami, R. Kanematsu, J. Hanakita（センター長），T. Takahashi（部長）：藤枝平成記念病院脊髄脊椎疾患治療センター
　（☎ 426-8662　藤枝市水上 123-1：Spinal Disorders Center, Fujieda Heisei Memorial Hospital, Fujieda）；G. Matsui（院長）：
　おまえざき痛みのクリニック；S. Fukui（診療科長/病院教授）：滋賀医科大学医学部付属病院ペインクリニック科.
[利益相反：なし.]

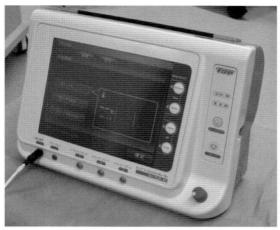
a．高周波治療機器（TLC-10，トップ社）

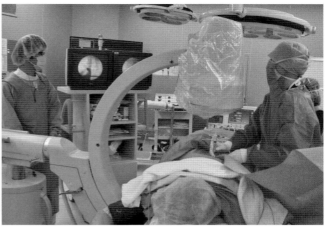
b．施行風景．心電図と血圧モニタを行いながら，透視下（あるいはエコーガイド下）に行う．

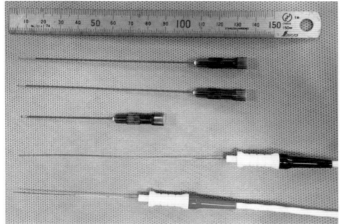
c．穿刺針（スライター針）と通電プローブ．対象部位に最適な通電プローブの長さを選択しそれに応じた穿刺針（スライター針）を使用する．

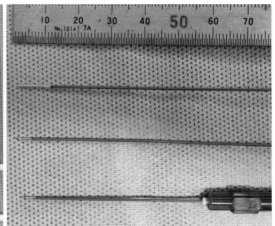
d．穿刺針（スライター針）の拡大．穿刺針の非絶縁部の長さは 4 mm と 10 mm があり，対象部位により使い分ける．

図1．施行風景と高周波治療機器

図2．RF の熱凝固巣と PRF の電場．RF は，針先端の露出した部分の周囲組織を卵円形に熱凝固させる治療で，熱凝固巣が鎮痛効果に重要な役割を果たしている．凝固範囲は active tip を中心軸とする円錐形で，針の左右で広く，針先端を越える凝固巣は小さい[13]．PRF は高周波を間欠的に発生させることで，高周波熱凝固療法よりもはるかに強い電場を作ることができ，その針先に生じる電場が鎮痛効果に重要な役割を果たしていると考えられている[2,4,10〜12]．PRF は RF よりもはるかに強い電場を作ることができ，高周波により作られる電場は針先端部で最大となる．この針先が最大となる電場が鎮痛効果に重要な役割を果たしている．これらのことから，RF では電極を目的とする神経と平行に設置することで[4,10]，PRF では電極先端を目的とする神経に向けることが最適であるとされる（文献 7，9 より引用）．

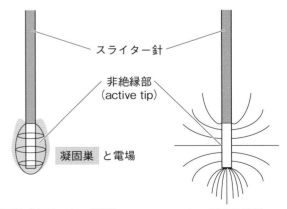
a．RFの凝固巣（密ドットの領域）　　b．PRFの電場

内に刺入されても温度が上がらず血管損傷の可能性は低い．

RF の熱凝固巣の大きさは穿刺針（スライター針）の非絶縁部の長さ，針先の設定温度と凝固時間で決まり，針先の温度が高いほうが熱凝固巣は大きくなる（図3）[9]．熱凝固巣は非絶縁部周囲のみに限定されるので，安全性は比較的高い．通常の凝固巣作成設定温度は 70〜90℃である．本邦で使用できる穿刺針の非絶縁部の長さは 4

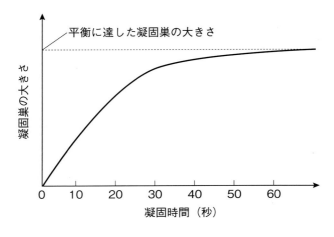
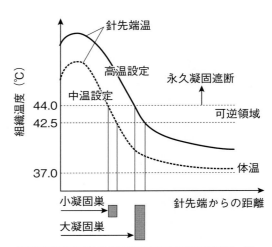
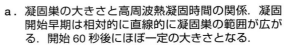

a．凝固巣の大きさと高周波熱凝固時間の関係．凝固開始早期は相対的に直線的に凝固巣の範囲が広がる．開始60秒後にほぼ一定の大きさとなる．

b．高周波熱凝固巣の範囲に対する温度の影響．電極の温度が高ければ44℃以上の範囲が広がり，44℃以上では，組織の非可逆的な凝固を起こす．

図3．凝固巣の大きさと熱凝固時間の関係と凝固巣の範囲に対する温度の影響（文献7, 9より引用）

mmと10 mmがあり，対象部位により使い分ける．

治療の基本的な流れは，X線透視下あるいは超音波ガイド下に目的とする神経にガイド針を進め，50 Hzの知覚神経刺激および2 Hzの運動神経刺激のおのおの0.5 V以下の試験電気刺激を行い，再現痛と筋収縮が得られることで針先の適正な位置を確認する．その後，場合によっては穿刺針から局所麻酔薬を注入してから70～90℃で60～90秒間通電する．RFは従来の物理的な神経破壊術あるいは薬液を用いる神経破壊術に比べて安全で有用な方法であるが，正確で確実な手技が必須で，X線透視下あるいは超音波ガイド下に施行することが重要である[7]．

Ⅲ．RF治療の適応と治療の有効性[6,7]（表1）

RFの対象となる神経は頚部痛，背部痛，腰痛の原因となっている脊髄神経後枝内側枝，仙腸関節痛の原因となっている仙腸関節外側枝，仙腸靱帯内感覚線維，末梢神経障害に対する交感神経節，肩関節痛に対する肩甲上神経などがある．おのおのの治療は，さまざまなランダム化比較試験（randomized controlled trial：RCT）で有効性が確認されている[14]．2014年の日本ペインクリニック学会によるガイドラインでは，特に頚椎・腰椎椎間関節由来の腰殿部痛に対する後枝内側枝RFは診断を正確に行った場合には問題となる合併症も少なく長期間の鎮痛が得られる有効な治療とされ，推奨度はBとなっている．また，仙腸関節由来の腰殿部痛に対しての仙腸関節外側枝RFは，効果的な治療であるとされ，推奨度はCとされている[15]．

Ⅳ．PRF治療の概要[5,16]

PRFは，高周波熱凝固装置を用いて先端が4～10 mm露出した22 Gのスライター針を通して，5万 Hzの高周波を0.5秒間隔で0.02秒間，120～360秒間，間欠的に通電する治療である．オフ時に熱が低下するので，針先端の温度は42℃に保たれる[2,4,10～12]（図3）．PRFは，神経組織変性を引き起こす可能性はきわめて低く，筋力低下や知覚障害，運動麻痺が生じにくく，RFが禁忌であった運動神経線維を含む神経障害性疼痛の罹患部位や後根神経節での治療も可能である[2,4,10,12]．通電時間は施行部位に応じて120～360秒間とする．PRFを施行する場合の穿刺針先端の位置は，RFと同様に50 Hz，2 Hzで知覚神経と運動神経のおのおの0.5 V以下の電気刺激で，再現痛と筋収縮が得られることにより確認する[12]．

Ⅴ．PRFの作用機序

PRFの正確な作用機序は解明されていない[2,4,10～12]．考えられているPRFの主な鎮痛の作用機序は，以下のとおりである．

① 細胞膜内のNa^+チャネルとCa^{2+}チャネルなどの働きの抑制[17]，② 神経細胞の機能を変化させ，痛みのシグナル伝達を抑制する可能性[13,18～23]，③ 脊髄後角における長期増強（LTP）の拮抗作用[21～23]，④ 下行性抑制系の活性化[24,25]，⑤ 炎症性サイトカインの抑制[2,26]，などである．

Ⅵ．PRFの適応と治療の有効性（表2）

PRFの有効性に関しては，頚部・腰部神経根症に対す

表1. RF が適応となる疾患と対象神経（文献6, 7より引用）

疼痛原因疾患	対象
特発性三叉神経痛	三叉神経末梢枝（眼窩上・下神経，オトガイ神経），下顎神経，三叉神経節
上下肢 CRPS	交感神経節（胸部・腹部）
椎間関節症	脊髄神経後枝内側枝（頚部・胸部・腰部）
仙腸関節症	仙骨神経外側枝，仙腸靱帯内
肩関節周囲炎	肩甲上神経
肩関節腱板断裂	肩甲上神経
椎間板性腰痛	椎間板内高周波熱凝固療法（intradiscal electrothermal therapy：IDET）

表2. PRF が適応となる疾患と対象神経（文献6, 16より引用）

疼痛原因疾患	対象
頚部・腰部神経根症	脊髄神経根
頚椎・胸椎・腰椎椎間関節痛	後枝内側枝
仙腸骨関節痛	L5 後枝，S1，S2 外側枝 仙腸関節内 仙腸靱帯内
肩関節痛	肩甲上神経
椎間板性腰痛	椎間板
後頭神経痛	後頭神経
梨状筋症候群	坐骨神経
上殿皮神経痛	上殿皮神経
肩・膝関節痛	肩・膝関節内
膝関節痛	大腿伏在神経
外側大腿皮神経痛	外側大腿皮神経
TKA 後残存膝痛	大腿神経，大腿伏在神経
腓骨神経痛	腓骨神経
上下肢 CRPS	疼痛原因の末梢神経
特発性三叉神経痛	ガッセル神経節
帯状疱疹後神経痛	神経根
神経鞘腫	神経鞘腫

る神経 PRF，腰椎椎間関節症に対する後枝内側枝 PRF，肩関節痛に対する肩甲上神経 PRF など，さまざまな RCT が実施されている．2014年の日本ペインクリニック学会によるガイドラインをまとめると以下のようになる[27]．頚部神経根症に対する神経根 PRF は推奨度 C[28~32]，腰部神経根症に対する神経根 PRF は推奨度 C[33~36]，頚椎椎間関節痛に対する後枝内側枝の PRF は推奨度 C[31,32]，腰椎椎間関節痛に対する後枝内側枝 PRF は RF と比較すると鎮痛効果が弱く効果期間は短いとされ推奨度 C[37~39]，仙腸関節痛に対する PRF の推奨度は C とされている[26,40]．

ガイドラインには掲載されていないが，慢性痛の治療に対する PRF に関しては，多くの前向き研究と症例報告がある[41~47]．慢性肩関節痛に対する肩甲上神経 PRF[41,42]，頚椎椎間関節痛に対する後枝内側枝 PRF[31,32]，仙腸関節痛に対する L5 後枝，S1・S2 外側枝神経 PRF[40]，椎間板性腰痛に対する椎間板 PRF[43,44]，後頭神経痛に対する後頭神経 PRF[45]，仙腸関節痛に対する関節内の PRF[26]，股関節痛に対する PRF[46]，術後疼痛に対する PRF[47]などで有効な結果が得られている．これらの研究は，さまざまな疾患で PRF が適応できることを示しているが，治療効果の証明には，おのおのの治療で RCT を行うことが今後の課題である．

ま と め

1）RF，PRF の治療の概要，作用機序，対象疾患と有効

性，施行方法について概説した．
2）RF，PRF は，慢性の痛みの治療においては，少ない侵襲と治療回数で比較的長期の鎮痛効果が得られる．
3）RF，PRF は，身体機能，活動性，生活の QOL を高める治療の一環として位置づけられる．

文　献

1）諏訪英行，花北順哉，南　学ほか：腰痛に対する脊髄神経後枝の高周波熱凝固療法．脊椎脊髄 9：961-966，1996
2）Chua NH, Vissers KC, Sluijter ME：Pulsed radiofrequency treatment in interventional pain management；mechanisms and potential indications；a review. Acta Neurochir（Wien）153：763-771, 2011
3）Gauci CA：Manual of RF Techniques, 2nd ed, Flivo Press, Netherlands, p12-37, 2008
4）Sluijter ME：Radiofrequency, ed by Sluijter ME, Radiofrequency, Part I, Meggen, Fliovo Press, p49-72, 2001
5）福井弥己郎（聖）：パルス高周波法（pulsed radiofrequency：PRF）up to date. 日ペインクリニック会誌 20：1-7, 2013
6）福井　聖：高周波熱凝固療法とパルス高周波法による痛みの治療．Anet 16：32-34, 2012
7）表　圭一：高周波熱凝固療法．痛みの Science & Practice 7．痛みのインターベンション治療．表圭一（編），文光堂，東京，p98-103, 2014
8）Archer S, Li TT, Evans AT et al：Cell reactions to dielectrophoretic manipulation. Biochem Biophys Res Commun 256：687-698, 1999
9）Gauci CA：The physics of radiofrequency & pulsed radiofrequency. Manual of RF Techniques：A Practical Manual of Radiofrequency Procedures in Chronic Pain

Management, FlivoPress, Switzerland, p8-17, 2004

10) Gauci CA：The physics of radiofrequency & pulsed radiofrequency. Manual of RF Techniques, 2nd Ed, ed by Gauci CA Flivo Press, Amsterdam, p12-37, 2008

11) Cahana A, Van Zundert J, Macrea L et al：Pulsed radiofrequency；current clinical and biological literature available. Pain Med **7**：411-423, 2006

12) Bogduk N：Pulsed radiofrequency. Pain Med **7**：396-407, 2006

13) Bogduk M, Macintosh J, Marsland A：Technical limitations to the efficacy of radiofrequency neurotomy for spinal pain. Neurosurgery **20**：529-535, 1987

14) van Boxem K, van Eerd M, Brinkhuizen T et al：Radiofrequency and pulsed radiofrequency treatment of chronic pain syndromes；the available evidence. Pain Pract **8**：385-393, 2008

15) 日本ペインクリニック学会インターベンショナル痛み治療ガイドライン作成チーム（編）：第2章高周波熱凝固法（RF）に関するクリニカル・クエスチョン．インターベンショナル痛み治療ガイドライン，真興交易医書出版部，東京，2014

16) 福井 聖，新田一仁：椎間板内高周波熱凝固法．痛みのScience & Practice 7．痛みのインターベンション治療，表圭一（編），文光堂，東京，p156-166，2014

17) Cosman EJ, Cosman ES：Electric and thermal field effects in tissue around radiofrequency electrodes. Pain Med **6**：405-424, 2005

18) Erdine S, Yucel A, Cimen A et al：Effects of pulsed versus conventional radiofrequency current on rabbit dorsal root ganglion morphology. Eur J Pain **9**：251-256, 2005

19) Erdine S, Bilir A, Cosman ER et al：Ultrastructural changes in axons following exposure to pulsed radiofrequency fields. Pain Pract **9**：407-417, 2009

20) Cahana A, Vutskits L, Muller D：Acute differential modulation of synaptic transmission and cell survival during exposure to pulsed and continuous radiofrequency energy. J Pain **4**：197-202, 2003

21) van Zundert J, de Louw AJ, Joosten EA et al：Pulsed and continuous radiofrequency current adjacent to the cervical dorsal root ganglion of the rat induces late cellular activity in the dorsal horn. Anesthesiology **102**：125-131, 2005

22) Richebe P, Rathmell JP, Brennan TJ：Immediate early genes after pulsed radiofrequency treatment；neurobiology in need of clinical trials. Anesthesiology **102**：1-3, 2005

23) Hamann W, Abou-Sherif S, Thompson S et al：Pulsed radiofrequency applied to dorsal root ganglia causes a selective increase in ATF3 in small neurons. Eur J Pain **10**：171-176, 2006

24) Hagiwara S, Iwasaka H, Takeshima N et al：Mechanisms of analgesic action of pulsed radiofrequency on adjuvant-induced pain in the rat；roles of descending adrenergic and serotonergic systems. Eur J Pain **13**：249-252, 2009

25) Higuchi Y, Nashold BS Jr, Sluijter M et al：Exposure of the dorsal root ganglion in rats to pulsed radiofrequency currents activates dorsal horn lamina I and II neurons. Neurosurgery **50**：850-855, 2002

26) Sluijter ME, Teixeira A, Serra V et al：Intra-articular application of pulsed radiofrequency for arthrogenic pain；report of six cases. Pain Pract **8**：57-61, 2008

27) 日本ペインクリニック学会インターベンショナル痛み治療ガイドライン作成チーム（編）：第2章高周波熱凝固法（RF）に関するクリニカル・クエスチョン．インターベンショナル痛み治療ガイドライン，真興交易医書出版部，東京，2014

28) Van Zundert J, Patiji J, Kessels A et al：Pulsed radiofrequency adjacent to the cervical dorsal root ganglion in chronic cervical radicular pain；a double blind sham controlled randomized clinical trial. Pain **127**：173-182, 2007

29) Choi G, Ahn SH, Cho YW et al：Long-term effect of pulsed radiofrequency on chronic cervical radicular pain refractory to repeated transforaminal epidural steroid injections. Pain Med **13**：368-375, 2012

30) 山上裕章，塩見由紀代：頚椎症性神経根症に対する神経根パルス高周波療法の評価．ペインクリニック**31**：1339-1345，2010

31) Mikeladze G, Espinal R, Finnegan R et al：Pulsed radiofrequency application in treatment of chronic zygapophyseal joint pain. Spine J **3**：360-362, 2003

32) Liliang PC, Lu K, Hsieh CH et al：Pulsed radiofrequency of cervical medial branches for treatment of whiplash-related cervical zygapophysial joint pain. Surg Neurol **70**：S1：50-55, 2008

33) Sluijter ME, Cosman ER, Rittman IIWB et al：The effects of pulsed radiofrequency field applied to the dorsal root ganglion；a preliminary report. Pain Clinic **11**：109-117, 1998

34) Simopoulos TT, Kraemer J, Nagada JV et al：Response to pulsed and continuous radiofrequency lesioning of the dorsal root ganglion and segmental nerves in patients with chronic lumbar radicular pain. Pain Physician **11**：137-144, 2008

35) Abejon D, Garcia-del-Valle S, Fuentes ML et al：Pulsed radiofrequency in lumbar radicular pain；clinical effects in various etiological groups. Pain Pract **7**：21-26, 2007

36) 山上裕章，塩見由紀代：腰部神経根症に対する神経根パルス高周波療法の検討．ペインクリニック**32**：237-243，2011

37) Tekin I, Mirzai H, Ok G et al：A comparison of conventional and pulsed radiofrequency denervation in the treatment of chronic facet joint pain. Clin J Pain **23**：524-529, 2007

38) Kroll HR, Kim D, Danic MJ et al：A randomized, double-blind, prospective study comparing the efficacy of continuous versus pulsed radiofrequency in the treatment of lumbar facet syndrome. J Clin Anesth **20**：534-547, 2008

39) Lindner R, Sluijter ME, Schleinzer W：Pulsed radiofrequency treatment of the lumbar medialbranch for facet pain；a retrospective analysis. Pain Med **7**：435-439, 2006

40) Vallejo R, Benyamin RM, Kramer J et al：Pulsed radiofrequency denervation for the treatment of sacroiliac joint syndrome. Pain Med **7**：429-434, 2006

41) Eyigor C, Eyigor S, Korkmaz OK et al : Intra-articular corticosteroid injections versus pulsed radiofrequency in painful shoulder ; a prospective, randomized, single-blinded study. Clin J Pain **26** : 386-392, 2010

42) Liliang PC, Lu K, Liang CL et al : Pulsed radiofrequency lesioning of the suprascapular nerve for chronic shoulder pain ; a preliminary report. Pain Med **10** : 70-75, 2009

43) Rohof O : Intradiscal pulsed radiofrequency application following provocative discography for the management of degenerative disc disease and concordant pain ; a pilot study. Pain Pract **12** : 342-349, 2012

44) Fukui S, Nitta K, Iwashita N et al : Intradiscal pulsed radiofrequency for chronic lumbar discogenic low back pain ; a one year prospective outcome study using dis-

coblock for diagnosis. Pain Physician **16** : E435-E442, 2013

45) Vanelderen P, Rouwette T, Vooght PD et al : Pulsed radiofrequency for the treatment of occipital neyralgia ; a prospective study with 6 months of follow-up. Reg Anesth Pain Med **35** : 148-151, 2010

46) Wu H, Groner J : Pulsed radiofrequency treatment of articular branches of the obturator and femoral nerves for management of hip joint pain. Pain Pract **7** : 341-344, 2007

47) Cohen SP, Sireci A, Wu CL et al : Pulsed radiofrequency of the dorsal root ganglia is superior to pharmacotherapy or pulsed radiofrequency of the intercostal nerves in the treatment of chronic postsurgical thoracic pain. Pain Physician **9** : 227-235, 2006

* * *

I. 総 論 ◆ 3. インターベンショナル治療

脊髄刺激療法*

松 井 彩 乃　　國 府 田 正 雄　　安 部 哲 哉　　山 崎 正 志**

[別冊整形外科 74：72〜77, 2018]

はじめに

脊髄刺激療法（spinal cord stimulation：SCS）は，脊髄硬膜外背側に電極を留置して電気刺激を行う難治性疼痛治療法である．1965年のMelzackとWall[1]によるゲートコントロール理論を元に1967年にShealy[2]らによる脊髄後索への単極電気刺激法の開発が発端となった．本邦では1992年の「脊髄刺激装置植込術」の保険収載を機に主にペインクリニック領域や機能脳神経外科領域で扱われ，1998年完全埋込み型の体内式刺激装置（implantable pulse generator：IPG）発売が普及契機となった（表1）．概念上は末梢神経刺激，大脳皮質，脳深部刺激などと合わせて，神経調節療法（neuromodulation）としてまとめられている．整形外科領域でも，2014年，MRI対応機器の登場以後徐々に認知されつつある．

SCSの最大の利点は，低侵襲手技にて直接的に疼痛機構に作用して除痛効果を得ることにある．また神経脱落症状をきたさず運動機能に影響しないため，活動制限を行うことなく治療が可能である．現在本邦に流通しているデバイスメーカー各社の特徴と最新機種を示す（表2）．

I. SCSの基本的概要

❶作用機序

ゲートコントロール理論はSCSおよび各種末梢神経刺激療法の基本的根拠とされてきたが，現在ではこの理論単独では説明が不十分とされる．脊髄後角での液性因子や伝達物質の関与，脊髄痛覚伝導路遮断，下行性抑制系の賦活，脳への影響など諸説が存在し，多義的に理解

表1. 本邦におけるSCSデバイスの歴史

1967 年	Shealy ら，臨床で直接的な硬膜外刺激による疼痛緩和に成功
1976 年	米国で単極電極による植込み型刺激装置の開発
1982 年	植込み型刺激装置の本邦への輸入認可（日本メドトロニック社）
1990 年	4 極電極＋体外式刺激装置が薬事承認（同）
1992 年	難治性慢性痛治療が保険適用
1998 年	完全な 4 極対応体内式刺激装置の発売（同）
2006 年	刺激用電極を 2 本接続可能な 8 極対応体内式刺激装置の発売（同）
2010 年〜2012 年	16 極対応小型軽量植込み型刺激装置および経皮パドルリードの発売（セント・ジュード・メディカル社）
2013 年〜2016 年	32 極対応植込み型刺激装置および多彩な刺激を可能とする専用刺激プログラムの発売（ボストンサイエンティフィック社）
2014 年〜2016 年	MRI 対応機種の発売（各社）
2017 年〜	バースト・高頻度刺激，タブレット型プログラマー導入（各社）

▌Key words

SCS, neuropathic pain, FBSS, CRPS, neuromodulation

*Spinal cord stimulation
**A. Matsui（医長）：国立精神・神経医療研究センター病院整形外科（☎ 187-8551　小平市小川東町 4-1-1；Dept. of Orthop. Surg., National Center of Neurology and Psychiatry Hospital, Tokyo）；M. Koda（准教授），T. Abe（講師），M. Yamazaki（教授）：筑波大学整形外科.
［利益相反：なし.］

脊髄刺激療法

表2. 本邦で使用可能な SCS 製造販売メーカーと最新機種および特徴

	日本メドトロニック社	アボットジャパン社 （旧セント・ジュード・メディカル社）		ボストン・サイエンティフィックジャパン社	
日本参入	1982 年	2010 年		2013 年	
IPG	57.0×47.3×8.9/13.7 cm³	55.5×49.5×13.4/30.4 cm³	66.8×50.2×13.5/38.5 cm³	55.0×46.0×10.8/21.2 cm³	55.0×46.0×10.8/21.2 cm³
リード					
特徴	8 極×2 本対応 充電式 IPG，最小型軽量最薄 3 軸加速度センサによる 自動体位変換対応機能 1,200 Hz 高容量刺激	8 極×2 本対応 非充電式 IPG バースト刺激対応 経皮型パドルリード iPod/iPad アプリ		16 極×2 本対応 充電式 IPG，円型形状 多彩なリード構成 3D プログラムアルゴリズム	

写真提供：日本メドトロニック社，アボットジャパン社，ボストン・サイエンティフィックジャパン社

表3. インターベンショナル痛み治療ガイドラインによる推奨レベル

疾患	推奨レベル	APS	CPS
腕神経叢引き抜き損傷	I（有効の報告あり）		
中枢性脳卒中後痛	C		
腰椎 FBSS	B	B	B
多発性硬化症	C		
頚椎術後の頚部痛，上肢痛	I（有効の報告あり，文献に乏しい）		
脊髄損傷後痛	C		
狭心症	I（海外では good indication）		
末梢血流障害	B		
CRPS	type 1：C type 2：I（有効の報告あり，文献に乏しい）	C	C
帯状疱疹後神経痛	I（有効の報告あり，文献に乏しい）		

A：強い推奨（強い根拠），B：推奨（中等度の根拠），C：考慮（弱い根拠），I：基準を満たすエビデンスなし
APS：American Pain Society，CPS：Canadian Pain Society

されている[3]．

❷ガイドラインとエビデンス

日本ペインクリニック学会「インターベンショナル痛み治療ガイドライン」[4]の推奨および海外のガイドライン推奨例[5,6]を表3に示す．脊椎術後痛（failed back surgery syndrome：FBSS），複合性局所疼痛症候群（complex regional pain syndrome：CRPS），癌性疼痛などに加え，血行障害性疼痛，運動障害に伴う疼痛などが適応となる．海外では難治性狭心痛にも適用される[7,8]．SCS に関連する主な臨床研究および系統的レビューについて

表4にまとめる[9~15]．

❸試験刺激

試験刺激では体外式刺激装置（external pulse generator：EPG）を接続し，数日間効果をみて IPG 植込みの適否を決める．もっとも効果的な部位の2極以上の電極間に電流パルスを発生し刺激を行う．電極留置部位は疼痛領域のデルマトームに従い，同側の標的髄節より上位の後索とする．刺激部位は一般に，椎体レベルで上肢痛 C5～C6，頚部痛 C1～C4，下肢痛 Th10～Th11，腰痛 Th6～Th9 とされる[16]が，あくまで術中刺激の所見が基

73

Ⅰ．総　論　◆　3．インターベンショナル治療

表4．SCSに関する主な大規模研究，文献系統的レビューなど

	執筆者	発表年	研究名	対象疾患	インターベンション	コントロール	アウトカム	結果
LF刺激	Kumar[9]	2008	PROCESS	FBSS	SCS	薬物，ブロック	疼痛	SCS併用で効果が高い
	Frey[10]	2009	（系統的レビュー）	FBSS	SCS前	SCS後	疼痛改善率	長期的に効果あり（level Ⅱ～Ⅲ）
	Taylor[11]	2014	（メタアナリシス）	腰下肢痛	SCS前	SCS後	疼痛改善率	腰下肢痛全体で50％，下肢痛54％，腰痛86％
	Zucco[12]	2015	PRECISE	FBSS	SCS前	SCS後	医療費	SCS導入は経済効果に優れる
HF刺激	Kapural[13]	2016	（多施設RCT）	腰下肢痛	10 KHz	LF刺激	疼痛	HFはLFより効果が高い
	Deer[14]	2018	SUNBURST	慢性痛	バースト刺激	トニック（LF）刺激	疼痛	バースト刺激のほうが除痛効果に優れる
	Thomson[15]	2018	PROCO	慢性痛	1～10 kHz	Sham	疼痛	HF刺激は有効（level Ⅰ）

本となる．電極数や面積，電極間距離など配列を工夫したさまざまな種類の電極リードが用意されている（表2）．

❹IPG植込み

IPGは，充電式と非充電式に分けられ，刺激量，体格，充電の手間，電池交換手術の可能性などに応じて選択する．植込み術後は専用機にて治療部位の細かい調整が可能で，外来診療では「在宅自己疼痛管理指導管理料」および「疼痛等管理用送信器加算」が算定可能である．

❺刺激の種類

パレステジアを誘発する従来法では2～100 Hz程度の低頻度（low frequency：LF）刺激を用いるが，近年パレステジアを生じないバースト刺激（視床中継ニューロンの自発的発火を模した500 Hzの特殊波形刺激）[17]や1～10 KHzの高頻度（high frequency：HF）刺激[18]が使用可能となり，SCSは新時代を迎えつつある．10 KHzやバースト刺激は後索路を介さずに，腹側にある識別系を司る外側系のみならず情動を司る内側系にも影響するとされ，またLF刺激では十分な効果の得られない侵害受容性疾患への適応の可能性も示唆されている[19]．前向き臨床研究でのエビデンスも確立されつつある（表4）．本邦では1,200 Hzまで使用可能となっている．

❻術　式

穿刺法では2018年4月から電極留置手技（試験刺激開始時）とIPG植込み手技の診療報酬算定が別建てとなった．一方，硬膜癒着や脊椎変形などで経皮的な電極留置が困難な場合には，全身麻酔下での椎弓切除を加えた試験刺激あるいは外科的パドルリード留置と体内刺激装置

植込の一期的な実施も可能である．

Ⅱ．当院・当科におけるSCS導入の経緯

❶背　景

当院は精神・神経疾患の専門病院であり，パーキンソン病，身体表現性障害，ジストニアなどを中心に難治性疼痛患者の受診機会がある．2013年SCS導入以後，主に脊椎手術適応外症例に活用しており，2017年末までに31症例を経験している．

❷患者選択と術式

患者選択は当院特性に従い独自のアルゴリズムを用いる（図1）．この方法により30症例で試験刺激が有効であった．試験刺激単独では疼痛再燃するため，2016年以後はIPG植込みを積極的に推奨し，以後全例計17例が植込みにいたった．現在植込み例全例がそれぞれバースト刺激またはHF刺激を導入しており，治療効果に遜色なく経過している．

❸有害事象

穿刺手技に関連する硬膜外血腫は，経口抗凝固療法継続の2例も含めて発生しなかった．IPG部の皮膚障害は，1例で腹部の厚い皮下脂肪とともにIPGの非固定側が変動し術後3年目に皮膚潰瘍を形成し，るいそう患者1例で試験刺激開始2日目に皮下感染したが筋膜がバリアとなり深層には波及しなかった．皮下脂肪に配慮してからの発生はない．

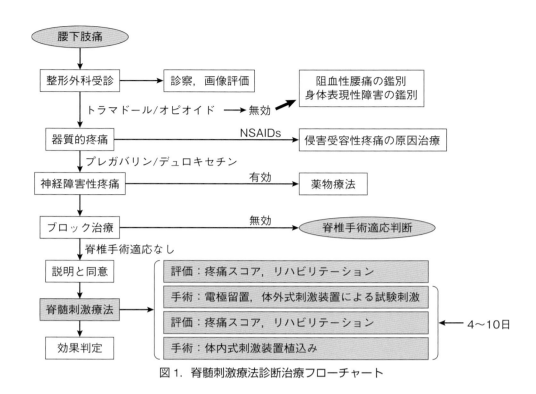

図1. 脊髄刺激療法診断治療フローチャート

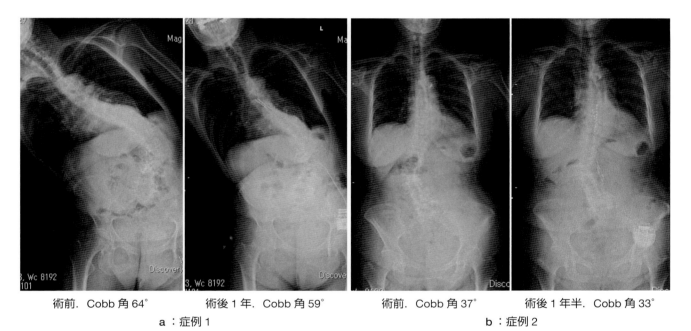

術前．Cobb角64°　　術後1年．Cobb角59°　　術前．Cobb角37°　　術後1年半．Cobb角33°

a：症例1　　　　　　　　　　　　　　　　　　b：症例2

図2. 症例1，2の全脊椎立位正面X線像

❹症例提示（図2）

症例1．パーキンソン病Hoehn-Yahr重症度分類4度＋脊椎側弯症，60歳台，女．

姿勢異常で発症し，難治性腰下肢痛が悪化して全脊椎固定を勧められたが踏み切れず，低侵襲治療を希望しSCSを導入した．2分間独歩では術前30 mから術後1年で82.7 mまで延長し，家事動作を一部実施可能となった．

症例2．統合失調症＋身体表現性障害＋脊椎側弯症，70歳台，女．

妄想型統合失調症に身体表現性障害を伴い精神科病院で長期入院を強いられた．脊椎手術適応となる腰下肢痛ではあったが，原疾患の手術耐性判断を兼ねてSCSを導入した．身体表現性障害は残るが歩行速度は術直後の23.4 m/分から43.8 m/分へ，6分間歩行距離は106 mから200 mへと術後3ヵ月で改善し，術後6ヵ月で支援の

I．総　論　◆　3．インターベンショナル治療

元で在宅生活へと移行した．

Ⅲ．SCS の新たな展望

　海外では運動障害への効果に関する研究[20]も近年増加傾向で，パーキンソン病[21]や痙縮[22]について検討されている．パーキンソン病や脊髄障害について腰髄膨大部付近にある歩行の反射的機構（central pattern generator）と関連するとの報告がある[23,24]．

　疼痛へのエビデンスが確立された現在，ペインクリニックや機能脳神経外科との診療連携も含め，SCS は治療選択肢の一つとなりうる．SCS の作用機序には諸説あり，複雑な神経システムに電気刺激がどのように関与しているのか，いまだ全貌が解明されているわけではない．臨床上の有効性は氷山の一角であるともいえる．技術の発展とともに疼痛以外の機構への影響も示唆されつつあり，neuro-stimulation の範疇を超えた neuro-modulation という言葉に相応しい新たな幅広い活用範囲の展開が見込まれる．

ま と め

　1）刺激によるパレステジアを疼痛部位に重ねて除痛効果を得るのが SCS の基本的手技であり，FBSS や CRPS に対するエビデンスの蓄積がある．

　2）近年，高頻度刺激の登場，疼痛以外への効果の知見など，新たな議論の時代を迎えており，今後の展開が期待される．

　3）整形外科領域においても，従来的な疼痛治療技術を基礎に，電極留置技術の習得と機器特性理解の深化により，脊椎手術適応外の病態への治療可能性が期待できる．

文　献

1) Melzack R, Wall PD et al：Pain mechanisms；a new theory. Science **150**：971-979, 1965
2) Shealy CN, Mortimer JT, Reswick JB et al：Electrical inhibition of pain by stimulation of the dorsal columns；preliminary clinical report. Anesth Analg **46**：489-491, 1967
3) Zhang TC, Janik JJ, Grill WM et al：Mechanisms and models of spinal cord stimulation for the treatment of neuropathic pain. Brain Res **1569**：19-31, 2014
4) 日本ペインクリニック学会インターベンショナル痛み治療ガイドライン作成チーム（編）：インターベンショナル痛み治療ガイドライン，真興交易医書出版部，東京，2014
5) Chou R, Loeser JD, Owens DK et al：Interventional therapies, surgery, and interdisciplinary rehabilitation for low back pain；an evidence-based clinical practice guideline from the american pain society. Spine（Phila Pa 1976）**34**：1066-1077, 2009

6) Mailis A, Taenzer P et al：Evidence-based guideline for neuropathic pain interventional treatments；spinal cord stimulation, intravenous infusions, epidural injections and nerve blocks. Pain Res Manag **17**：150-158, 2012
7) Society The British Pain et al：Spinal cord stimulation for the management of pain；recommendations for best practice 2009, 2009
8) Simpson EL, Duenas A, Holmes MW et al：Spinal cord stimulation for chronic pain of neuropathic or ischaemic origin；systematic review and economic evaluation. Health Technol Assess **13** iii, ix-x：1-154, 2009
9) Kumar K, Taylor RS, Jacques L et al：The effects of spinal cord stimulation in neuropathic pain are sustained；a 24-month follow-up of the prospective randomized controlled multicenter trial of the effectiveness of spinal cord stimulation. Neurosurgery **63**：762-770；discussion 770, 2008
10) Frey ME, Manchikanti L, Benyamin RM et al：Spinal cord stimulation for patients with failed back surgery syndrome；a systematic review. Pain Physician **12**：379-397, 2009
11) Taylor RS, Desai MJ, Rigoard P et al：Predictors of pain relief following spinal cord stimulation in chronic back and leg pain and failed back surgery syndrome；a systematic review and meta-regression analysis. Pain Pract **14**：489-505, 2014
12) Zucco F, Ciampichini R, Lavano A et al：Cost-effectiveness and cost-utility analysis of spinal cord stimulation in patients with failed back surgery syndrome；results from the precise study. Neuromodulation **18**：226-276, 2015
13) Kapural L, Yu C, Doust MW et al：Comparison of 10-khz high-frequency and traditional low-frequency spinal cord stimulation for the treatment of chronic back and leg pain：24-month results from a multicenter, randomized, controlled pivotal trial. Neurosurgery **79**：667-677, 2016
14) Deer T, Slavin KV, Amirdelfan K et al：Success using neuromodulation with burst（sunburst）study；results from a prospective, randomized controlled trial using a novel burst waveform. Neuromodulation **21**：56-66, 2018
15) Thomson SJ, Tavakkolizadeh M, Love-Jones S et al：Effects of rate on analgesia in kilohertz frequency spinal cord stimulation；Results of the proco randomized controlled trial. Neuromodulation **21**：67-76, 2018
16) Ramasubbu C, Flagg A, Williams K et al：Principles of electrical stimulation and dorsal column mapping as it relates to spinal cord stimulation；an overview. Current Pain Headache Rep **17**：6, 2013
17) De Ridder D, Vanneste S, Plazier M et al：Burst spinal cord stimulation；toward paresthesia-free pain suppression. Neurosurgery **66**：986-990, 2010
18) Kapural L, Yu C, Doust MW et al：Novel 10-khz high-frequency therapy（hf10 therapy）is superior to traditional low-frequency spinal cord stimulation for the treatment of chronic back and leg pain；The senza-rct randomized controlled trial. Anesthesiology **123**：851-860, 2015

19) Linderoth B, Foreman RD：Conventional and novel spinal stimulation algorithms；hypothetical mechanisms of action and comments on outcomes. Neuromodulation **20**：525-533, 2017

20) Thiriez C, Gurruchaga JM, Goujon C et al：Spinal stimulation for movement disorders. Neurotherapeutics **11**：543-552, 2014

21) de Andrade EM, Ghilardi MG, Cury RG et al：Spinal cord stimulation for parkinson's disease；a systematic review. Neurosurg Rev **39**：27-35；discussion 35, 2016

22) Nagel SJ, Wilson S, Johnson MD et al：Spinal cord stimulation for spasticity；Historical approaches, current status, and future directions. Neuromodulation **20**：307-321, 2017

23) Fuentes R, Petersson P, Siesser WB et al：Spinal cord stimulation restores locomotion in animal models of parkinson's disease. Science **323**：1578-1582, 2009

24) Danner SM, Hofstoetter US, Freundl B et al：Human spinal locomotor control is based on flexibly organized burst generators. Brain **138**：577-588, 2015

*　　　*　　　*

最近の脊髄刺激療法の動向

立山真吾　田中信彦　池井佳奈子　宇野武司

はじめに

脊髄刺激療法（spinal cord stimulation：SCS）は，硬膜外腔に電極を留置し，脊髄後索を電気刺激することにより，痛みの軽減や血流の改善をもたらす治療法である．痛みの部位に刺激を重ねて，鎮痛効果が発揮されることが基本である．SCSを行うためには，三つの機器が必要である（図1）．①電極が配置されたリード，②電気刺激を発生させる刺激装置（ジェネレータ），③電気刺激を調節するプログラマである．リードとジェネレータは体内に植込まなければならない．

SCSによる痛み治療は，1967年にShealy[1]らが末期がん患者の痛み治療に使用し，痛みを和らげることに成功したのが始まりである．本邦では，1971年にShimoji[2]らが硬膜外ブロックの手技を用いて，硬膜外カテーテルの中にステンレス鋼線を通し，初めて脊髄を刺激した．その後，1988年に高度先進医療に認可され，1992年に保険適用となった．保険上，「薬物療法，他の外科療法及び神経ブロック療法の効果が認められない慢性難治性疼痛の除去又は軽減を目的として行った場合に算定する」となっており，痛み治療の最終的な治療法と位置づけられている．これまでの保険点数は，K190脊髄刺激装置植込術40,280点であったが，2018年4月からK190が二つに区分され，①脊髄刺激電極を留置した場合24,200点，②ジェネレータを留置した場合16,100点となった．SCSの手技は2回に分けて行うことが多い．1回目はリードを植込む．約1週間試験刺激を行い，有効であるかどうかを確認する．有効であれば，2回目にジェネレータを植込み，リードと接続する．保険点数が分かれたことで，

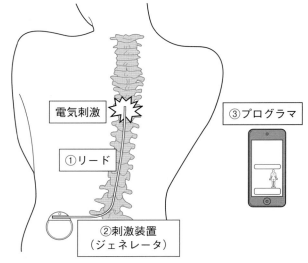

図1．SCSのための機器

試験刺激がしやすくなったと考えられる．また，植込み後の管理料も設定されている（表1）．

SCSの有効性は，神経障害性疼痛，虚血性疼痛（末梢血流障害，狭心痛）に高く，侵害受容性疼痛には効果が期待できない[3]．適応疾患の選択には，英国疼痛学会（The British Pain Society）が作成したSCSの反応性と適応疾患についてのリコメンデーションが有用である[4]（表2）．また，ドラッグチャレンジテストを用いて，神経障害性疼痛の関与を推測し，SCSの適応を検討する場合もある[5,6]．

SCSの製品は，当初日本メドトロニック社の1社のみであったが，2010年にセント・ジュード・メディカル社（現アボットメディカルジャパン社，以下，アボット社），

Key words

SCS, neuropathic pain, device

---

*Trend of spinal cord stimulation
**S. Tateyama（部長），N. Tanaka（緩和ケア部長），K. Ikei, T. Uno：潤和会記念病院ペインクリニック科（〒880-2112　宮崎市小松1119；Dept. of Pain Clinic, Junwakai Memorial Hospital, Miyazaki）．
［利益相反：なし．］

2012年にボストン・サイエンティフィックジャパン社（以下，ボストン社）が参入した．現在，3社の製品が使用可能となっている．最近，製品の進化が早くなり，治療の進歩が目覚ましい．製品の変遷，性能の進化について解説する．

Ⅰ．リ ー ド

リードの形状により円筒型とパドル型の2種類がある（表3）．さらに，パドル型は挿入方法により経皮的と外科的があり，経皮的パドル型は椎弓切除することなく留

表1．SCS 関連の保険点数

K190 脊髄刺激装置植込術
　1．脊髄刺激電極を留置した場合　　24,200 点
　2．ジェネレータを留置した場合　16,100 点
　脊髄刺激電極を2本留置する場合は，8,000 点を所定点数に加算する
K190-2 脊髄刺激装置交換術　15,650 点
C110 在宅自己疼痛管理指導管理料（月1回）　1,300 点
C167 疼痛等管理用送信器加算（月1回）　600 点

表2．SCS の適応疾患（文献4より引用）

よく反応	・腰椎術後痛（下肢痛），頚椎術後痛（上肢痛） ・複合性局所疼痛症候群 ・末梢神経障害痛 ・末梢血流障害 ・難治性狭心症 ・腕神経叢障害（部分外傷，放射線照射後）
ときに反応	・四肢切断後痛（断端痛，幻肢痛） ・腰椎術後痛（軸性腰痛） ・開胸術後痛 ・帯状疱疹後神経痛 ・脊髄損傷後痛
まれに反応	・中枢痛（脳卒中など） ・脊髄損傷後痛（脊髄後索機能喪失） ・会陰痛，肛門痛
反応なし	・侵害受容痛（虚血を除く） ・完全脊髄損傷 ・引き抜き損傷

表3．リードの種類

形状	円筒型	パドル型	
挿入方法	経皮的	経皮的	外科的
種類	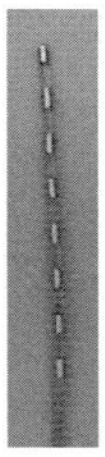	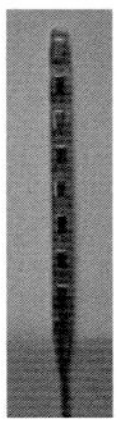	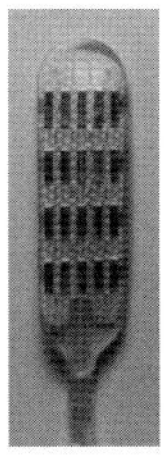
X線画像	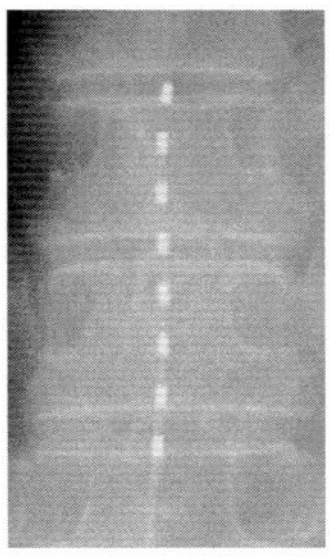	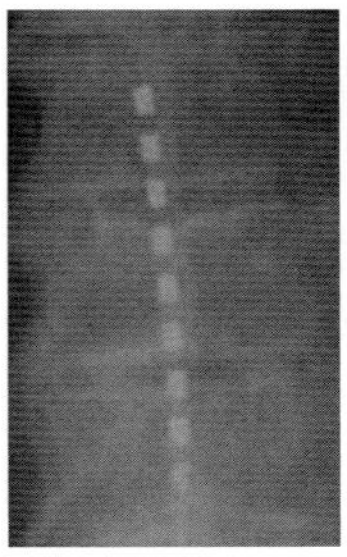	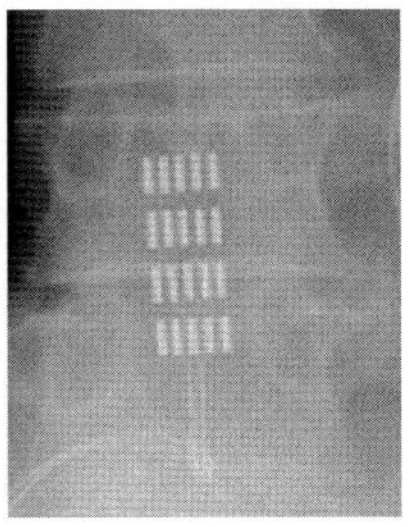
刺激の拡がり	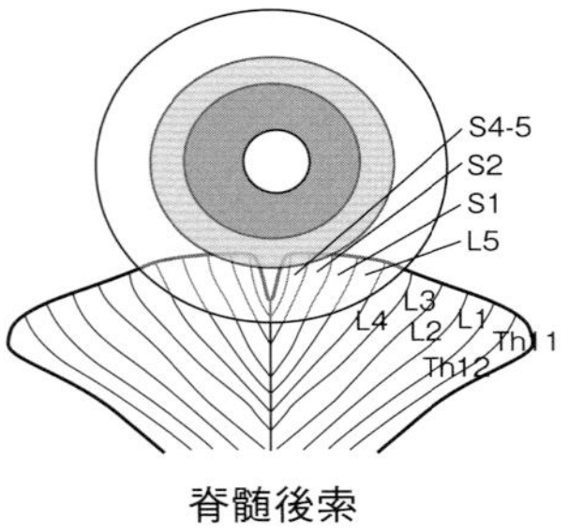 脊髄後索 刺激が全周性に拡がる	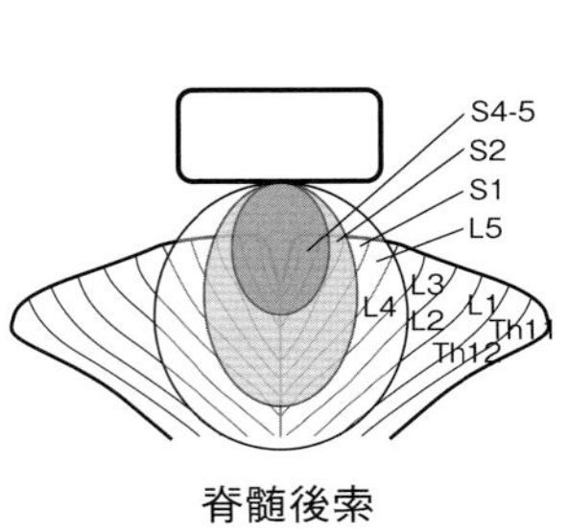 脊髄後索 刺激が一方向性に拡がる	

画像提供：アボットメディカルジャパン社

I. 総 論 ◆ 3. インターベンショナル治療

表4. 各社の主なジェネレータ

メーカー		メドトロニック社	アボット社	ボストン社
非充電式	形状			
	名称	プライム アドバンスト	プロクレイム7	プレシジョン ノヴィ
	容量	39 mℓ	39 mℓ	33 mℓ
	寿命	3〜5年	6.5年	5.2年
充電式	形状			
	名称	インテリス	プロディジー	プレシジョン モンタージュ
	容量	13.9 mℓ	17.7 mℓ	22 mℓ
	寿命	半永久	10年	10年以上

画像提供：日本メドトロニック社，アボットメディカルジャパン社，ボストン・サイエンティフィックジャパン社

置できる．円筒型とパドル型の最大の違いは，刺激の拡がりが異なることである．円筒型は刺激が全周性に拡がるが，パドル型は刺激が一方向性に拡がる．脊髄への刺激の届きやすさはパドル型のほうが効率的である．電極数については，円筒型は当初4個（4極）であったが，最近は8極が主流で，16極の製品も出てきた．一方，パドル型は8極であったが，最近は16極が主流で，32極の製品もある．痛みの部位に刺激を重ねることで鎮痛効果が発揮されるので，電極数が増えることにより，痛みの部位をより確実にカバーできるようになった．

Ⅱ．ジェネレータ

種類として非充電式と充電式がある（表4）．非充電式は容積が大きいが，充電のわずらわしさがない．一方，充電式は容積が小さく，体内での違和感が少ない．バッテリー寿命は充電式が長いので，ジェネレータ交換の間隔が長くなる．

刺激方法は，使用する電極を決めた後，刺激の強さ（mAまたはV），刺激の頻度（周波数0〜1,200 Hz），刺激の幅（パルス幅0〜1,000 μs）の三つのパラメータを設定し，刺激を始める．痛みの程度により，最適な刺激の強さは異なる．原則的に，痛みが強くなった場合，刺激を強くする．刺激の頻度も患者により異なる．低頻度が心地よいと感じる患者もいれば，高頻度を好む患者もいる．刺激の幅は痛みの範囲に左右される．痛みの範囲が広い場合は，振幅の幅を大きくすることが多い．刺激が強く，高頻度で，幅も大きいと電気の使用量が大きくなり，ジェネレータの消耗が早くなるので，注意が必要である．

刺激パターンは各社それぞれ特徴のある様式を有している（表5）．従来の刺激パターンはトニック刺激と呼ばれ，刺激の頻度は2〜100 Hz程度で使用することが多かった．新しい刺激パターンには，バースト刺激と高頻度刺激がある．新しい刺激パターンが出てきた背景には，トニック刺激で疼痛コントロールがむずかしい場合があるからである．新しい刺激パターンの使用方法は，最初トニック刺激で痛みの部位に刺激感覚がくることを確認し，その後，バースト刺激または高頻度刺激に切り替えて，刺激感覚を感じないように刺激の強さを低くする．バースト刺激には，バーストDR刺激[7]とバースト3D刺激[8]があり，作用機序はそれぞれ異なるので，効果にも違いがあるようである．バーストDR刺激は視床のバースト発火を模した刺激であり，放出された電荷が蓄積されるという特徴がある．一方，バースト3D刺激は電荷の蓄積はなく，1パルスごとの放電が短時間に繰り返されることになる．高頻度刺激は，1 kHz[9]と10 kHz[10]が使用されている．新しい刺激パターンの有効性については，徐々に臨床報告が増えてきており，今後さらに解明されると考えられる．

Ⅲ．プログラマ

3社ともワイヤレスの製品があり，日本語表記に変わりつつあり，使いやすくなっている（表6）．患者用はスマートフォンのような形状になり，医師用はタブレットになった．視覚的に刺激状態が確認しやすくなった．

表5. いろいろな刺激パターン

刺激パターン		刺激感覚	メーカー
トニック刺激（従来の刺激パターン）		あり	3社とも可能
バースト刺激	バーストDR刺激（パッシブ バースト）	なし	アボット社
	バースト3D刺激（アクティブ バースト）	なし	ボストン社
高頻度刺激	1 kHz	なし	3社とも可能
	10 kHz	なし	ネブロ社のみ（日本では未発売）

表6. プログラマの変遷

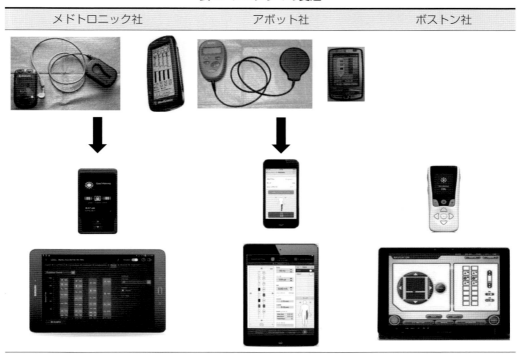

画像提供：日本メドトロニック社，アボットメディカルジャパン社，ボストン・サイエンティフィックジャパン社

Ⅳ．MRI 対応

これまでMRIは禁忌であったが，MRI対応の製品が開発され，撮像条件が合えば，MRI撮像が可能となった（表7）．現在のところ，1.5 Tのみ対応している．SCS施行後に，MRIが必要となる可能性は多くはないと考えられるが，撮影できるほうが安心とのことで，MRI対応の製品を選択する患者はいる．ペースメーカーは3.0 T対応になっており，SCSでも今後，3.0 T対応になるように期待したい．

Ⅴ．当院・当科での SCS の実績

当院で当科が開設されたのは，2004年である．SCSの症例は年々徐々に増え，最近では年間30〜40症例のSCS関連の手術を施行している．適応疾患は，末梢神経障害，腰部脊柱管狭窄症，複合性局所疼痛症候群，脊髄損傷後

Ⅰ. 総　論　◆　3. インターベンショナル治療

表7. 各社のMRI撮像条件

	メドトロニック社	アボット社	ボストン社
撮像可能部位	全身	全身	全身
静磁場	1.5 T	1.5 T	1.5 T
SAR値 （非吸収率）	通常操作モード 全身2.0 W/kg以下 頭部3.2 W/kg以下	円筒型リード 0.8 W/kg以下または B1＋rms 1.6 μ以下 パドル型リード 0.1 W/kg以下または B1＋rms 0.8 μ以下	通常操作モード 全身2.0 W/kg以下 頭部3.2 W/kg以下
最大空間勾配 （最大空間傾斜）	19 T/m	30 T/m	40 T/m
条件	特になし	リードの先端が Th7～Th12	ジェネレータが 満充電

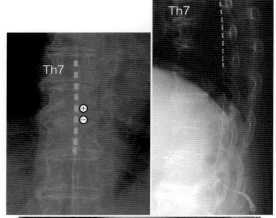

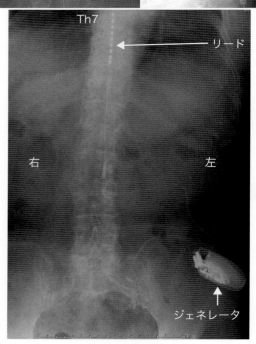

図2. 腰部脊柱管狭窄症に対するSCS施行後の単純X線像．設定：バースト刺激，電流0.15 mA，周波数40 Hz，パルス幅1,000 μs

遺症，腰椎手術後疼痛症候群，末梢血流障害，帯状疱疹後神経痛などの順で多い．

　腰部脊柱管狭窄症，変形性腰椎症の症例を提示する．

症　例．70歳台，女．

　下肢痛（VAS 80/100 mm），下肢のしびれ（VAS 80/100 mm），腰痛（VAS 20/100 mm）があった．腰椎MRIでは軽度の脊柱管狭窄であり，手術適応はなかったが，症状が強く，保存的治療に行き詰っていた．下肢に感覚障害が認められ，神経障害性疼痛であることは明らかであった．このため，SCSを施行した．Th12/L1から硬膜外腔に穿刺し，リードを挿入した（図2）．リードの先端がTh7の位置で刺激を行うと，腰部と下肢に刺激感覚を感じた．1週間の試験刺激で痛みとしびれの軽減（下肢痛VAS 40/100 mm，下肢のしびれVAS 40/100 mm，腰痛VAS 0/100 mm）が認められた．このため，ジェネレータの植込みを施行した．

まとめ

　1）本邦では，SCSの機器は3社のものが使用可能である．各社新しい機器が登場し，最近のSCSの進歩は目覚ましいものがある．

　2）SCSの機器の特徴を把握することは，慢性難治性のしびれ・痛みに対する新たな治療手段を得ることになる．

文　献

1) Shealy CN, Mortimer JT, Reswick JB：Electrical inhibition of pain by stimulation of the dorsal columns；preliminary clinical report. Anesth Analg **46**：489-491, 1967
2) Shimoji K, Higashi H, Kano T et al：Electrical management of intractable pain. Masui **20**：444-447, 1971
3) Simpson EL, Duenas A, Holmes MW et al：Spinal cord

stimulationfor chronic pain of neuropathic or ischaemic origin；systematic review and economic evaluation. Health Technol Assess **13**（ⅲ，ⅸ-ⅹ）：1-154, 2009

4）The British Pain Society：The British Pain Society's Spinal cord stimulation for the management of pain；recommendations for best clinical practice. April 2009 ＜http://www.britishpainsociety.org/static/uploads/resources/files/book_scs_main_1.pdf＞［Accessed 7 July 2018］

5）柳本富士雄，森山萬秀，村川和重：CRPS 以外の疼痛に対する脊髄刺激療法. ペインクリニック **26**：S283-S291, 2005

6）山本隆充，深谷　親：難治性疼痛に対する脊髄刺激療法（SCS）. 脳 21 **18**：28-32, 2015

7）De Ridder D, Vanneste S, Plazier M et al：Burst spinal cord stimulation；toward paresthesia-free pain suppres-sion. Neurosurgery **66**：986-990, 2010

8）Berg AP, Mekel-Bobrov N, Goldberg E et al：Utilization of multiple spinal cord stimulation（SCS）waveforms in chronic pain patients. Expert Rev Med Devices **14**：663-668, 2017

9）Thomson SJ, Tavakkolizadeh M, Love-Jones S et al：Effects of rate on analgesia in kilohertz frequency spi-nal cord stimulation；results of the proco randomized controlled trial. Neuromodulation **21**：67-76, 2018

10）Kapural L, Yu C, Doust MW et al：Novel 10-khz high-frequency therapy（hf10 therapy）is superior to tradi-tional low-frequency spinal cord stimulation for the treatment of chronic back and leg pain；the senza-rct randomized controlled trial. Anesthesiology **123**：851-860, 2015

＊　　　＊　　　＊

I. 総 論 ◆ 3. インターベンショナル治療

周術期疼痛管理のオプションとしての
経頭蓋直流電気刺激——Preliminary study*

設楽 仁 一ノ瀬 剛 濱野哲敬 佐々木 毅 筑田博隆**

[別冊整形外科 74：84〜86, 2018]

は じ め に

痛みは，感覚，感情，認知そして社会的要素を伴った苦悩体験である．長引く痛みは，脳の可塑性を引き起こし，脳の構造に影響を与え，治療に難渋する慢性疼痛を引き起こす．運動器疾患においても，肩腱板断[1]や反復性肩関節脱臼[2]の患者において，疼痛や運動に関連する脳機能の変化が起こっていることが報告されている．

脳機能を非侵襲的に修飾する方法として，微弱電流で経頭蓋的に脳を刺激する，経頭蓋直流電気刺激法（transcranial direct current stimulation：tDCS）が知られている．tDCSは慢性疼痛の補助的な機能的治療法として，疼痛軽減効果が報告されている[3]．

しかしながら，運動器疾患の術後（急性期）疼痛に関して，どのような効果があるかの検討はなされていない．今回，術後疼痛の中でも比較的強い疼痛を起こす，肩腱板断裂術後の急性期の疼痛に対して，tDCSの有用性，安全性について検討するため，予備的研究を行った．

I. 方 法

群馬大学医学部附属病院の臨床試験審査委員会より承認を受けたプロトコルに従い，右肩腱板断裂に対して関節鏡視下肩腱板断裂手術（ARCR）を施行された右利きの患者10例を対象とした．無作為に対象者をtDCS群（A群5例）とコントロールのsham刺激群（S群5例）に割り付けした．

ARCRを施行された右利きの右肩腱板断裂患者で，本研究参加の同意が得られた10例（男性5例，女性5例，平均年齢63.2歳）を対象とし，無作為にactive tDCS群

（A群16例）とsham tDCS群（S群10例）に割り付けた．術中から術後2日間は，持続腕神経叢ブロックによる疼痛管理を行い，術後5日目より5日間tDCSによる介入を行った．

❶ 刺激部位の決定

経頭蓋磁気刺激装置（MagPro, DANTEC社）を用いて，右短母指外転筋のホットスポットを検索した．同定した部位にマーキングを行い，先行研究[4]に従い，1 cm後方，1 cm内側を肩のrepresentationとし，マーキングを行った．この部位を中心に陽極電極（5×5 cm）を設置した．陰極電極（5×5 cm）は前額部に設置した．

❷ 刺激条件

脊髄損傷の中枢性疼痛に対する先行研究[5]を参考にし，tDCS装置（neuroConn, GmbH社）を用い，2 mAで20分間刺激した．また，sham刺激は，刺激部位・強度はtDCS群と同様で，10秒のみ刺激し，その後刺激を中止し，それぞれ連続5日間行った．

❸ 疼痛の評価

刺激開始前（pre），開始10分（during），刺激直後（post 0），終了後30分，60分のタイミングで，疼痛（visual analog scale：VAS）および知覚・痛覚定量分析装置であるPainVision（ニプロ社）を用いた痛み度（pain degree）＝100×（痛み対応電流−最小感知電流）/最小感知電流）で疼痛の評価を行った．

主要評価項目として，tDCS刺激・sham刺激群の各疼痛評価項目の違いを検討し，tDCSの疼痛抑制効果およ

∎ Key words

tDCS, pain, perioperative pain control

*Transcranial direct current stimulation for perioperative pain control; preliminary study
**H. Shitara, T. Ichinose, N. Hamano, T. Sasaki, H. Chikuda（教授）：群馬大学大学院整形外科（Dept. of Orthop. Surg., Gunma University Graduate School of Medicine, Maebashi）.
[利益相反：あり．本研究に関する費用は中冨健康科学振興財団研究助成が一部負担した.]

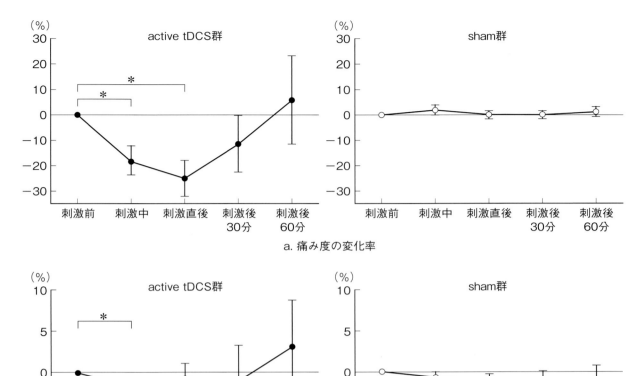

図1．tDCSおよびsham刺激群の変化．bar：標準誤差，*$p<0.05$

❹統　計

介入した5日間の疼痛を平均して，各群内および両群間で比較検討を行った．

それぞれの群における介入後の変化は，介入前を基準として，変化率で比較し，一元配置分散分析を行った．

介入前および介入後の各タイミングにおける両群間の違いは対応のないt検定を行った．

統計ソフトGraphPad Prism5（Graphpad社）を用いた．p値5％未満を有意差ありとした．

II．結　果

A群，S群の平均年齢はそれぞれ$66.4±6.8$歳，$59.6±7.2$歳で有意差は認めなかった（$p=0.16$）．性別はA群が男性2例，女性3例，S群が男性3例，女性2例で両群間に有意差は認めなかった（$p=1.0$）．

介入前平均疼痛VASはA群，S群それぞれ$21.5±10.5$ mm，$6.6±3.6$ mmで有意差を認めなかった（$p=0.15$）．

一方で，介入前平均痛み度はA群，S群それぞれ$76.5±13.1$，$11.2±2.6$で有意差を認めた（$p=0.001$）．

介入により疼痛VASは，各群内，群間ともに有意な変化を認めなかった．痛み度は，A群ではduring平均-19.3％，post 0平均-17.1％で，preと比べ有意に改善した．一方，S群では有意な変化はなかった（図1）．両群間の比較では，during，post 0でA群はS群と比して痛み度の有意な改善を認めた（$p<0.05$）．有害事象は特に認めなかった．

III．考　察

本研究は予備実験ではあるものの，tDCSの介入は，sham刺激と比較して，一時的ではあるものの自覚症状および電気的な定量的評価において，有意な疼痛の改善を認めた．これは術後急性疼痛にもtDCSによる疼痛抑制効果を示した初めての報告である．

❶tDCSの疼痛抑制効果

前頭前皮質は痛み，喜び，不快などと感情に関する脳

神経回路に関連する部位で，tDCS を用いた疼痛研究において，刺激ターゲットの候補になっている[3,6]．多発性硬化症の疼痛に対して左背外側前頭前皮質を刺激することで，疼痛 VAS や brief pain inventory global scale などが sham 刺激と比較して，有意に改善したと報告している[3]．また，Naylor らは健常被検者 41 例を対象として，陽極もしくは陰極で左背外側前頭前皮質を刺激し，刺激電極の違いで痛みの不快感が有意に異なっていたことを報告し，疼痛の知覚を修飾するうえで左背外側前頭前皮質が重要な役割を任っていると報告している[6]．

運動器に関連する疾患としては，外傷性脊髄損傷患者を対象として，sham 刺激を対照群とした phase 2 臨床試験を行い，一次運動野への陽極刺激は sham 刺激に比べて有意に疼痛を改善したと報告している[5]．

本研究では，外傷性脊髄損傷を対象とした刺激プロトコルを用いて有意な疼痛の改善を認めた．一次運動野は運動ネットワークの中心であり，疼痛マトリックスとも連結しており，また，疼痛の知覚に関連する部位とも連結しているため，疼痛抑制効果があったことが推測された．

❷tDCS の安全性

笠原らは，若年の健常被検者を対象とし，tDCS を 1 mA の強度で 4 日間連続して刺激を行う実験プロトコルにおいて，刺激から 3 日目および 4 日目にそれぞれ電極直下の皮膚に小さな発赤が生じたことを報告し，連日で刺激を行う場合は皮膚の炎症を起こす可能性があるので，刺激を行う間隔を空けることが望ましく，刺激直下の皮膚の発赤は tDCS の主要な副作用の一つと考えられ，実験前に被検者にその可能性について説明すべきであると報告している[7]．

また，佐伯らは，脳卒中慢性期片麻痺患者を対象として，tDCS 下ロボット支援訓練による併用療法実施中の tDCS の有害事象に関して検討を行った．1 日あたり 1 mA×10 分間の tDCS 介入を 10 セッション，合計 18 日間の介入（180 セッション）を施行した．疲労の訴えが 61％ともっとも多かったが，最終の第 10 セッション時には 39％まで低下した．次に頻度が高いものは，上肢のだるさ，肩痛，温まるなどの症状で 39％だった．症状は終了後〜翌日までにはほぼ消失した．tDCS 実施中，介入を中止するような重度の有害事象はみられず，介入後の消失，介入の慣れによる低減があり，安全に遂行できると報告している[8]．

本研究では，肩腱板断裂患者を対象として，2 mA で 20 分間の tDCS 介入を 5 日間連続で行ったが，先行研究[7,8]のような有害事象は発生しなかった．

皮膚抵抗が高い場合，電流が一定でも，電圧が上昇してしまうため，発生する熱エネルギー（電圧×電流×時間）が高くなり，皮膚障害を引き起こすことが考えられる．われわれは，先行研究[7]を参考として，皮膚抵抗を慎重にていねいに下げることを準備段階で行った．このことが皮膚障害の発生の回避に寄与した可能性があると考える．

また，疲労やだるさに関しては，tDCS による脳機能の修飾に伴うものと考えられるが，先行研究における脳卒中慢性期片麻痺患者では，脳の機能的，構造的な変化がダイナミックに起こっており[8]，われわれが対象とした脳に器質的な疾患のない症例とは疾患の有害事象に与える影響が異なることが考えられた．

本研究の限界として，以下の点があげられる．① 症例数が少ない，② 術直後から 2 日間は腕神経叢ブロックを全例行っており，③ 疼痛に関連のあるうつや気分障害などの患者背景を心理テストを用いて評価していない．

しかしながら，tDCS が術後の疼痛を有意に改善したことに関しては，非侵襲的に非薬物的に疼痛をコントロールする手法として今後期待が高まることが予想される．

ま と め

tDCS は，ARCR 術後の疼痛 VAS，知覚・痛覚定量分析装置による痛み定量値を有意に改善した．

文献
1) 設楽　仁，高岸憲二，下山大輔ほか：腱板断裂における疼痛には中枢神経の機能的変化が関与する―fMRI 研究．肩関節 37：755-759，2013
2) Shitara H, Shimoyama D, Sasaki T et al：The Neural Correlates of Shoulder Apprehension；a functional MRI study. PLoS One 10：e0137387, 2015
3) Ayache SS, Palm U, Chalah MA et al：Prefrontal tDCS decreases pain in patients with multiple sclerosis. Front Neurosci 10：147, 2016
4) Chen A, Yao J, Kuiken T et al：Cortical motor activity and reorganization following upper-limb amputation and subsequent targeted reinnervation. Neuroimage Clin 11：498-506, 2013
5) Fregni F, Boggio PS, Lima MC et al：A sham-controlled, phaseⅡ trial of transcranial direct current stimulation for the treatment of central pain in traumatic spinal cord injury. Pain 122：11-13, 2006
6) Naylor JC, Borckardt JJ, Marx CE et al：Cathodal and anodal left prefrontal tDCS and the perception of control over pain. Clin J Pain 30：693-700, 2014
7) 笠原和美，田中悟志，渡邊克巳ほか：複数日連続した経頭蓋直流電気刺激により電極直下の皮膚に発赤を生じた 2 例．臨神生 39：24-27，2011
8) 佐伯　覚，白石純一郎，岩永　勝ほか：脳卒中患者に対する経頭蓋直流電気刺激の安全性について．総合リハ 42：463-466，2014

Ⅱ．疾患・病態別の
　　診断・治療

Ⅱ. 疾患・病態別の診断・治療 ◆ 1. 頚椎・上肢

頚椎症性神経根症に対する治療法の進歩*

古矢丈雄　牧　聡　國府田正雄　山崎正志　大鳥精司**

［別冊整形外科 74：88～92，2018］

は じ め に

　頚椎症性神経根症は，変形性脊椎症に伴う骨棘，椎間板ヘルニアなどによる神経根圧迫のため，神経根症状を発現した状態である．本疾患は日常診療において比較的遭遇する機会は多いが，実際の治療方針や治療戦略は国や医師間で大きく異なるのが現状である．特に，手術適応や術式選択に関しては，本邦と欧米諸国は大きく異なっている．本稿では頚椎症性神経根症の治療，特に手術的治療について文献的考察を行ったので報告する．

Ⅰ. 保存的治療

　本疾患は頚部，肩甲部，上肢にかけて，主に一側性に痛みやしびれ症状をきたす．North American Spine Society（NASS）ワーキンググループのレビュー論文において，本疾患のほとんどの患者は特別な治療をせずとも自然治癒するとされた[1]．Spurling らは頚椎症性神経根症患者の88％が保存的治療で4週以内に回復したと報告した[2]．自然経過および保存的治療の経過が良好であることから，一般的に手術的治療に対し保存的治療が先行される[3]．本疾患に対する保存的治療として，①局所安静，②薬物的治療（内服），③ブロック注射，④運動療法，⑤牽引療法などが施行されている．

❶局所安静

　日常診療における経験上，一定の効果は期待できる治療法と考えるが，系統的レビュー（systematic review）や無作為化比較対照試験（randomized controlled trials：RCT）では，カラー固定の疼痛改善効果はほとんど

ないとされている[4~6]．

❷薬物的治療（内服）

　一般臨床現場においてNSAIDsや筋弛緩薬は初期治療として広く使用される薬物であるが，Cochrane レビューでは頚部痛に対するこれらの薬剤のエビデンスは限定されると記されており，神経根症については明記されていない[7]．一方，短期間のステロイド内服は神経根症に関連する疼痛を軽減させたとの報告がある[8]．昨今，神経障害性疼痛という概念が提唱され，多くの関心が寄せられている．意見が分かれるところであるが，「神経障害性疼痛薬物療法ガイドライン」[9]では椎間板ヘルニア，神経根症などによる急性期の痛みは神経障害性疼痛に含めないという立場をとっている．しかし同ガイドラインは，これらの急性痛に対しても神経障害性疼痛治療薬である抗てんかん薬や抗うつ薬が効果を示すこともあるとしている．

❸神経ブロック療法

　ステロイド硬膜外注射の効果が報告されている[10]．本邦においてもエコー下神経根ブロックを治療に取り入れている医師も多い．

❹運動療法

　急性期の神経根症に伴う痛みに対し，筋力訓練とストレッチの有用性が報告されている[11]．

❺牽引療法

　牽引療法と運動療法の組み合わせは運動療法単独に比

▌Key words

cervical spondylotic radiculopathy,　anterior cervical discectomy and fusion,　foraminotomy,　cervical disc arthroplasty

*Current topics of surgical treatment for cervical spondylotic radiculopathy
**T. Furuya（講師），S. Maki：千葉大学大学院整形外科（Dept. of Orthop. Surg., Chiba University Graduate School of Medicine, Chiba）；M. Koda（准教授），M. Yamazaki（教授）：筑波大学整形外科；S. Ohtori（教授）：千葉大学大学院整形外科．
［利益相反：なし．］

し効果を認めたという報告がある[12].

❻マッサージ

2012年のCochraneレビューでは，頚部痛に対するマッサージの治療効果は不明瞭で，推奨できないとしている[13]．その理由として，マッサージに関する治療成績を述べた医学論文は存在するものの，臨床評価時期が施術直後となっており，評価時期としては不適当であるとの結論が下されている．また，施術後の疼痛増悪についての報告が散見されたとの記述がある．

Ⅱ．手術的治療

❶手術のタイミング

多くの症例では保存的治療により日常生活には支障ない程度まで改善を認めるため，最終的に手術適応となる症例はわずかである[14]．しかしながら，疼痛やしびれが保存的治療抵抗性で遷延する場合，合併する筋力低下の改善が認められない場合，脊髄症を併発する場合，これらの場合は手術的治療に踏み切るタイミングと考えられる．

上記の3つの中で，「脊髄症の併発」については手術を考慮するタイミングとして異論は少ないと思われる．一方，前二者の「遷延する」「改善を認めない」と判断する時期については一定のコンセンサスはない．手術に踏み切るタイミングとして，発症より1週間[15]，6週間[16]，3ヵ月[17]との報告がある．欧米，とくに米国では急性期より積極的に手術的治療が行われている．その理由として，保険制度の違いと医師の給与体系の違いがあげられた[18].

本邦では，約3ヵ月の保存的治療に症状が抵抗性の場合，手術を考慮するという考え方が一般的と思われる．頚椎人工椎間板置換術（cervical disc arthroplasty：CDA）の適正使用基準において，その適応に関する項目の中で「原則として，3ヵ月以上の保存療法に抵抗する患者を対象」と記されている．ちなみに米国では「6週間の保存的治療に抵抗する患者」とされている．

後述するように，本疾患に対する手術成績はおおむね良好であるため，いたずらに長期間保存的治療に固執することは適切でない．逆に安易な適応によって本来不要な手術を行うことも適切でない．「罹病期間」はあくまで症状が遷延していることの目安である．また，たとえ筋力低下が遷延していても患者の日常生活にそれほど影響していない（患者は困っていない）場合もある．本疾患は個々の患者の症状の程度や社会的背景（活動度や職業）などを考慮に入れつつ，症例ごとに手術適応を決定する必要がある．

❷術式選択

現在，術式は大きく3つに分類される．かつては前方法（前方除圧固定術）と後方法［椎間孔拡大術（foraminotomy）］の2つの選択肢であったが，現在はこれにCDAが加わった．CDAは米国ではすでに2007年より臨床使用されており，7年成績が報告されている[19]．本邦においてはMedtronic社のPrestige LPが2017年5月に薬事承認され，同年12月より臨床使用開始となった．同製品は実施施設基準，実施医基準が課せられている．また，本医療機器は本邦においては初の人工椎間板であり，承認後間もないことから，市販後調査として全例の症例登録が義務づけられている．

前方法として，以前は責任椎間高位頭尾側の椎体の一部を掘削する頚椎椎体亜全摘除圧固定術や，1椎体を全切除する術式（corpectomy）が主流であった．現在でも連続する2椎間の病変に対しては，その視野の広さやワーキングスペースの点からcorpectomyは有用な術式である．しかし1椎間病変に対しては，手術顕微鏡の導入や椎間開大器など医療機器の進歩に伴い，上下終板は温存し責任高位椎間のみ除圧を行う頚椎前方椎間除圧固定術（anterior cervical discectomy and fusion：ACDF）が主流となっている（図1）．

後方法としては椎間孔拡大術が古くより施行されている（図2）．最近ではチューブ型レトラクターを使用した術式や内視鏡下手術など低侵襲化が進んでいる．

術式選択について欧米ではforaminotomyに比べACDFとCDAが好まれるようである．本邦ではACDFとforaminotomyが個々の術者の考えで選択・施行されており，今後はこれにCDAが加わることとなる．

❸治療成績

近年，各術式の治療成績を比較するRCTや，いくつかのRCTデータを統合し解析したメタ分析（meta-analysis），系統的レビューの報告が相次いでいる[20~27]．Gutmanら[20]はRCT論文をメタ分析し，3つの術式の手術成績を比較した．どの術式が最良かは明らかでないが，再手術率はCDA，foraminotomy，ACDFそれぞれ6.49%，7.00%，14.46%で，CDAが一番少なかったと結論づけた．また，合併症率はCDA，foraminotomy，ACDFそれぞれ27.27%，3.00%，21.29%で，foraminotomyが一番少なかったと報告した．

a．手術成績

ACDFおよびforaminotomyの治療成績については以前より論じられてきたところである．いずれの術式も良好な治療成績が報告されている[21,22]．近年ではCDAとACDFを比較した報告が増えている．RCT論文のメタ

Ⅱ．疾患・病態別の診断・治療　◆　1．頚椎・上肢

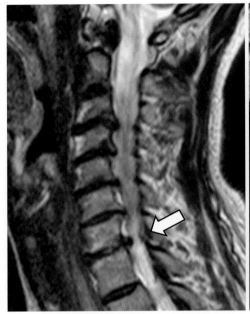 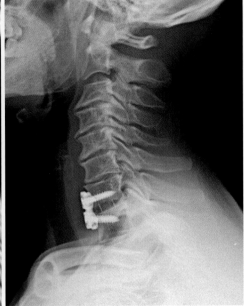

a．術前 MRI T2 強調矢状断像．C7/Th1 高位に椎間板ヘルニアを認める（矢印）．

b．術後 X 線側面像．C7/Th1 の 1 椎間除圧固定術を施行し，疼痛，しびれともに改善した．

図1．43 歳，女．頚椎症性神経根症に対する ACDF．保存的治療抵抗性の左肩甲部痛，左上肢しびれを認める．

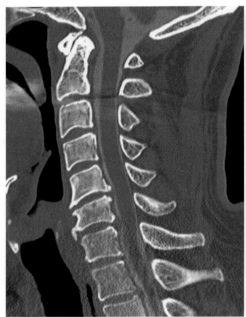 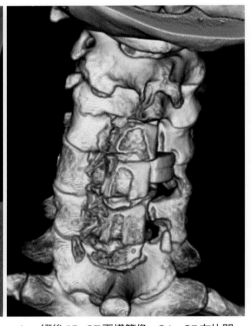

a．術前脊髄造影後 CT 矢状断再構築像．C5/C6，C6/C7 高位に骨棘による狭窄像を認める．

b．術後 3D-CT 再構築像．C4～C7 右片開き式椎弓形成術，右 C5/C6 および C6/C7 椎間孔拡大術を施行した．肩甲部痛は消失，上腕痛は軽減した．

図2．63 歳，男．頚椎症性神経根症に対する椎間孔拡大術（foraminotomy）．保存的治療抵抗性の右前腕痛，右肩甲上部痛を認める．

分析が行われており，Hu ら[23]は neck disability index（NDI），患者立脚型評価法から，Xie ら[24]は NDI，頸部および上肢の visual analogue scale（VAS），神経学的成功率から CDA の優越性を述べている．

b．隣接椎間障害

固定術の長期合併症として隣接椎間障害は一定の確率で生じうる問題である．foraminotomy と ACDF を比較検討した系統的レビューでは，foraminotomy は隣接高位の可動域を増大させなかったため ACDF に比し隣接椎間障害が少ない可能性があるとしている[22]．人工椎間板置換術は当該椎の可動性を許容する，いわゆる motion preservation surgery であり，隣接椎間障害を減少させることが期待される．ACDF との比較では，その優越性が証明される報告が多い[24~26]が，統計学的には同等との報告[27]もある．結果には術後経過観察期間や対象疾患（ヘルニアか脊椎症か）などが影響すると考えられる．

Ⅲ．保存的治療と手術的治療の成績比較

実臨床において保存的治療と手術的治療の RCT を組むことや，背景を揃えた2群を設定し比較検討することは非常に困難と思われるが，過去にはいくつかの比較研究がある[28~30]．短期的には手術的治療（ACDF）が勝るものの[28,30]，長期的には両者の成績は同じとされる[28]．どの時点の評価でも両者に差がないとする報告もある[29]．手術的治療（CDA）の優越性を述べる報告があるが，画像評価のみで臨床成績が加味されていない[31]．van Middelkoop らの系統的レビューでは，保存的治療に対する手術的治療の優越性ははっきりしないと結論づけている[32]．

ま と め

頸椎症性神経根症の治療，特に手術的治療について文献的考察を行った．頸椎症性神経根症の多くは保存的治療により軽快する．一方，手術的治療の成績も良好であり，今後，人工椎間板置換術の長期成績も明らかになると思われる．われわれ臨床医，脊椎脊髄外科医はいたずらな保存的治療の継続や，安易な適応での手術に偏ることなく，患者ニーズにあわせ適切な治療を提供することが求められる．

文　献

1) Bono CM, Ghiselli G, Gilbert TJ et al：An evidence-based clinical guideline for the diagnosis and treatment of cervical radiculopathy from degenerative disorders. Spine J **11**：64-72, 2011

2) Spurling RG, Segerberg LH：Lateral intervertebral disk lesions in the lower cervical region. J Am Med Assoc **151**：354-359, 1953

3) Childress MA, Becker BA：Nonoperative management of cervical radiculopathy. Am Fam Physician **93**：746-754, 2016

4) Graham N, Gross A, Goldsmith CH et al：Mechanical traction for neck pain with or without radiculopathy. Cochrane Database Syst Rev（3）：CD006408, 2008

5) The British Association of Physical Medicine：Pain in the neck and arm；a multicenter trial of the effects of physiotherapy. Br Med J **1**（5482）：253-258, 1966

6) Swezey RL, Swezey AM, Warner K：Efficacy of home cervical traction therapy. Am J Phys Med Rehabil **78**：30-32, 1999

7) Peloso P, Gross A, Haines T et al：Medicinal and injection therapies for mechanical neck disorders. Cochrane Database Syst Rev（3）：CD0000319, 2007

8) Ghasemi M, Masaeli A, Rezvani M et al：Oral prednisolone in the treatment of cervical radiculopathy；a randomized placebo controlled trial. J Res Med Sci **18**[Suppl 1]：S43-S46, 2013

9) 日本ペインクリニック学会神経障害性疼痛薬物療法ガイドライン改訂版作成ワーキンググループ（編）：末梢神経の急性炎症による痛み．神経障害性疼痛薬物療法ガイドライン，第2版，真興交易医書出版部，東京，2016

10) Kwon JW, Lee JW, Kim SH et al：Cervical interlaminar epidural steroid injection for neck pain and cervical radiculopathy；effect and prognostic factors. Skeletal Radiol **36**：431-436, 2007

11) Boyles R, Toy P, Mellon J Jr et al：Effectiveness of manual physical therapy in the treatment of cervical radiculopathy；a systematic review. J Man Manip Ther **19**：135-142, 2009

12) Fritz JM, Thackeray A, Brennan GP et al：Exercise only, exercise with mechanical traction, or exercise with over-door traction for patients with cervical radiculopathy, with or without consideration of status on a previously described subgrouping rule；a randomized clinical trial. J Orthop Sports Phys Ther **44**：45-57, 2014

13) Patel KC, Gross A, Graham N et al：Massage for mechanical neck disorders. Cochrane Database Syst Rev（9）：CD004871, 2012

14) 望月眞人：頸椎症性神経根症の治療選択前方除圧固定術の立場から．Loco Cure **3**：60-64, 2017

15) Murphey F, Simmons JCH, Brunson B：Surgical treatment of laterally ruptured cervical disc；review of 648 cases, 1939 to 1972. J Neurosurg **38**：679-683, 1973

16) Albert TJ, Murrell SE：Surgical management of cervical radiculopathy. J Am Acad Orthop Surg **7**：368-376, 1999

17) Herkowitz HN, Kurz LT, Overholt DP：Surgical management of cervical soft disc herniation；a comparison between the anterior and posterior approach. Spine **15**：1026-1030, 1990

18) 宮下智大，山崎正志，大河昭彦ほか：頸椎症性神経根症に対する治療．千葉医学 **84**：61-67, 2008

19) Burkus JK, Traynelis VC, Haid RW Jr：Clinical and radiographic analysis of an artificial cervical disc；7-year follow-up from the prestige prospective random-

ized controlled clinical trial；clinical article. J Neurosurg Spine **21**：516-528, 2014

20）Gutman G, Rosenzweig DH, Golan JD：Surgical treatment of cervical radiculopathy；meta-analysis of randomized controlled trials. Spine **43**：E365-E372, 2018

21）Lubelski D, Healy AT, Silverstein MP et al：Reoperation rates after anterior cervical discectomy and fusion versus posterior cervical foraminotomy；a propensity-matched analysis. Spine J **15**：1277-1283, 2015

22）Liu WJ, Hu L, Chou PH et al：Comparison of anterior cervical discectomy and fusion versus posterior cervical foraminotomy in the treatment of cervical radiculopathy；a systematic review. Orthop Surg **8**：425-431, 2016

23）Hu Y, Lv G, Ren S et al：Mid-to long-term outcomes of cervical disc arthroplasty versus anterior cervical discectomy and fusion for treatment of symptomatic cervical disc disease；a systematic review and meta-analysis of eight prospective randomized controlled trials. PLoS One **11**：e0149312, 2016

24）Xie L, Liu M, Ding F et al：Cervical disc arthroplasty (CDA) versus anterior cervical discectomy and fusion (ACDF) in symptomatic cervical degenerative disc diseases (CDDDs)；an updated meta-analysis of prospective randomized controlled trials (RCTs). Springerplus **5**：1188, 2016

25）Zhu Y, Zhang B, Liu H et al：Cervical disc arthroplasty versus anterior cervical discectomy and fusion for incidence of symptomatic adjacent segment disease；a meta-analysis of prospective randomized controlled trials. Spine **41**：1493-1502, 2016

26）Luo J, Wang H, Peng J et al：Rate of adjacent segment degeneration of cervical disc arthroplasty versus fusion meta-analysis of randomized controlled trials. World Neurosurg **113**：225-231, 2018

27）Dong L, Xu Z, Chen X et al：The change of adjacent segment after cervical disc arthroplasty compared with anterior cervical discectomy and fusion；a meta-analysis of randomized controlled trials. Spine J **17**：1549-1558, 2017

28）Persson LC, Carlsson CA, Carlsson JY：Long-lasting cervical radicular pain managed with surgery, physiotherapy, or a cervical collar；a prospective, randomized study. Spine **22**：751-758, 1997

29）Mayer TG, Anagnostis C, Gatchel RJ et al：Impact of functional restoration after anterior cervical fusion on chronic disability in work-related neck pain. Spine J **2**：267-273, 2002

30）Lofgren H, Johansen F, Skogar O et al：Reduced pain after surgery for cervical disc protrusion/stenosis；a 2 year clinical follow-up. Disabil Rehabil **25**：1033-1043, 2003

31）He A, Xie D, Qu B et al：Comparison between cervical disc arthroplasty and conservative treatment for patients with single level cervical radiculopathy at C5/6. Int J Surg **54**（Pt A）：124-128, 2018

32）van Middelkoop M, Rubinstein SM, Ostelo R et al：Surgery versus conservative care for neck pain；a systematic review. Eur Spine J **22**：87-95, 2013

＊　　　＊　　　＊

II. 疾患・病態別の診断・治療 ◆ 1. 頚椎・上肢

頚椎症性神経根症・脊髄症による上肢痛に対する
診断と治療の進歩*

國府田正雄　　牧　　聡　　江口　和　　安部哲哉　　船山　徹
山崎正志**

[別冊整形外科 74：93～95，2018]

I. 診断—画像診断の進歩

　MRI，CT をはじめとする画像診断が飛躍的に進歩した現在でも，画像上の異常と実際の神経障害の不一致という問題点が残る．したがって今日でも従来どおり神経症状と画像上の異常の合致を確認することが頚椎症性神経根症・脊髄症による上肢痛診断の基本である．従来法である MRI における脊髄内信号変化と臨床症状の相関については，脊髄内 T2 強調画像高信号，T1 強調画像低信号変化や，多椎間にわたる T2 強調画像高信号変化などが脊髄症に対する手術成績不良と相関することが報告されている[1]が，脊髄内信号変化と上肢痛との関連は不明である．ヘルニアや頚椎症性変化に起因する椎間孔狭窄による神経根圧迫はMRIで観察可能だが，やはり上肢痛との関連は不明である．

　近年の MRI 技術の進歩により，脊髄・神経根障害を可視化できる可能性が高まりつつある．拡散強調テンソル画像（diffusion tensor imaging：DTI）は，対象となる組織内の水分子拡散を画像として捉えることで組織障害の程度を評価しうる MRI 撮像方法である．解像度が低いことが最大の問題であったが，近年の技術の進歩に伴い脊髄の索路特異的な評価が可能なレベルにまで解像度が改善された（図1）[2]．また，脊髄症重症度の左右差と DTI パラメータの相関を示すことができた[3]．将来的には DTI の精度をさらに高めることで痛み・しびれの原因病巣を MRI で診断できる可能性に期待がもたれる．

　拡散強調テンソル画像を画像処理することで神経走行を可視化する技術が拡散テンソルトラクトグラフィー（diffusion tensor tractography：DTT）である．腰椎神経根は DTT で明瞭に画像化できることが報告され，腰部神経根症においては障害神経根を DTT で可視化する試みが報告されている[4]．頚部神経根から腕神経叢にかけて，DTT により明瞭に描出が可能となりつつある（図2）ことから，近い将来には頚部神経根症においても障害神経根を可視化できるようになると期待がもたれる．

　これら新規 MRI 技術を用いることで，障害神経根・脊髄索路を可視化することができる，すなわち神経の構造だけでなく機能をも反映しうる画像評価ができる時代が近づいている．

II. 治療—薬物的治療の進歩

　近年，疼痛には侵害受容性と神経障害性のそれぞれがあり，病態ごとに両者の関与が異なっているという概念が一般化している．頚椎症性神経根症・脊髄症に起因する上肢のしびれ・痛みに関しても侵害受容性疼痛のみならず神経障害性疼痛の要素が少なくないとの考えに基づき，神経障害性疼痛治療薬の投与が普及している．

　「神経障害性疼痛薬物療法ガイドライン」では，抗うつ薬 2B，プレガバリン 1C，オピオイド 2D との推奨度が示され，プレガバリン，デュロキセチンなどが神経障害性疼痛治療の第一選択薬として，ワクシニアウイルス接種家兎炎症皮膚抽出液（ノイロトロピン），トラマドールなどが第二選択薬，オピオイドが第三選択薬として推奨されている（図3）．頚椎症性神経根症・脊髄症に起因する上

▌Key words

cervical radiculopathy, cervical myelopathy, arm pain

*Recent advance of diagnosis and treatment for arm pain caused by cervical radiculopathy/myelopathy
**M. Koda（准教授）：筑波大学整形外科（Dept. of Orthop. Surg., Faculty of Medicine, University of Tsukuba, Tsukuba）；S. Maki：千葉大学大学院整形外科；Y. Eguchi：下志津病院整形外科；T. Abe（講師），T. Funayama（講師），M. Yamazaki（教授）：筑波大学整形外科．
［利益相反：なし．］

Ⅱ．疾患・病態別の診断・治療　◆　1．頚椎・上肢

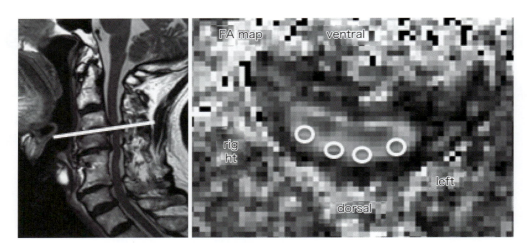

臨床症状	FA 値	係数	p 値	相関関係
JOA スコア	全断面	0.28	0.35	なし
	側索	0.17	0.59	なし
	後索	0.44	0.12	弱い相関
下肢 JOA スコア	全断面	0.59	0.032	弱い相関
	側索	0.49	0.091	弱い相関
	後索	0.68	0.01	強い相関

図 1．MRI 拡散強調テンソル画像（DTI）による脊髄索路特異的な障害度評価．脊髄後索の DTI パラメータは患者の JOA スコア下肢運動項目と相関しており，DTI により脊髄の障害程度を可視化しうることがわかった（千葉大学大学院整形外科　牧聡先生より画像をご提供いただいた）．

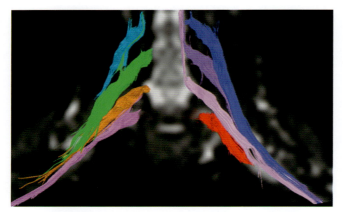

図 2．MRI 拡散強調テンソルトラクトグラフィー（DTT）による頚椎神経根〜腕神経叢までの描出．拡散テンソル画像を画像処理することで神経走行を可視化する技術が DTT である．椎間孔内外での神経根圧迫の状況やそれによる神経根障害の程度を可視化できる可能性がある（国立病院機構下志津病院整形外科　江口和先生より画像をご提供いただいた）．

```
┌─────────────────────────────┐
│           第一選択薬           │
│ Ca²⁺チャネルα2δリガンド（プレガバリン，│
│ ガバペンチン），セロトニン・ノルアドレナリン│
│   再取込み阻害薬（デュロキセチン），    │
│   三環系抗うつ薬（ノルトリプチリンなど）  │
└─────────────────────────────┘
              ↓
┌─────────────────────────────┐
│           第二選択薬           │
│ ワクシニアウイルス接種家兎炎症皮膚抽出液， │
│           トラマドール          │
└─────────────────────────────┘
              ↓
┌─────────────────────────────┐
│           第三選択薬           │
│  オピオイド鎮痛薬（フェンタニル，モルヒネ， │
│        ブプレノルフィンなど）       │
└─────────────────────────────┘
```

図 3．神経障害性疼痛に対する薬物療法アルゴリズム

肢のしびれ・痛みに侵害受容性疼痛の要素も一定程度含まれていると思われ，非ステロイド性抗炎症薬（NSAIDs）の投与がまったく否定されてはいないが，神経障害性疼痛治療薬の投与が広く行われるようになっている[5]．現時点では，頚椎症性脊髄症・神経根症による上肢の痛み・しびれに対してまず試すべき治療といえる．一方，頚椎症性神経根症・脊髄症の術後にしびれ・痛みが遺残してしまうことは少なくないが，こういった症状は典型的な神経障害性疼痛と思われ，実際，臨床的にもNSAIDs の効果が乏しいことをしばしば経験する．この

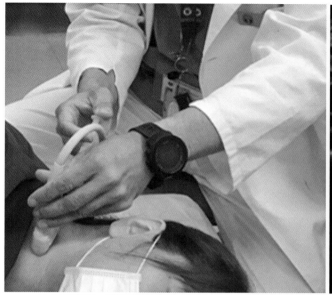 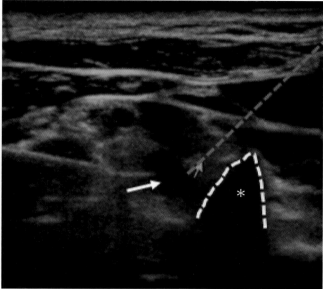

a. 外来看護師に模擬的に体位をとってもらっている様子　　b. ブロック施行中の超音波像

図4. 超音波ガイド下頚椎神経ブロック. 患者に側臥位になってもらい超音波プローブをあてて神経根を観察しつつやや後方から針を刺入し, ブロックする. C7横突起後結節（＊）を目印にC7神経根（矢印）を同定, 針を刺入（点線）, 疼痛再現を得た後に局所麻酔薬にてブロックを行った. 数ヵ月間続き鎮痛薬の効果が乏しかった上肢痛が直後より著明に軽減した.

場合, 神経障害性疼痛治療薬の投与を検討する.

　薬物療法や外固定が奏功しない場合の第二選択治療として, 超音波ガイド下神経根ブロックが普及している[6]. 従来行われてきた透視下神経根ブロックでは, X線被曝の問題, 椎骨動脈などへの誤注入のリスク, 造影剤使用に伴うトラブル, 実施上の手間（透視装置を使用する必要性）などの問題があり, なかなか手軽に行うわけにもいかなかった. しかし超音波ガイド下神経根ブロックは従来法と比較して外来で透視装置なしで施行可能, 造影剤不要, 動脈などへの誤注入リスクの低減といった大きなメリットを有しており, 近年の整形外科領域における超音波の普及に伴って非常な勢いで広まっている（図4）. 選択的に障害神経根をブロックすることで, 治療の一つとして, また機能的な診断法として非常に有用な保存的治療のオプションといえる.

まとめ

1) 拡散強調テンソル画像などMRIの新技術により, 脊髄神経根の障害を可視化しうる.
2) 神経障害性疼痛治療薬が頚椎症性神経根症・脊髄症由来の上肢痛に有効である.
3) 超音波ガイド下神経根ブロックは除痛・機能的診断法として有用である.

文　献

1) Tetreault LA, Dettori JR, Wilson JR et al：Systematic review of magnetic resonance imaging characteristics that affect treatment decision making and predict clinical outcome in patients with cervical spondylotic myelopathy. Spine 38［22 Suppl 1］：S89-110, 2013
2) Maki S, Koda M, Ota M et al：Reduced field-of-view diffusion tensor imaging of the spinal cord shows motor dysfunction of the lower extremities in patients with cervical compression myelopathy. Spine 43：89-96, 2018
3) Maki S, Koda M, Saito J et al：Tract-specific diffusion tensor imaging reveals laterality of neurological symptoms in patients with cervical compression myelopathy. World Neurosurg 96：184-190, 2016
4) Eguchi Y, Oikawa Y, Suzuki M et al：Diffusion tensor imaging of radiculopathy in patients with lumbar disc herniation；preliminary results. Bone Joint J 98-B：387-394, 2016
5) 日本ペインクリニック学会神経障害性疼痛薬物療法ガイドライン改訂版作成ワーキンググループ（編）：神経障害性疼痛薬物療法ガイドライン, 第2版, 真興交易医学出版部, 東京, 2016
6) 高安正和, 竹内幹伸（編）：ゼロからマスター脊椎超音波ガイド下ブロック, メジカルビュー社, 東京, 2017

＊　　＊　　＊

Ⅱ．疾患・病態別の診断・治療 ◆ 1．頚椎・上肢

頚椎症に関連するしびれ・痛みに対する薬物治療の効果
―神経障害性疼痛治療薬 1st ラインの薬剤を中心に*

平井高志　大川　淳**

[別冊整形外科 74：96～99, 2018]

はじめに

　超高齢化社会を迎える日本では，がんや生活習慣病による疾病だけでなく運動器における変性疾患を有する患者が増加することが予想される．そのなかでもとりわけ脊椎変性疾患に伴う疼痛は日常生活の質や生活動作能力を低減させ，医療費の負担を増大させうる．このためわれわれ整形外科医にとって十分な疾患に対する知識と効果的な保存的治療を提供する必要がある．頚椎症による頚部痛や上肢のしびれ・痛みは，腰痛，肩関節痛に続き比較的頻度が高い運動器疾患であり，痛みを強く訴える患者が多い．神経根症では主に単神経根による圧迫性障害で，73％が頚部痛をともない[1]，支配領域への放散痛と，ときに知覚障害を呈する．一方で，頚椎症性脊髄症は末梢神経のみならず中枢神経の圧迫性病変であり，四肢広汎にしびれや痛みが生じる．いずれの疾患も筋力低下をともなうことがあるが，痛みやしびれが症状の主体であることも多く，病態と治療を把握することは重要である．本稿では，当院において頚椎症による頚部痛・上肢痛を有する患者に対してデュロキセチンの使用効果を検証した．さらに頚椎症に対して手術療法を行ったのち，四肢にしびれや痛みが残存する症例に対して，プレガバリンもしくはアセトアミノフェンの内服治療のオープンラベルランダム化比較試験を行い，術後遺残する頚椎症の神経障害性疼痛への治療効果を検討したので紹介する．

Ⅰ．頚部痛と上肢痛を有する頚椎症への デュロキセチンの使用経験

❶ 方　法

　頚部痛もしくは上肢のしびれ・痛みを有し，頚椎 X 線で頚椎症として診断された患者に対してデュロキセチンを処方し 2 ヵ月以上追跡可能であったものを対象とした．有している疼痛に関する numeric rating scale（NRS）の 11 段階（0～10）評価を投与前と最終診察時に調査した．なお，内服前後の比較のため（開始時 NRS－最終 NRS）/開始時 NRS（％）を改善率と定義した．また薬剤はデュロキセチンだけでなく他の薬剤使用も可とした．内服は 20 mg より開始し，医師の裁量もしくは患者の疼痛緩和の程度によって増減を行った．内服で副作用があった場合は服用を中止した．

❷ 結　果

　対象は 40（男性 13，女性 27）例で，投与開始時の平均年齢 61.8（±8.7）歳であった（表 1）．平均観察期間は 3.2（±3.1）ヵ月，内服開始時の上肢の痛みの平均 NRS は 5.5（±2.2）であった．平均維持用量は 35（±19.3）mg，平均改善率は 46（±42.2）％であり，改善率が 50％を超える著効例は 24 例（60％）であった．また副作用の頻度は 13 例（32.5％，嘔気 6 例，眠気 5 例，便秘 1 例，口渇 1 例）であった．40 例のうち 24 例（60％）で鎮痛薬を併用しており，プレガバリン 17 例，トラマドール・アセトアミノフェン合剤 4 例，セレコキシブ 3 例，アセトアミノフェン単剤 2 例，ロキソプロフェン 1 例であっ

▌Key words

neuropathic pain, cervical spondylosis, pregabalin, duloxetine

*Experiences of 1st line medicines for neuropathic pain caused by cervical spondylosis
**T. Hirai, A. Okawa（教授）：東京医科歯科大学整形外科（Dept. of Orthop. Surg., Tokyo Medical and Dental University, Tokyo）.
[利益相反：なし．]

た．鎮痛薬を併用している患者群と併用していない患者群での改善率の差はなかった．

II．頚椎術後のしびれ・痛みに対するプレガバリンもしくはアセトアミノフェンによる治療効果

❶方　法

頚部脊椎症と診断され頚椎手術を受け，十分な除圧を得られた患者のうち，上肢もしくは下肢のしびれ・痛みが少なくとも3ヵ月以上持続し，神経障害性疼痛のスクリーニング質問票≧6およびvisual analogue scale（VAS）で40mmを超える程度の強い神経障害性疼痛症例を対象とした．十分なインフォームドコンセントを行ったうえで乱数表を用いてアセトアミノフェンもしくはプレガバリン投与群に割り付けた．アセトアミノフェンは1,200mg/日を8週間，プレガバリンは初回50mg/日を2週間内服ののち，以降VASで40mm以上であった場合経過中300mgまで増量した．痛みの評価はVAS, JOACMEQ, SF-36を用いて内服8週後をエンドポイントとして2群を比較した．

❷結　果

33例（アセトアミノフェン14例，プレガバリン19例）がエントリー可能であった（表2）．頚椎症21例，OPLL 11例，頚椎椎間板ヘルニア1例であった．前方除圧固定術後6例，椎弓形成術後24例，前後方術後2例であった．治療開始前の2群間の基本データとVAS, JOAC-MEQ, SF-36の各項目に差はなかった．内服8週ではいずれの治療も有意にVASは改善していたが，JOAC-MEQとSF-36については有意な改善はみられなかった（図1, 2）．VASの内服前後で40mm以上改善したものを改善例と定義すると，アセトアミノフェン群，プレガ

表1．デュロキセチン内服を行った頚椎症患者の結果

	頚椎症患者（n=40）
男/女	13/27
年齢（歳）	61.8±8.7
平均観察期間（ヵ月）	3.2±3.1
平均維持用量（mg）	35±19.3
内服開始時の上肢痛NRS	5.5±2.2
平均改善率（％）	46±42.2
著効例	24（60%）
副作用	13（32.5%）
	嘔気6
	眠気5
	便秘1
	口渇1

表2．プレガバリンもしくはアセトアミノフェンのランダム化比較の患者背景

	プレガバリン（n=19）	アセトアミノフェン（n=14）
年齢（歳）	67.1±9.8	66.4±10.7
男/女	14/5	11/3
診断		
頚椎症	12	9
OPLL	7	4
頚椎ヘルニア	―	1
術式		
前方手術	4	2
椎弓形成術	14	10
前後方手術	1	1
治療前の痛みの期間	42.9±27.4	21.8±14.2
投与前JOAスコア	13.5±2.3	13.7±2.9
最大服用量（mg）	300	1,200

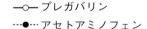
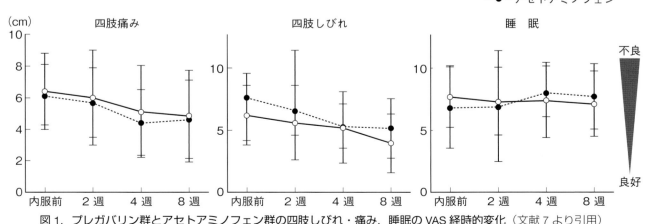

図1．プレガバリン群とアセトアミノフェン群の四肢しびれ・痛み，睡眠のVAS経時的変化（文献7より引用）

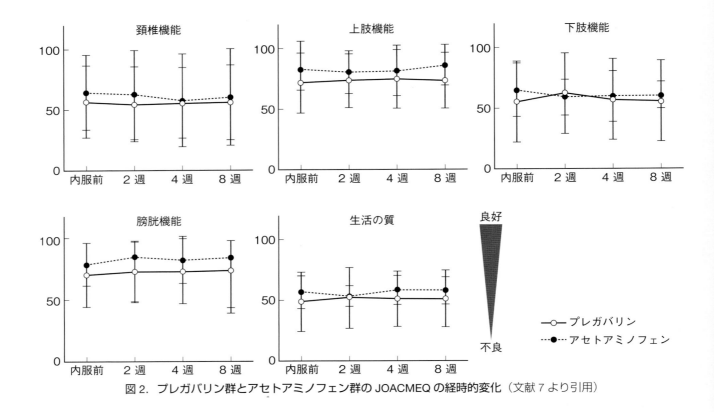

図2. プレガバリン群とアセトアミノフェン群のJOACMEQの経時的変化（文献7より引用）

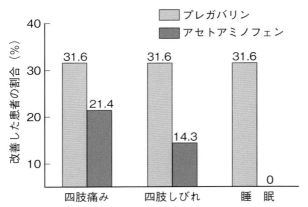

図3. 自覚症状の改善（VAS改善40mm以上）の割合（文献7より引用）

バリン群それぞれ上肢痛の改善例は21.4％，31.6％，上肢しびれは14.3％，31.6％，睡眠は0％，31.6％であり，睡眠の改善はプレガバリン内服で有意に良好であった（図3）．また内服後の副作用として，プレガバリンで眠気3例，めまい2例，嘔気1例，末梢浮腫1例，体重増加1例，アセトアミノフェンではめまい1例であった．

III. 考　察

頚椎は解剖学的に脊椎の関節組織である椎間板，椎間関節，鈎椎関節，また神経組織の脊髄や神経根，脊柱管や関節周囲に分布する脊椎洞神経を内包し，これらに加え前方筋群と後方筋群が取り囲む臓器である．どの部分においても痛みの発生源になりうることが知られており，その病態把握と正確な診断が重要である．多くの場合問題となるのは肩甲帯，上肢にまで放散する神経障害性疼痛であり，多くは1～3ヵ月程度の保存的治療で奏功する場合が多いが，脊髄症や難治性の神経根障害による神経障害性疼痛では炎症を標的とする鎮痛薬では効果が乏しいことも少なくない．だがこの10年で難治性神経障害性疼痛に対して効果を示す薬剤が登場した．現在ファーストラインとしてあげられている，プレガバリンとデュロキセチンである．腰椎における神経障害性疼痛に比べて，頚椎症による疼痛は末梢神経だけではなく中枢神経の障害に由来する疼痛も混在することから，より痛みは強い傾向にありかつ治療に抵抗する傾向にある．現在までに頚椎症に対してこの2剤の治療効果をみた研究は非常に少ない．

デュロキセチンはセロトニン・ノルアドレナリン再取り込み阻害薬（SNRI）の一つであり，アミトリプチリンと比べ副作用が少ないとされる．システマティックレビュー[2]ではデュロキセチンを含むSNRIのnumber needed to treat（NNT）は6.4と良好な薬剤であり，今回の使用経験でも内服した60％の患者で疼痛が半減した．また海外での糖尿病性神経障害の疼痛に対してプラセボ群とのRCTでも効果が示されている．特に脊髄下行系抑制神経路だけではなくグリア細胞の活動抑制にも

影響を及ぼしていることも示されてきた[3]. 今回, 全例が推奨されている最大量の60 mgの内服をしていない患者もいたため, 十分な疼痛緩和効果が得られていない症例もあったと考えられる. また眠気や嘔気などの中枢神経系の副作用が一定確率生じることもわかり, 治療導入時に患者への説明が必要となる. 今回の検討ではプラセボもしくは他薬剤との比較をしていないためエビデンスとしては弱いものの, 疼痛が半減した患者は実に6割に上り実診療における頚椎症患者に対してデュロキセチンの導入はリーズナブルなものと考えられる.

またプレガバリンは脊髄後角のシナプス後膜に存在するカルシウムチャネル $a_2\delta$-1に作用し, 線維筋痛症や糖尿病性末梢神経障害などの神経障害性疼痛を緩和するといわれている. メタアナリシスではプレガバリンのNNTは平均7.7 (6.5〜9.4) であり[2], 末梢神経のみならず中枢神経系の神経障害性疼痛にも効果を示すことがわかってきた. しかしながら, 今回しびれを含めた術後疼痛に対してプレガバリンの効果を検証したが, 著効したのは約3割であった. これは軽度の神経障害性疼痛を対象とした研究と比べ除痛効果が少ない. 本研究では頚椎症術後の疼痛が対象であり, 中枢・末梢神経の両方に障害が残存しているものと考えられ, 難治性の疾患であったことからプレガバリンの効果は予想に比して低かったと推察される. また, 内服開始後からVASの推移より, アセトアミノフェンにおいてもプレガバリンと同等の除痛効果が得られた. かつてはアセトアミノフェンは神経障害性疼痛に対して無効といわれてきた[4]. だが, 近年, 動物実験による抗がん剤投与後神経障害性疼痛モデルや部分坐骨神経結紮モデルにおいて, アセトアミノフェンが除痛効果をもたらすことが示された. 今回プレガバリンとアセトアミノフェンともに平均VASが改善したことから, 今回対照薬として使用したアセトアミノフェンも難治性術後神経障害性疼痛にある程度の効果を示す可能性が示唆された.

その一方, 睡眠の改善に関してはアセトアミノフェンに比べてプレガバリンが有意に良好であった. 帯状疱疹後神経障害性疼痛[5]や脊髄損傷[6]による疼痛において, プレガバリンはプラセボに比して気分障害や睡眠障害に奏効することが報告されている. 今回の調査では, プレガバリン内服2週間から睡眠の改善がみられ8週間維持した. これは副作用である眠気との関連が考えられるものの, 眠気の症状はほとんどが一過性であることが多い[7]. また, 健常者で睡眠時の脳波を測定したところ, プレガバリン投与後に徐波睡眠相が増加したという報告もある[8,9]. これらからプレガバリンは神経障害性疼痛を有する患者に睡眠構造に対して直接的な影響を及ぼすも

のと考えられ, 神経障害性疼痛で生じる睡眠障害を改善するものと推察された.

今回のいずれの検討でもプラセボ効果を評価していないため確定的なエビデンスとはいえず, 今後より質の高い臨床研究が待たれるが, 実臨床でのデュロキセチンとプレガバリンは頚椎に関連する神経障害性疼痛に対して一定の効果をもたらすことがわかった.

まとめ

頚椎症にともなう難治性神経障害性疼痛は整形外科医にとってしばしば遭遇する病態である. それらに対して完全な治療効果を示す薬剤は現在のところないが, いくつかの薬剤を使用することで解決する場合がある. 現在, 神経障害性疼痛に対するファーストラインとされているデュロキセチンとプレガバリンはその効果をもたらす可能性がある.

文献

1) 小田　裕：疫学・自然経過. NEW MOOK　整形外科6：22-29, 1999

2) Finnerup NB：Pahrmacotherapy for neuropathic pain in adults；a systematic review and meta-analysis. Lancet Neurol 14：162-173, 2015

3) Tawfik MK, Helmy SA, Badran DI et al：Neuroprotective effect of duloxetine in a mouse model of diabetic neuropathy；role of glia suppressing mechanisms. Life Sci 205：113-124, 2018

4) Morlion B：Pharmacotherapy of low back pain；targeting nociceptive and neuropathic pain components. Curr Med Res Opin 27：11-33, 2011

5) Sabatowski R, Galvez R, Cherry DA et al：Pregabalin reduces pain and improves sleep and mood disturbances in patients with post-herpetic neuralgia；results of a randomised, placebocontrolled clinical trial. Pain 109：26-35, 2004

6) Siddall PJ, Cousins MJ, Otte A et al：Pregabalin in central neuropathic pain associated with spinal cord injury；a placebo-controlled trial. Neurology 67：1792-1800, 2006

7) Hirai T：Pregabalin versus acetaminophen for a treatment of chronic neuropathic pain on extremities after cervical surgery；a prospective randomized, open-label preliminary study. J Pain Relief 2016, 5：6 DOI：10.4172/2167-0846.1000273

8) Roth T, Lankford DA, Bhadra P et al：Effect of pregabalin on sleep in patients with fibromyalgia and sleep maintenance disturbance；a randomized, placebo-controlled, 2-way crossover polysomnography study. Arthritis Care Res (Hoboken) 64：597-606, 2012

9) de Haas S, Otte A, de Weerd A et al：Exploratory polysomnographic evaluation of pregabalin on sleep disturbance in patients with epilepsy. J Clin Sleep Med 3：473-478, 2007

II. 疾患・病態別の診断・治療 ◆ 1. 頚椎・上肢

交通事故による頚椎捻挫（外傷性頚部症候群）の治療が遷延する構造
── 共分散構造モデルによる可視化の試み*

香川栄一郎　加藤龍一**

[別冊整形外科 74：100〜105, 2018]

はじめに

　交通事故負傷者数は徐々に減少しているが，いまだに年間58万人に及んでいる[1]．なかでも，交通事故によりもっとも多く発症する頚椎捻挫（外傷性頚部症候群）は，その約60％を占めている．

　頚椎捻挫は頚部の軟部組織損傷であり患者の大多数は早期に症状が回復する．しかし一部に頚部にとどまらず多彩な症状を呈し，治療が奏功せず慢性化し，治療期間が長期に及ぶ症例が存在していることが知られている．

　これまでも諸外国では治療期間が遷延化する予後遷延因子について数多く報告されているが，頚椎捻挫の病態の構造は明らかではない．

　そこで交通事故により惹起された頚椎捻挫の主症状である頚部痛と関連要因の相互関係を量的に示し，治療期間が遷延する全体構造を可視化することを目的に共分散構造分析によるモデル構築を行った．

I. 対象および方法

❶アンケート調査

　2012年にインターネットによるウェブ調査を行った．一次調査票（18設問）を1,063,083名に配信し，先着順で127,956名から回答を得，2011年の1年間に後方からの追突事故を受けた4,164名を抽出した．

　その中から身体症状の訴えがあった1,698名に対し二次調査票（21設問，順序尺度の質問）を配信し，974名から回答を得た．一次，二次調査票の質問項目は表1のとおりである．

　このうち頚部痛を訴え，自身の交通事故過失割合を0％と認識している697名を分析対象とした（男性488名，女性209名，平均41.1歳）［図1］．

　なお，頚部痛の程度は numerical rating scale（NRS）で評価した．

❷共分散構造分析によるモデル構築

a. 観測変数と因子の検討（探索的因子分析）

　二次調査票（21設問）の回答結果に対してプロマックス回転を用いた最尤法による探索的因子分析を行い，治療期間遷延に関連する観測変数と因子を抽出した．

　なお，回答に極端な偏りがある項目（睡眠導入剤，移動の程度，身のまわりの管理，普段の生活，痛みと不快，不安など）は除外した．

b. 共分散構造分析によるモデル構築

　探索的因子分析で得られた結果（5因子，15項目）と「頚部痛の強度」との相互関係について，共分散構造分析によって臨床的に考えうるパスの向きを考慮して最適なモデルを構築した．

　モデル適合度指標は，comparative fit index（CFI），Bollen's incremental fit index（IFI），root mean square error of approximation（RMSEA）により評価した．分

▌Key words

neck pain, whiplash injury, structural equation modeling

---

*Structural equation modeling analysis among neck pain and related factors for prolonged treatment of whiplash-associated disorders
　要旨は第65回日本農村医学会において発表した．
**E. Kagawa（主任研究員），R. Kato（医療研究センター長）：JA共済総合研究所（〒102-0093　東京都千代田区平河町2-7-9 JA共済ビル5F；JA Kyosai Research Institute, Tokyo）．
［利益相反：なし．］

交通事故による頚椎捻挫（外傷性頚部症候群）の治療が遷延する構造

表1. インターネットによるウェブ調査の設問文

一次調査票

設問番号	設問文
Q1	あなたの性別をお答えください
Q2	あなたの年齢をお答えください
Q3	あなたがお住まいの都道府県を教えてください
Q4	あなたの身長をお答えください
Q5	あなたの体重をお答えください
Q6	これまで合計100本以上または6ヵ月以上たばこを吸ったことがありますか？
Q7	この1ヵ月間に毎日，またはときどきたばこを吸っていますか？
Q8	あなたの最終学歴を教えてください
Q9	あなたの四輪自動車の運転状況についてお聞きします．四輪自動車の運転をされますか？　運転される方は，職業とされていますか？
Q10	昨年の1年間に，四輪自動車同士の事故に遭ったことはありましたか？
Q11	昨年の1年間に，四輪自動車同士の事故で後方から追突された方にお聞きします．ご自分が乗車していた車両の破損状況は以下のどの程度でしたか？
Q12	昨年の1年間に，四輪自動車同士の事故で後方から追突された方にお聞きします．その事故で首*に怪我（むち打ち症/頚椎捻挫/外傷性頚部症候群など）をしたことがありますか？
Q13	「はい」とお答えの方にお聞きします．その怪我で医療機関を受診したことがありますか？　あてはまるものをすべてお選びください
Q14	その交通事故によって仕事（家業，学業含む）を休まれましたか？
Q15	その交通事故によって腰痛*（1日以上続いた痛みで，脚（あし）の痛み・しびれを伴った腰痛も含む）は出現しましたか？　※ただし，ここでは生理や妊娠に伴った腰痛と風邪で熱があるときに感じた腰痛は除いて考えてください．
Q16	その腰痛の出現時期は以下のどれでしたか？
Q17	その交通事故による首や腰の現在の状態はいかがですか？
Q18	その交通事故による首や腰の症状は，どのくらいで改善しましたか？

*調査表では図示により部位の範囲を説明した．

二次調査票

設問番号	設問文
Q1	四輪自動車同士の追突事故についてお伺いします．その事故の際，シートベルトを着用していましたか？
Q2	首から腕や手のほうへ広がる痛みあるいはしびれを感じたことがありましたか？
Q3	痛み（しびれ）は腰から脚に広がり，膝の下まで及んだことはありましたか？
Q4	四輪自動車同士の追突事故で生じた首の怪我，腰痛についてお伺いします．医師から処方された薬の種類と使用期間について該当する項目にすべてチェックをしてください（6種の薬について）．
Q5	牽引または電気をあてるなどの治療（物理療法）を受けましたか．その通院期間はどれくらいでしたか？
Q6	事故後1週間以内に，めまいやふらつき，体の安定感がないなどといった症状が出ましたか？
Q7	四輪自動車同士の追突事故で生じた首の怪我，腰痛についてお伺いします．経験した痛みのうちもっともひどいものはどの程度になりますか．
Q8	この首の怪我や腰痛により，日常生活に支障をきたしたり，いつもやっていることができなくなったことはありますか？
Q9	事故後1週間以内のとき，あなたの首や腰の症状は3ヵ月後に問題になっていると思いましたか？
Q10	医療者から，首や腰の症状についてどのような注意を受けましたか？
Q11	事故後首や腰の症状がある間，ご自分の活動度はどうでしたか？
Q12	痛みを感じているときのあなたの考えや感情についてお聞きします．以下に，痛みに関連したさまざまな考えや感情が13項目あります．痛みを感じているときに，あなたはこれらの考えや感情をどの程度経験していますか．
Q13	【移動の程度についてお聞きします】
Q14	【身の回りの管理についてお聞きします】
Q15	【ふだんの生活（例：仕事，勉強，家族，余暇活動）についてお聞きします】
Q16	【痛み/不快感についてお聞きします】
Q17	【不安/ふさぎこみについてお聞きします】
Q18	続いてあなたの気分の状況についてお伺いします．過去1ヵ月間のあなたの状態がどうであったか，それぞれの質問について，もっともよくあてはまるものを選んでください（精神症状5項目）．
Q19	あなたの最近の体調についてお伺いします．今日を含め過去7日間，以下に示す問題のためにどの程度苦しんだり悩んだりしたか，質問ごとにもっともよくあてはまるもの1つを選んでください（身体症状7項目）．
Q20	それぞれの質問をよく読み，あなたの考えや気持ちとしてもっともよくあてはまるものを1つお選びください（17項目）．
Q21	首の怪我，腰痛を生じた昨年の四輪自動車同士の追突事故について再びお伺いします．その事故のご自分の過失割合はどれくらいだとお考えですか？

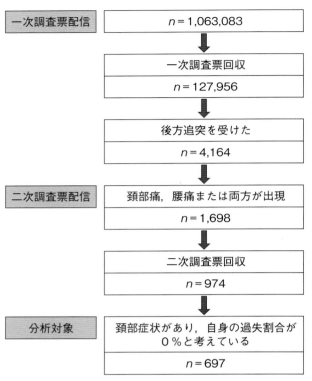

図1. 分析対象の概要

析にはSPSS Statistics19, Amos19 (IBM社) を用いた.

II. 結　果

❶観測変数と因子の検討（探索的因子分析）

因子パターンが単純構造になるまで因子分析を繰り返し，最終的に5因子，15項目の観測変数を採用した．パターン行列と因子相関行列は表2に示した．

なお，5因子は以下の構成概念として解釈した．『痛みに対する感情』は「これ以上耐えられない」，「もう何もできない」，「痛みはひどくよくならない」，「痛みを弱めるために私にできることは何もない」の4項目により評価した．『内服薬投与期間』については「鎮痛薬」，「筋弛緩薬」，「安定剤」の3項目，『外用薬と物療期間』については「外用薬」，「牽引療法」，「電気治療など」の3項目，『身体化傾向』は「体の一部の脱力感」，「ふらつきやめまい」，「体のどこかのしびれやうずき」の3項目，『精神状態』については「憂鬱な気分だった」，「神経質であった」の2項目により評価した．

測定の安定性を表す信頼性係数 α（Cronbach's alpha）は5因子のすべてが0.77以上で信頼性は高かった．

表2. パターン行列と因子相関行列

質問項目	因子1	因子2	因子3	因子4	因子5
因子1：痛みに対する感情（α=0.89）					
もう何もできない	0.880	−0.022	−0.040	0.022	0.019
これ以上耐えられない	0.868	−0.028	0.032	−0.013	−0.006
痛みはひどくよくならない	0.868	0.046	0.032	−0.060	0.011
痛みを弱めるために私にできることは何もない	0.665	0.015	−0.027	0.081	−0.025
因子2：外用薬と物療期間（α=0.77）					
電気治療など	0.011	0.823	0.004	−0.040	−0.086
外用薬	0.028	0.804	−0.075	0.022	0.037
牽引療法	−0.025	0.600	0.037	−0.011	−0.021
因子3：身体化傾向（α=0.85）					
体の一部の脱力感	−0.084	0.010	0.935	0.036	−0.025
ふらつきやめまい	0.056	−0.145	0.748	−0.036	0.080
体のどこかのしびれやうずき	0.082	0.181	0.700	0.016	−0.041
因子4：精神状態（α=0.88）					
神経質だった	−0.015	0.003	−0.014	0.931	−0.024
憂鬱な気分だった	0.046	−0.025	0.028	0.837	0.020
因子5：内服薬投与期間（α=0.79）					
筋弛緩薬	−0.031	−0.028	−0.035	−0.008	1.015
鎮痛薬	−0.028	0.410	−0.004	0.036	0.501
安定剤	0.118	−0.026	0.159	−0.019	0.449
因子相関	因子1	因子2	因子3	因子4	因子5
因子1：痛みに対する感情	1.000	0.481	0.616	0.399	0.447
因子2：外用薬と物療期間		1.000	0.415	0.234	0.657
因子3：身体化傾向			1.000	0.494	0.406
因子4：精神状態				1.000	0.273
因子5：内服薬投与期間					1.000

因子抽出法：最尤法，回転法：Kaiserの正規化を伴うプロマックス回転

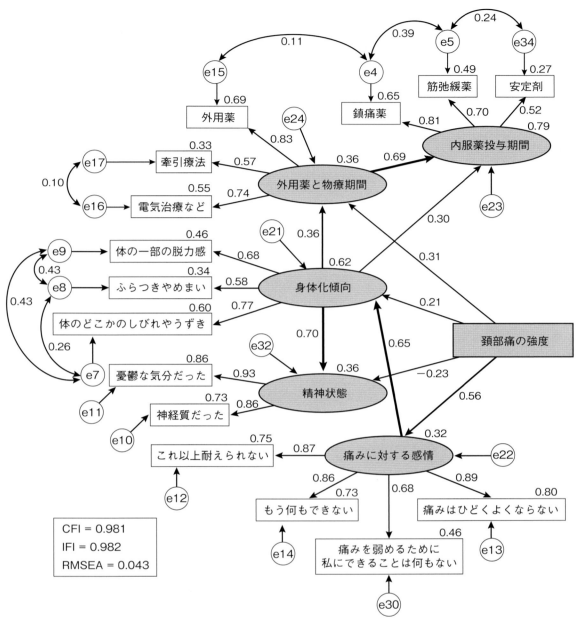

図2. 頚部痛の強度と関連因子の共分散構造モデル

❷共分散構造分析によるモデル構築

a．モデルの適合性について

因子分析で得られた5因子を潜在変数とし，「頚部痛の強度」との関係をモデル化した．この際，「頚部痛の強度」を症状の初発と仮定した．各因子間の相関，臨床的に考えうるパスの向き，および統計学的有意性（$p<0.05$）を考慮したモデル構築を繰り返し，適合度指標を比較した結果，図2のモデルがもっとも高い適合度指標 CFI 0.98，IFI 0.98，RMSEA 0.04 を示した．一般的に CFI，IFI は 0.90 以上で，1に近いほど RMSEA は 0.05 以下でモデルの適合度が高いことから，本モデルの適合性は非常に高く，観測データのあてはまりがきわめて良好で あった．

b．モデルの解釈

「頚部痛の強度」から『痛みに対する感情』へのパス係数は 0.56 で，高度に直接影響していた．

さらに「頚部痛の強度」は『痛みに対する感情』と『身体化傾向』を経由して間接的に『精神状態』を規定し（$0.56 \times 0.65 \times 0.70 + 0.21 \times 0.70 = 0.40$），直接的な影響（パス係数 −0.23）を打ち消す構造を示した．

「頚部痛の強度」から『内服薬投与期間』への直接的な影響は有意ではなく良好な適合度が得られなかったためパスを描けなかった．

「頚部痛の強度」から『内服薬投与期間』への影響は，

Ⅱ．疾患・病態別の診断・治療 ◆ 1．頚椎・上肢

『外用薬と物療期間』，または『身体化傾向』，『痛みに対する感情』を介し間接的に影響していた．

　このモデルによって最終的に『内服薬投与期間』の79％が説明された．

Ⅲ．考　察

　本邦において交通事故により惹起される“いわゆるむち打ち損傷”，頚椎捻挫は，1960年代後半に難治性で重篤な後遺症を残存するなどとマスコミで報じられてから半世紀が経過している．しかし長年の研究にもかかわらず，頚部のみならず多彩な症状を呈するその病態はいまだに不明であり，また本症の発生や予後に関する疫学的研究は患者の自覚的な症状や障害に基づく調査，検討であり，客観的な医学的根拠に基づいていないといわれている[2,3]．

　本症の症状の慢性化，治療期間の遷延化の要因は無数に考えられる[4]．その中で頚部痛はほとんどの患者に認められる症状であり[5]，初診時に頚部痛が強い場合では，受傷1年以降の症状や障害が強い[3]などと報告されている．そこで今回は頚部痛と治療期間に関連があると考えられるいくつかの要因を取り上げ，要因間の関連の大きさを量的に把握するため共分散構造分析を行い，モデル構築による可視化を試みた．

　「頚部痛」が強いと『外用薬と物療期間』に直接影響し，さらに間接的に『内服薬投与期間』にも影響していた．本症に対する薬物療法の効果は科学的に立証されたデータに乏しいとされ，対症療法としてそれぞれの患者の症状に合わせた薬剤が使用されている[2]．また物理療法については頚部痛に対する頚部筋のスパスムの軽減，頚部周辺の血量改善を目的として頚椎間欠的牽引，頚腕周辺の自動可動域訓練，ホットパックなどによる温熱療法が行われることが多いとされている[6]．

　1995年にカナダのQuebec Task Forceによるむち打ち損傷関連障害（whiplash-associated disorder：WAD）に関する報告では，本症を5つのgradeに分類（grade 0は頚部に訴えがなく徴候がない，grade Ⅰは頚部の痛み，こわばり，圧痛のみの主訴で客観的徴候がない，Ⅱは筋・骨格徴候を伴う頚部の主訴，Ⅲは神経学的徴候を伴う頚部の主訴，Ⅳは骨折または脱臼を伴う頚部の主訴），治療法のガイドラインを提示している[7]．このガイドラインでgrade Ⅰは薬剤の投与は不要，Ⅱ，Ⅲでは内服薬は1週間以内とし，電気療法についてはgrade Ⅱ，Ⅲで受傷後3週までの使用を認めている．

　井上[8]の実施した年間交通外傷を50件以上取り扱っている医療機関に対するアンケート結果では，「軽症であれば病状に応じた急性期の安静指導と病態説明，適切な療養指導のみで十分と考える」との回答が89％であるにもかかわらず，その約60％が「そのように思うが実際に固定，薬物，理学療法などの各種治療を行っている」と回答しており，本モデル図が本邦の本症に対する治療の実態を反映している結果と考える．

　「頚部痛の強度」と『痛みに対する感情』は比例的な関係であると考えられ，パス係数0.56で強く関連していた．また『身体化傾向』は「頚部痛の強度」から直接的な影響（パス係数0.21）に比べ，『痛みに対する感情』を介する間接的な影響（0.56×0.65＝0.36）を強く受けていた．存在すると指摘されている精神的，心理的な要因[9]が影響していると考えられる．

　一方，「頚部痛」から『精神状態』へのパス係数は−0.23であり，むしろ軽減する方向に直接的に影響していたが，『痛みに対する感情』，『身体化傾向』を介する間接的な影響（パス係数0.40）で打ち消された．大垣ら[10]は，交通事故による頚部愁訴患者に抗うつ薬（セロトニン・ノルアドレナリン再取り込み阻害薬）を投与することで治療期間が短縮傾向になると報告している．本モデル図からも抗うつ薬の投与は『精神状態』，『身体化傾向』，『痛みに対する感情』などに影響し，結果的に治療期間が短縮する可能性があるのではないかと考えられる．

　本症の治療期間が遷延化する予後遷延因子は諸外国でこれまで多数報告されているが，一方で相反する報告もあり一致した見解が得られていない[11]．また社会背景や交通事故に対する補償制度の相違が治療期間に影響するとの報告もあるが，明らかになったエビデンスは本邦の実情と異なるためそのまま適応できない[12]．しかし特に本症の予後遷延因子を検討した報告は本邦では少ない[13]．本邦の患者を対象とした報告では，Satohら[14]は女性，救急車での搬送，受傷早期からの症状の訴えが受傷後6ヵ月時点での症状持続に関連し，Hijiokaら[15]は年齢，搭乗車両への損傷程度，入院治療を長期治療の要因としてあげている．

　直近の報告として，今回のウェブ調査結果を多変量ロジスティック解析したOkaら[16]は，女性，衝突の程度，回復への悲観的思考，被害者意識，めまい，上肢痛，腰痛が回復を妨げる因子であると報告している．

　これらの患者の予後遷延因子と本モデルは，本邦の整形外科医が頻繁に遭遇する臨床像とよく合致していると考えられる．

　本稿の限界として横断的検討であることがあげられる．患者の主観，および申告によるアンケート調査結果であるため臨床データを含めた縦断的検討が必要と考える．また本来，共分散構造分析は仮説の妥当性を検証する統計的手段であるが，今回は探索的に最適なモデル構

築に応用した．頚，肩甲部のこりや痛みと家事や住まいなどの住環境との影響を共分散構造分析により検討した報告[17]は認められるが，筆者らが渉猟した限り，これまで本症に対する治療期間の遷延化について共分散構造分析を用いた報告はない．新しい分析方法の導入によりアンケート調査から各要因間の相互関係を可視化できたと考えられる．

ま と め

1）交通事故後に頚部痛を訴える697名のウェブ調査結果を用い，共分散構造分析により頚椎捻挫の治療期間遷延化モデルを作成した．

2）頚椎捻挫の「頚部痛の強度」と治療期間が遷延する因子間の全体構造が可視化され，各因子間の影響度も明らかとなった．

文 献

1）警察庁交通局平成29年中の交通事故の発生状況
　<https://www.npa.go.jp/toukei/koutuu48/toukei.htm>
　［Accessed 1 March 2018］
2）米 和徳：外傷性頚部症候群の保存療法・薬物療法．MB Orthop 22：27-30，2009
3）米 和徳，井尻幸成，山元拓哉ほか：外傷性頚部症候群における発生の疫学と最新の統計．整・災外 52：129-138，2009
4）新開由香理，加藤龍一，岡 敬之ほか：外傷性頚部症候群による長期休業に腰痛の併発が及ぼす影響．整・災外 59：1121-1130，2016
5）金岡恒治：外傷性頚部症候群の症状の解析に関する multidisciplinary approach．臨整外 42：965-968，2007
6）馬場久敏，田口敏彦，米 和徳ほか：総説外傷性頚部症

候群．脊椎脊髄病会誌 19：659-668，2008
7）Spitzer WO, Skovron ML, Salmi LR et al：Scientific monograph of the Quebec Task Force on Whiplash-Associated Disorders：redefining "whiplash" and its management. Spine 20：1S-73S, 1995
8）井上 久：外傷性頚部症候群診療の現況と問題点―アンケート調査を中心に．MB Orthop 22：15-20，2009
9）小久保安朗，馬場久敏：外傷性頚部症候群の精神神経医学．脊椎脊髄 20：347-351，2007
10）大垣 守，中村 武，伊左治洋之ほか：外傷性頚部症候群に対するセロトニン・ノルアドレナリン再取り込み阻害剤（SNRI）の治療効果の検討―前向き無作為研究．臨整外 40：525-530，2005
11）小泉宗久，竹嶋俊近，飯田 仁ほか：外傷性頚部症候群の治療終了後における臨床調査．臨整外 45：981-985，2010
12）紺野慎一：外傷性頚部症候群の病態分類―最近の考え方．整・災外 52：153-156，2009
13）遠藤健司，田中英俊，田中 恵ほか：後遺症を残したむち打ち関連障害の検討．東日本整災会誌 17：666-669，2005
14）Satoh S, Naito S, Konishi T et al：An examination of reasons for prolonged treatment in Japanese patients with whiplash injuries. J Musculoskeletal Pain 5：71-84, 1997
15）Hijioka A, Narusawa K, Nakamura T：Risk factors for long-term treatment of whiplash injury in Japan；analysis of 400 cases. Arch Orthop Trauma Surg 121：490-493, 2001
16）Oka H, Matsudaira K, Fujii T et al：Risk factors for prolonged treatment of whiplash-associated disorders. PloS one 10：e0132191, 2015
17）加藤龍一，長澤夏子，堤 仁美ほか：住環境と家事が女性の肩こりに及ぼす影響の構造分析．整形外科 64：1147-1154，2013

* * *

II．疾患・病態別の診断・治療 ◆ 1．頚椎・上肢

超音波ガイド下頚椎神経根ブロックを利用した肩関節授動術*

西頭知宏　笹沼秀幸　飯島裕生　金谷裕司　竹下克志**

[別冊整形外科 74：106〜109, 2018]

はじめに

凍結肩は日常診療でよく遭遇する疾患であり，有病率は2〜5％と報告されている[1]．治療法はさまざま報告されているが，まずは保存的治療が行われる[2]．消炎鎮痛薬の内服，理学療法，関節内へのヒアルロン酸やステロイド投与が行われる．保存的治療に抵抗する場合には，全身麻酔下の授動術や関節鏡視下関節包解離術が行われるが，日本の現状では全身麻酔，入院管理を必要とする．凍結肩を発症する年齢の患者では，社会的に入院がむずかしい場合が多く，入院せず外来で行える治療が求められてきた．近年，整形外科分野での超音波の発展が目覚ましく，超音波ガイド下に頚椎神経根や腕神経叢をブロックし肩関節授動術を行う治療が徐々に拡大してきた[3]．本論文では，保存的治療に抵抗する凍結肩に対する超音波ガイド下頚椎神経根ブロックを行い肩関節授動術（授動術）を行った臨床成績を報告する．

I．対象および方法

❶ 対　　象

3ヵ月以上の保存的治療に抵抗する凍結肩患者のうち授動術を行い半年以上経過観察が可能であった25例25肩を対象とした．腱板断裂，石灰沈着性腱板炎，変形性肩関節症，外傷の既往のある患者は除外した．平均年齢は57.6±10.3（36〜73）歳，女性16例，平均罹病期間は8.9±4.9（5〜24）ヵ月であった．運動時痛（numerical rating scale：NRS），可動域（前方屈曲，下垂外旋，内旋），ASESスコアの変化を術前，術後6ヵ月で評価した．また，ブロックや授動術による合併症も調査した．

❷ 方　　法

a．C5，C6頚椎神経根ブロック

患者はブロックする側を上に半側臥位とし，平行法を用いて神経根を描出する．針は23G短針を使用した．神経根に直接針は刺さず，周囲に薬液を広げ低エコー領域を作るようにした．C5，C6の間に針を通し内側に誘導し，内側にも薬液を広げるようにした．薬液は1％キシロカインを20ml用いた．

b．手技の実際

ブロック後，約30分程度してから肘関節屈曲運動が完全にできないことを確認した．

授動術は仰臥位で行った．まず，肩関節を90°まで外転していき，そこから徐々に外旋を加え前下方の関節包を破断する．そのまま上腕が耳につくまで外転を加え，下方関節包を破断する．その後最大水平内転を行い，後方関節包を破断，最大内転位で内旋を加え後方から後下方の関節包を破断する．続いて下垂位で最大外旋，外転45°で最大外旋，最後に結滞動作を行う（図1〜7）．授動術後は，疼痛管理目的に1％リドカイン5mlとトリアムシノロン40mgを関節内へ投与した．

❸ 統計処理

SPSS version 20を使用，検定にはWilcoxonの符号付順位和検定を用いて有意水準は0.05未満とした．

II．結　　果

運動時痛，可動域の推移は術前，術後半年の順に，運動時痛5.8±2.7（平均±標準偏差），1.8±1.9，前方屈曲81±14°，140±27°，下垂外旋−2±8°，41±21°，内旋仙

Key words

frozen shoulder，ultrasound-guided block，manipulation

*The current treatment option of frozen shoulder
**T. Saito, H. Sasanuma（特任准教授），Y. Iijima, Y. Kanaya, K. Takeshita（教授）：自治医科大学整形外科（Dept. of Orthop. Surg., Jichi Medical University, Shimotsuke）.
[利益相反：なし．]

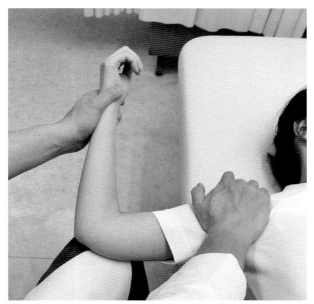

図1. 90°まで外転，その後徐々に最大外旋まで外旋する．

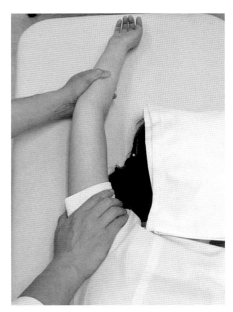

図2. 耳につくまで外転していく．

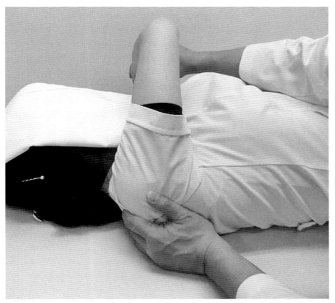

図3. 最大内転位とする．

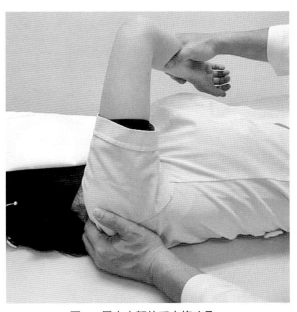

図4. 最大内転位で内旋する．

骨，Th12．ASESスコア33.8±17.3，80.8±16.6と術前と比較し有意に改善した．1例にHorner徴候を認めたが，特に処置を要さず経過観察のみで同日帰宅した．骨折，腱板断裂，CRPSなどの合併症は認めなかった．

III．考　察

本研究により，授動術を行うことで3ヵ月以上の保存療法に抵抗する凍結肩患者の運動時痛，自動可動域，ASESスコアを全身麻酔や入院加療を必要とせず，術後6ヵ月で有意に改善することがわかった．1例にHorner症候群を認めたが，治療を要せず早急に改善し，その他大きな合併症は認めなかった．

Sasanumaらは，凍結肩に対する授動術後のMRI所見を評価し，96.7％に関節包断裂を認めたと報告している[4]．授動術が良好な可動域改善をもたらした理由は，関節包が断裂したためと考えられる．また，福島らは，授動術により骨頭に骨挫傷が生じたが，6ヵ月後はほぼ消失しており，臨床成績と相関がなかったと報告している[5]．関節鏡と違い関節内を直視せずに行う授動術は関節内変化が懸念されたが，骨折や腱板断裂，術後脱臼な

Ⅱ．疾患・病態別の診断・治療　◆　1．頚椎・上肢

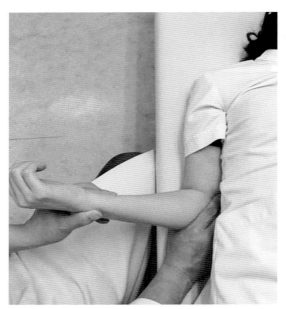

図5．下垂位で外旋する．

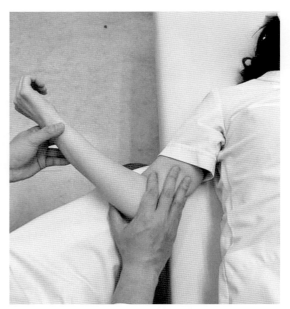

図6．外転45°で外旋する．

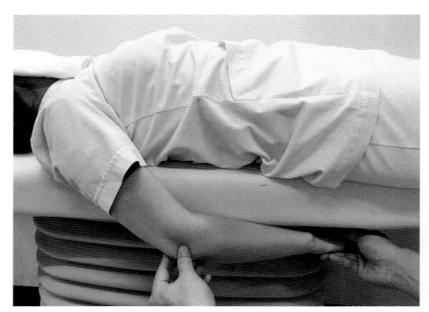

図7．ベッドの下に腕を入れ結滞動作を行う．

どを生じることなく術後6ヵ月の経過は良好であり，本法は安全な方法と考える．

　肩関節手術に対する斜角筋間腕神経叢ブロックの合併症調査では，大きな合併症は0.35％，小さな合併症は11.32％であったと報告している[6]．この報告での大きな合併症とは，ブロックに伴う死亡，痙攣，心肺停止，治療を要する気胸，持続する腕神経麻痺であり，小さな合併症とは，一過性の神経麻痺，Horner症候群，呼吸苦を伴う横隔神経麻痺としている．本研究では1例（4％）にHorner症候群を認めたが，大きな合併症は認めな

かった．その理由としては，超音波を使用し確実に神経根を同定してブロックを行ったからではないかと考える．腋窩神経ブロックに際し，超音波ガイドと神経刺激装置を使用した比較試験では，神経刺激装置を使用したほうが，有意に血管穿刺の割合が高かったとの報告がある[7]．小さな合併症が11.32％と本研究より高かった理由は，超音波を使用せずにブロックを行った症例も含まれるためと考える．それゆえに，超音波を使用したブロックは合併症率を減少させる可能性が考えられる．

　本研究の限界として，症例数が少ないこと，対照群が

ないこと，経過観察期間が短いことがあげられる．

ま　と　め

　保存療法に抵抗する凍結肩に対する超音波ガイド下頚椎神経根ブロックによる肩関節授動術は，合併症も少なく短期成績は良好であった．今後の凍結肩治療の主流になると考える．

文　献

1) Hand C, Clipsham K, Rees JL et al：Long-term outcome of frozen shoulder. J Shoulder Elbow Surg 17：231-236, 2008
2) Hsu JE, Anakwenze OA, Warrender WJ et al：Current review of adhesive capsulitis. J Shoulder Elbow Surg 20：502-514, 2011
3) 皆川洋至：超音波ガイド下 C5，C6 ブロックによる肩関節授動術の有用性．肩関節 3：281，2011
4) Sasanuma H, Sugimoto H, Kanaya Y et al：Magnetic resonance imaging and short-term clinical results of severe frozen shoulder treated with manipulation under ultrasound-guided cervical nerve root block. J Shoulder Elbow Surg 25：e13-e20, 2016
5) 福島　崇，笹沼秀幸，飯島裕生ほか：重度凍結肩患者に対して行った超音波ガイド下頚椎神経根ブロックによる肩関節授動術後に生じた上腕骨頭骨挫傷の 6 ヵ月後の MRI 変化と診療成績の評価．肩関節 40：1-3，2016
6) Moore DD, Maerz T, Anderson K：Shoulder surgeon's perceptions of interscalene nerve blocks and a review of complications rates in the literature. Phys Sportsmed 41：77-84, 2013
7) Conceição DB, Helayel PE, Oliveira Filho GR：A comparative study between ultrasound and neurostimulation guided axillary brachial plexus block. Rev Bras Anesthesiol 59：585-591, 2009

＊　　　＊　　　＊

Ⅱ．疾患・病態別の診断・治療 ◆ 1．頚椎・上肢

母指回内運動に着目した手根管症候群診断の試み*

藤田浩二　黒岩智之　大川　淳*

[別冊整形外科 74：110〜114, 2018]

はじめに

　手根管症候群は，中高年女性に好発する圧迫性の末梢神経障害である[1〜3]．正中神経支配領域である母指から環指橈側のしびれや夜間痛で発症し，症状が進行すると母指球筋の萎縮にいたる[1,4]．母指球筋萎縮は母指の対立障害をきたし，生活支障が大きくなることが知られている[5〜7]．手根管開放術の成績は比較的良好であるが，重症化して筋萎縮が発症してからの手術加療では，十分な機能回復が得られないことが多い[8]．このため，母指球筋萎縮が発症する前に手術を施行することが推奨されるが，実際には，患者は知覚障害だけでは医療機関を受診しないことも多く，さらに母指球筋萎縮初期は母指の機能障害に気づきにくいために，重症化してから手外科専門医を受診することが多い．

　母指対立動作は掌側外転運動および回内運動で構成されている[6]．このうち，母指回内運動は指尖つまみ動作に必須であるが[9]，臨床現場で用いることができる正確な評価法がなく，正常値も定まっていない．Kapandji スコアは母指対立動作全体の評価として簡便であり，臨床現場では頻用されているが[10〜13]，母指回内運動を正確に反映しているとはいいがたい[14]．手根管症候群による母指球筋萎縮が明らかな場合でも Kapandji スコアは低下せず，評価法として不十分であることが指摘されている[15]．

　母指回内運動の正確な評価法の確立とそれに伴う母指球筋萎縮の早期診断は，将来的な手根管症候群の簡易診断につながる可能性があると考える．そこで，われわれは母指回内運動を正確に評価する方法を確立し，さらに手根管症候群に伴う対立障害評価を目的とし，小型 6 軸センサを用いて，高齢健常者および手根管症候群患者を対象として測定，検討を行った．

Ⅰ．対象および方法

　対象は，2017 年 6 月〜2018 年 6 月に，当院で手術予定の手根管症候群患者 10 例（10 手）および当院で人工股関節全置換術（THA）を受けた 10 例（20 手）とし，前者を CTS 群，後者をコントロール群とした．

　被験者全員に対し，手指の主訴，外傷および病歴を確認し，手根管症候群に関する身体所見をとり，手の X 線像を撮影した．CTS 群の組み入れ基準は，当院で特発性手根管症候群と診断され手術を予定している患者とした．特発性手根管症候群の診断基準は，手指のしびれの訴えがある，手根管症候群を示唆する身体所見（Tinel 様徴候，圧迫テスト，Phalen テスト）が陽性である，神経伝導速度検査（NCV）において，Padua 分類[16]に準じて異常値を認める，とした．除外基準として，手根管症候群の術後再発例，手指の手術歴や外傷歴，母指の変形性関節症，頚椎疾患に伴う神経障害，MRI で占拠性病変を認めるもの，とした．コントロール群の組み入れ基準は，年齢と性別が CTS 群とマッチした患者とした．除外基準は，手指の手術歴や外傷歴，手指の痛みやしびれの訴え，手根管症候群を示唆する身体所見陽性，X 線での母指の変形性関節症を認めるもの，とした．身体所見診察はすべて手外科専門医が行い，NCV 検査および評価はすべて神経内科医が行った．

　計測機器は小型 6 軸モーションセンサ（MP-M6-02/500C，MicroStone 社）を使用した．同センサをデータ

■ Key words

carpal tunnel syndrome, thumb opposition, pronation of thumb, gyroscope

---

*A new method of measuring the thumb pronation angles in patients with carpal tunnel syndrome
**K. Fujita, T. Kuroiwa, A. Okawa（教授）：東京医科歯科大学大学院整形外科（Dept. of Orthop. and Spinal Surg., Graduate School of Medical and Dental Sciences, Tokyo Medical and Dental University, Tokyo）.
［利益相反：あり．本研究に関する費用は株式会社日立製作所が（一部）負担した．］

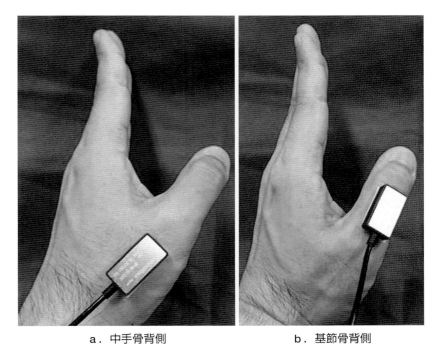

a．中手骨背側　　　　b．基節骨背側
図1．センサの貼付位置

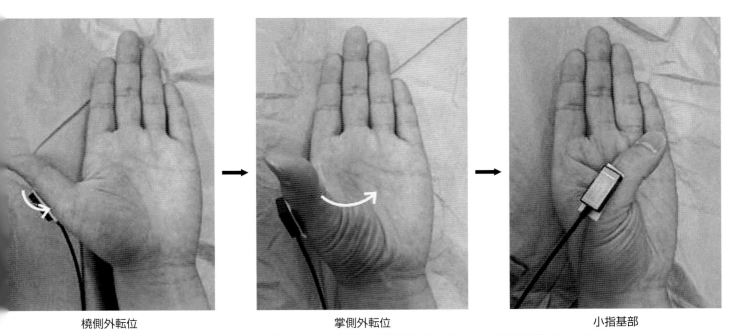

橈側外転位　　　　掌側外転位　　　　小指基部
図2．測定時の対立動作．橈側外転位を始点とし，掌側外転位を通り，小指基部を終点とした．

ロガー（MVP-RF8，同社）と接続し，同機よりノートパソコン（HP ProBook 450 G2, Hewlett-Packard 社）に Bluetooth を用いて接続し，専用ソフトウエア（MVP-DA2-S, MicroStone 社）を用いて信号処理を行った．

モーションセンサは中手骨背側中央または基節骨背側中央の皮膚上にそれぞれ別個に貼付し計測を行った（図1）．対立動作は橈側外転位から開始し，掌側外転位を通り，小指基部にいたる動きとし，被験者に可能な限り大きな半円を描くように同動作を行うよう指示し，45秒以内に5回繰り返すよう指示した（図2）．動作の際，検者は被験者の手関節を動かないように固定した．計測された角度のうち，骨軸に沿った回転軸を母指回内角度，水平面に対する骨軸に沿った傾斜角度を掌側外転角度として評価した（図3，4）．1動作内のそれぞれの最大値から最小値を引いた値を算出し，初回と5回目の動作を除いた3回の動作の平均値を算出した．年齢，角度は中央

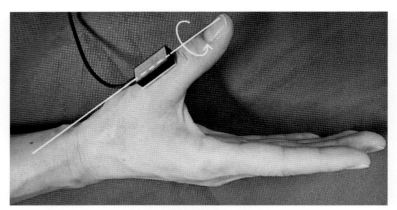

図 3. 測定した回内角度

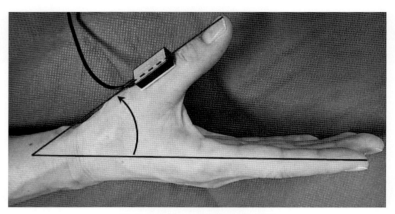

図 4. 測定した掌側傾外転角度

表 1. 参加者の年齢および性別データ

	コントロール群 (n=10)	CTS群 (n=10)
年齢（歳）	67.5 (62.3〜74.5)	68 (56.5〜76.5)
性別（女性）	10	10

年齢は中央値（四分位範囲）で表示し，性別は人数で示した．

値および四分位範囲で表した．いずれも正規分布に従わないため，比較には Mann-Whitney U 検定を用いた．また，動作中に回内角度と掌側外転角度のどちらが先行してピークに達するかを評価した．

II. 結　果

患者は全例女性で，平均年齢はコントロール群 67.5 歳，CTS 群 68 歳（$p=0.97$）であった（表 1）．CTS 群の母指球萎縮の程度，MMT，NCV の Padua 分類の結果を表 2 に示す．1 例を除くすべての患者で，中等度以上の重症度であった．

計測結果を表 3 に示す．第 1 中手骨の回内角度および母指基節骨の掌側外転角度で，CTS 群における有意な低下を示した．いずれの手においても，中手骨における回内角度のピークは，掌側外転角度のピークより後に生じた．うち，コントロール群の 7 手および CTS 群の 19 手は，小指基部到達時点でピークを示した．いずれの計測時間も 10 分以内であった．

III. 考　察

小型 6 軸モーションセンサを用いて，立動作時の母指の回内角度および掌側外転角度を計測することができた．CTS 群において，第 1 中手骨での回内角度および母指基節骨での掌側外転角度の有意な低下を示していた．

これまでに骨軸に沿って動的に中手骨の回内角度を測定した報告は少ないが，Marquardt らは，光学的モーションキャプチャーを用いて測定し，健常群と CTS 群で比較した結果を報告している[17]．同報告では CTS 群において平均角度は低下したものの，有意な差は得られなかった（健常群 40°，CTS 群 31°）．本研究との差異として，まず参加者年齢の平均ないし中央値の差があげられる（同報告：49 および 50 歳，本研究：67.5 および 68 歳）．これより，両群ともに本研究のほうが角度が低く

表2. CTS群の身体所見および神経伝導速度データ

	CTS（n＝10）
母指球萎縮	
なし	2
軽度	0
中等度	4
重度	4
MMT（母指対立）	
5（正常）	0
4（優）	2
3（良）	4
2（可）	3
1（不可）	1
0（ゼロ）	0
Padua 分類	
normal	0
minimal	0
mild	0
moderate	4
severe	3
extreme	3

いずれのデータも人数を示した．

表3. 計測角度データ

	コントロール群 （n＝20）	CTS群 （n＝10）	p 値
回内角度（°）			
中手骨	28.4 （22.4〜33.9）	17.3 （11.9〜23.2）	＜0.001
基節骨	20.2 （12.9〜25.1）	21.0 （14.5〜34.4）	0.48
掌側外転角度（°）			
中手骨	24.5 （17.8〜29.7）	18.0 （12.0〜20.3）	0.062
基節骨	58.2 （51.9〜62.5）	35.4 （31.1〜38.2）	＜0.001

データは中央値（四分位範囲）で表示し，統計的有意差は Mann-Whitney U 検定を用いて算出した．

なった可能性が考えられる．また，手根管症候群の重症度に差があると考えられること（同報告：NCV で異常値あり，本研究：いずれも中等度以上の術前症例）から，両群間における有意差を示すことができたと考えられる．

一方，本研究では，基節骨では有意差を得られず，特に回内角度では中手骨を下回る値であった．それぞれの計測角度のピークが同時に生じる場合，基節骨での計測値は中手骨の値以上になるはずであり，この結果は，基節骨と中手骨での回内角度のピークが異なることを示唆している．Cooney らは，基節骨と中手骨は独立して回旋すると報告しており[18]，これに矛盾しない結果であるといえる．

本研究で用いた小型 6 軸モーションセンサは，手指の動作解析を行うにあたり，さまざまな利点があると考えられる．小さくかつ装着可能であるため[19]，動的かつ三次元的に角度を評価できるうえに，何より X 線や CT による計測と異なり非侵襲的という利点がある[18,20,21]．また，前述のような光学的モーションキャプチャーと比べると，簡易かつ大きな装置が不要であるという利点がある[22,23]．さらには，装置自体が安価であり[24]，測定も短時間で可能なことから，クリニックレベルでの使用に適している可能性が示唆される．

本研究にはいくつかのリミテーションがある．まず，皮膚上に貼って測定する機器であることから，皮膚の伸張が結果に影響する可能性がある．しかしながら，この影響は角度を減少させる方向に働きうることから，生じたとしても有意差を得にくい方向に影響しうるものと考えられる．また今回，基節骨と中手骨を同時に測定していなかった．これらのピークは異なるものと考えられたため，基節骨単独の角度は評価できなかったといえる．さらに，コントロール群を THA 術後患者に設定したため，うち 2 人は T 字杖の使用歴があった．これらの第 1 指間への物理的効果が結果に影響している可能性は否定できない．

ま と め

小型 6 軸モーションセンサによる計測により，手根管症候群患者における第 1 中手骨の回内角度の有意な低下を検出することができた．同法により，母指の回内を簡易かつ迅速に，そして何より非侵襲的に計測することが可能となった．今後，軽症の CTS 患者や変形性母指手根中手関節症患者での測定，ならびに対立再建術の術前術後での評価を予定しており，将来的にはクリニックレベルでの診断装置の一つとしての確立を目指していきたい．

文 献

1) Katz JN, Larson MG, Sabra A et al : The carpal tunnel syndrome ; diagnostic utility of the history and physical examination findings. Ann Intern Med **112** : 321-327, 1990

2) Mondelli M, Giannini F, Giacchi M : Carpal tunnel syndrome incidence in a general population. Neurology **58** : 289-294, 2002

3) Bland JD, Rudolfer SM : Clinical surveillance of carpal tunnel syndrome in two areas of the United Kingdom, 1991-2001. J Neurol Neurosurg Psychiatr **74** : 1674-1679, 2003

4) Rhoades CE, Mowery CA, Gelberman RH : Results of internal neurolysis of the median nerve for severe carpal-tunnel syndrome. J Bone Joint Surg **67-A** : 253-256,

1985

5) Gelberman RH, Pfeffer GB, Galbraith RT et al：Results of treatment of severe carpal-tunnel syndrome without internal neurolysis of the median nerve. J Bone Joint Surg **69-A**：896-903, 1987

6) Geere J, Chester R, Kale S et al：Power grip, pinch grip, manual muscle testing or thenar atrophy-which should be assessed as a motor outcome after carpal tunnel decompression? A systematic review. BMC Musculo-skelet Disord **8**：114, 2007

7) Kaymak B, Inanici F, Ozcakar L et al：Hand strengths in carpal tunnel syndrome. J Hand Surg **33-E**：327-331, 2008

8) Kronlage SC, Menendez ME：The benefit of carpal tunnel release in patients with electrophysiologically moderate and severe disease. J Hand Surg **40-A**：438-444. E1, 2015

9) Foucher G, Malizos C, Sammut D et al：Primary palmaris longus transfer as an opponensplasty in carpal tunnel release；a series of 73 cases. J Hand Surg **16**：56-60, 1991

10) Kapandji A：Clinical test of apposition and counter-apposition of the thumb. Ann Chirurgie Main **5**：67-73, 1986

11) Lefevre-Colau MM, Poiraudeau S, Oberlin C et al：Reliability, validity, and responsiveness of the modified Kapandji index for assessment of functional mobility of the rheumatoid hand. Arch Physical Med Rehabil **84**：1032-1038, 2003

12) Goubier JN, Teboul F：Management of hand palsies in isolated C7 to T1 or C8, T1 root avulsions. Tech Hand Up Extrem Surg **12**：156-160, 2008

13) Lemoine S, Wavreille G, Alnot JY et al：Second generation GUEPAR total arthroplasty of the thumb basal joint；50 months follow-up in 84 cases. Orthop Traumatol Surg Res **95**：63-69, 2009

14) Barakat MJ, Field J, Taylor J：The range of movement of the thumb. Hand（N Y）**8**：179-182, 2013

15) Dilokhuttakarn T, Naito K, Kinoshita M et al：Evaluation of thenar muscles by MRI in carpal tunnel syndrome. Exp Ther Med **14**：2025-2030, 2017

16) Padua L, LoMonaco M, Gregori B et al：Neurophysiological classification and sensitivity in 500 carpal tunnel syndrome hands. Acta Neurologica Scand **96**：211-217, 1997

17) Marquardt TL, Nataraj R, Evans PJ et al：Carpal tunnel syndrome impairs thumb opposition and circumduction motion. Clin Orthop **472**：2526-2533, 2014

18) Cooney WP 3rd, Lucca MJ, Chao EY et al：The kinesiology of the thumb trapeziometacarpal joint. J Bone Joint Surg **63-A**：1371-1381, 1981

19) Camomilla V, Bergamini E, Fantozzi S et al：Trends supporting the in-field use of wearable inertial sensors for sport performance evaluation；a systematic review. Sensors（Basel）**18**：E873, 2018

20) Miura T, Ohe T, Masuko T：Comparative *in vivo* kinematic analysis of normal and osteoarthritic trapeziometacarpal joints. J Hand Surg **29-A**：252-257, 2004

21) Cheema TA, Cheema NI, Tayyab R et al：Measurement of rotation of the first metacarpal during opposition using computed tomography. J Hand Surg **31-A**：76-79, 2006

22) Chang LY, Pollard NS：Method for determining kinematic parameters of the *in vivo* thumb carpometacarpal joint. IEEE Trans Biomed Eng **55**：1897-1906, 2008

23) Gehrmann SV, Tang J, Li ZM et al：Motion deficit of the thumb in CMC joint arthritis. J Hand Surg **35-A**：1449-1453, 2010

24) Boonstra MC, van der Slikke RM, Keijsers NL et al：The accuracy of measuring the kinematics of rising from a chair with accelerometers and gyroscopes. J Biomech **39**：354-358, 2006

＊　　　＊　　　＊

Ⅱ．疾患・病態別の診断・治療 ◆ 2．腰椎

非特異的腰痛のペインドローイング分類*

佐々木哲也**

[別冊整形外科 74：115〜118, 2018]

はじめに

　平成28年国民生活基礎調査によると，男性では腰痛の有訴者率がもっとも多く，女性では肩こりに次いで腰痛が多い[1]．腰痛は整形外科疾患の中でもっとも多い治療対象疾患であるにもかかわらず，その全体像に関する報告は少なく，腰痛全般を捉えるのは簡単ではない[2]．さらに，腰痛の85％は非特異的で原因不明とされ，個々の症例の病態に応じた治療がむずかしい状況にある．

　当院では，ペインドローイングを用いて腰痛を細分化することで類似する病態を集め，非特異的腰痛の病態解明の一助となるよう努力している．非特異的腰痛をペインドローイング分類し，年代との関連を検討したので報告する．そして非特異的腰痛診断の問題点について若干の考察を加えた．

Ⅰ．対象および方法

　対象は2014年1月〜2015年12月の2年間に当院に初診した腰痛・腰下肢痛患者1,130例（男性563例，女性567例，平均年齢46.0歳）である．急性圧迫骨折，炎症・感染，ヘルニア・腫瘍例は除外した．腰痛・殿部痛に下肢痛を伴う症例で，単根性・多根性神経根レベルに一致する知覚障害を伴う例や，下肢筋力低下例，馬尾性障害例は，脊柱管狭窄例として除外した．下肢症状が腰椎レベルの神経学的領域に乖離する症例や，筋に圧痛を伴う症例は，本研究の対象，つまり非特異的腰痛とした．

　ペインドローイングから腸骨稜上縁を結ぶ線より上方の腰痛を腸骨稜上方群（以下，上方群），下方を腸骨稜下方群（以下，下方群），そして腸骨稜上縁を結ぶ線の上下にまたがる腸骨稜上下群（以下，上下群）とした（図1）．さらに腰椎のみならず，胸椎や頚椎に及ぶ痛みを訴える広範囲腰痛群（以下，広範囲群）の4群に分類した．これらの分類は左右の広がりは問わず，疼痛の部位と腸骨稜上縁を結ぶ線の関連で分けた．年代は10〜29歳の10〜20歳台群，30〜49歳の30〜40歳台群，50〜69歳の50〜60歳台群，70歳以上の4群に分類した．

　検討項目は非特異的腰痛の年代分布，非特異的腰痛ペインドローイング分類の分布，年代別の非特異的腰痛ペインドローイング分類分布である．

Ⅱ．結　　果

❶非特異的腰痛の年代分布

　10〜20歳台群は165例（14.7％），30〜40歳台群は534例（47.6％），50〜60歳台群は314例（28.0％），70歳以上は108例（9.6％）であった（図2左側）．

❷非特異的腰痛ペインドローイング分類の分布

　非特異的腰痛のペインドローイング分布は，上方群が117例（10.4％），下方群は367例（32.7％），上下群は534例（47.6％），広範囲群は103例（9.2％）であった（図3）．

❸年代別の非特異的腰痛ペインドローイング分類分布

　年代別のペインドローイング分類分布は，図4のごとくである．下方群はCochran-Mantel-Haenszel検定で年代とともに増加傾向があった（$p < 0.01$）．

▌Key words

non-specific low back pain，pain drawing，age group

*Pain drawing-based classification for non-specific low back pain
　要旨は第25回日本腰痛学会において発表した．
**T. Sasaki（院長）：佐々木整形外科（℡130-0022　東京都墨田区江東橋4-30-16；Sasaki Orthopedic Clinic, Tokyo）．
［利益相反：なし.］

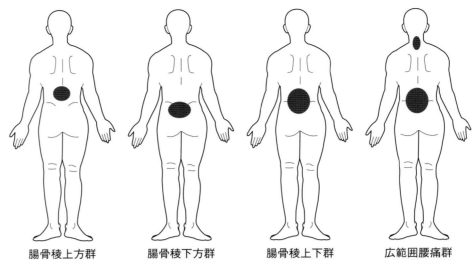

図1. ペインドローイングによる非特異的腰痛分類. 腸骨稜の上縁を結ぶ線を中心に分類

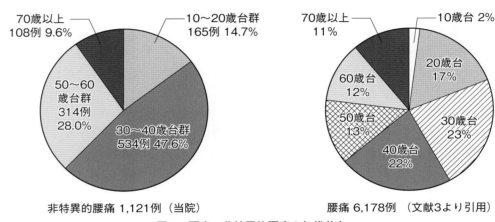

図2. 腰痛・非特異的腰痛の年代分布

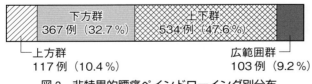

図3. 非特異的腰痛ペインドローイング別分布

III. 考 察

❶腰痛と下肢痛

腰痛を定義し，その病態を考えるにあたって，下肢痛をどのように扱うかが大きな問題である．今回の検討では，単根性・多根性神経根レベルに一致する知覚障害を伴う例や，下肢筋力低下例，馬尾障害例は，脊柱管狭窄例として除外した．下肢症状が腰椎レベルの神経学的領域に乖離する症例や筋に圧痛を伴う症例があり，これらは本研究の対象とした．

山口らの報告でも，腰痛に大腿や下腿の痛みを併発する例を含めている[3]．腰痛に伴う腰椎レベルの神経障害による下肢症状は，椎間板ヘルニアや脊柱管狭窄症としてその存在はよく知られているが，非特異的腰痛に併発する下肢痛についての詳細な報告はなく，非特異的腰痛の定義も明らかではない．この腰痛の定義の曖昧さが非特異的腰痛の病態解明の妨げになっている可能性がある．非特異的腰痛には下肢症状を含むか否かの定義を明確にすべきである．

❷腰椎神経レベルに一致しない下肢痛

腰痛・殿部痛に伴う下肢痛には腰椎レベルの神経学的領域に乖離する下肢痛を認めることが多々ある．この腰椎神経レベルに一致しない下肢痛の病態にはどのようなものがあるのであろうか．村上は仙腸関節障害での下肢

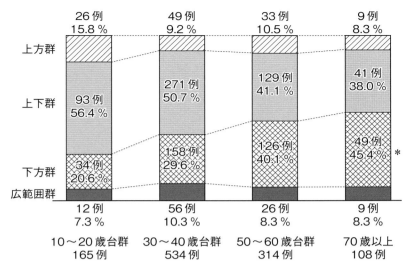

図4. 年代別の非特異的腰痛ペインドローイング分布. *下方群が増加傾向, $p<0.01$, Cochran-Mantel-Haenszel検定

表1. ペインドローイング分類と腰痛原因

ペインドローイング分類	腸骨稜上方群	腸骨稜下方群	腸骨稜上下群	広範囲腰痛群
腰痛原因	椎間関節 椎間板 傍脊柱起立筋群 腰方形筋など	仙腸関節 殿筋群 短外旋筋群など 末梢神経 椎間関節（一部）	椎間関節 椎間板性 傍脊柱起立筋群 腸腰靱帯 腸腰筋 仙腸関節 殿筋群 短外旋筋群など 末梢神経	椎間関節 椎間板 腰方形筋 傍脊柱起立筋群 腸腰靱帯 腸腰筋 仙腸関節 殿筋群 短外旋筋群など 末梢神経 心理・社会的因子

症状の併発を指摘している[4]. 現在のところ仙腸関節障害は非特異的腰痛に含まれるため，仙腸関節障害では村上の指摘する下肢痛を伴う可能性がある．その下肢症状は特徴的であることが多く，下肢症状のペインドローイングから，仙腸関節障害を疑うことができる．斉藤は梨状筋症候群が殿部下肢痛として発症するとしている[5]. 梨状筋症候群では，筋に圧痛があるという特徴もある．

このように腰痛・殿部痛に，腰椎レベル以外の下肢症状が併発する病態はすでに報告されている．さらに，村上や斉藤が指摘する病態とは異なる下肢痛の存在の可能性や，腰椎レベルの神経症状との併発の可能性もあり，詳細な検討を要する．下肢痛の詳細な検討が，非特異的腰痛診断の手掛かりになると考えられる．

❸非特異的腰痛の年代分布

山口らは腰痛症の疫学において6,178例の腰痛の年代分布を報告し，その内容は図2の円グラフ右側のごとくで，われわれの1,121例とほぼ一致した年代分布であった[3]. 山口の報告はアンケート調査であるが，今回の報告は整形外科受診例である．30～40歳台が非特異的腰痛受診例の中でもっとも多いことは注目すべきである．30～40歳台は働き盛りであり，腰痛による社会的損失は大きく，早期の病態解明が望まれる．

❹非特異的腰痛ペインドローイング分類の分布

非特異的腰痛のペインドローイング分布は図3のごとく上方群と広範囲群が約1割，残る8割を下方群と上下群が占め，下方群に比べ上下群が多かった．この結果は過去の報告とほぼ同等である[6,7].

❺年代別の非特異的腰痛ペインドローイング分類分布

年代別によるペインドローイング分類分布は，下方群が年代とともに増加傾向にあった．これは，ペインド

Ⅱ．疾患・病態別の診断・治療 ◆ 2．腰椎

ローイング分類別で疼痛起源が異なると考えられる．ペインドローイング分類別の腰痛の原因を推察すると，表1のようになる．

　下方群が年代とともに増加傾向にあったが，下方群には仙腸関節障害の一部が含まれる．村上の報告する仙腸関節障害例の主な年代層は50〜70歳台であり，高齢である[4]．また，梨状筋症候群も下方群に含まれると考えられるが，斉藤の報告ではその平均年齢が52.6歳[5]であり，今回の非特異的腰痛の平均年齢46.0歳よりも年齢が高い．これらが，下方群が年代とともに増加する要因の一つであろう．

　表1に示すように，上方群と下方群はその原因が他群に比較して少なく，その病態は複雑ではないと考えられる．さまざまな病態が複雑に絡み合うと予想される非特異的腰痛では，これら両群から病態を検討することが賢明かもしれない．

ま と め

　1）非特異的腰痛の研究にあたっては，下肢痛を含めた非特異的腰痛の定義を明確にすべきである．

　2）非特異的腰痛の約50％弱を30〜40歳台が占めた．

　3）下方群は年代とともに増加傾向にあった．

　4）ペインドローイングによる非特異的腰痛のサブタイプ化は，非特異的腰痛病態解明に役立つと考える．

文　献
1) 厚生労働省＜http://www.mhlw.go.jp/toukei/saikin/＞［Accessed 7 Jun 2018］
2) 米延策雄，菊池臣一：非特異的腰痛のプライマリ・ケア，三輪書店，東京，p2-26，2009
3) 山口義臣，山本三希雄：腰痛の疫学．整形外科MOOK 11：9-19，1988
4) 村上栄一：仙腸関節の痛み．南江堂，東京，p30-37，2012
5) 斉藤貴徳：梨状筋症候群の診断と治療．MB Orthop 24：63-74，2011
6) 佐々木哲也：ペインドローイングを用いた非特異的腰痛分類の試み．J Spine Res 5：934-937，2014
7) 佐々木哲也：非特異的腰痛とペインドローイング分類と年代との関係．臨整外11：1073-1078，2017

＊　　　＊　　　＊

Ⅱ．疾患・病態別の診断・治療 ◆ 2．腰椎

骨粗鬆症性椎体偽関節に対する
病態に応じた手術療法*

椎 名 逸 雄　　國府田正雄　　菅 谷 郁 夫　　山 崎 正 志**

［別冊整形外科 74：119～123，2018］

Ⅰ．椎体偽関節の定義

　これまで，「椎体偽関節」という言葉は椎体骨折後癒合不全と同義に扱われることが多かった．椎体骨折評価基準（2012 年度改訂版）[1]では，椎体骨折後骨癒合不全を遷延治癒（delayed union）と偽関節（pseudoarthrosis）に分類して定義している．遷延治癒は当該骨折の部位と型における平均速度（通常 3～6 ヵ月）で治癒が進んでいない状態をいい，骨折部の骨癒合プロセスは遅れてはいるものの完全には停止していない．一方，偽関節は骨折部の骨癒合プロセスが完全に停止したものであり，保存的治療を継続しても骨癒合が期待できない状態をいう．実際は，受傷から 9 ヵ月が経過し，3 ヵ月にわたり治癒進行の可視的な兆候が認められない場合に偽関節と称することが多い．

　本稿では，椎体骨折後癒合不全を椎体骨折遷延治癒と椎体偽関節とに分け，それぞれの病態に応じた最近の治療について手術的治療を中心に述べる．

Ⅱ．痛みの原因と病態に応じた対策

　椎体骨折による痛みは大きく椎体内不安定性による痛みと椎体骨折に伴う神経障害性疼痛に分けられる．

　椎体内不安定性による痛みに対する治療の最終目標は，骨折部の骨癒合を得て不安定性をなくすことである．椎体骨折治療の原則は保存的治療であるが，疼痛の残存，椎体圧潰の進行，偽関節化など保存的治療抵抗性の骨折が一部存在する．安静臥床や装具療法，体幹ギプスなど適切な保存的治療は遷延治癒のリスクを低減させ

ると考えられている．遷延治癒であれば骨癒合プロセスは遅れてはいるものの継続しているため椎体内不安定性の制動を行い骨癒合に適した環境を整備すれば癒合を得られる可能性が高い．すなわち，balloon kyphoplasty に代表される椎体形成術や後方からのスクリュー固定が代表的な手術的治療法となる．近年，経皮的椎弓根スクリュー（pedicle screw：PS）の普及により後方制動術は低侵襲化し，特に耐術能の低い高齢者に対して椎体形成術とともに適応が拡大している．一方，偽関節の場合には，骨癒合プロセスが完全に停止しているため，椎体内不安定性の制動のみでは骨癒合は期待できない．偽関節となった骨折部では，骨梁構造が破綻し線維軟骨様組織や滑膜様組織で覆われた壊死像を呈しているため，骨折部の掻爬，骨移植を行い骨折部に血行を回復させることが骨癒合プロセスを再開させるために必要となる．また，偽関節化した椎体は圧潰しており局所後弯を呈することが多い．骨折部の掻爬，骨移植は，同時に破綻した脊柱の前方支柱を再建し局所後弯を矯正することを可能にする．

　椎体骨折に伴う神経障害性疼痛は，椎体後壁骨片が脊柱管内に突出し脊髄，脊髄円錐部を圧迫して発生することがよく知られているが，下位腰椎の骨折では椎間孔内に突出した骨片により神経根が圧迫され下肢痛をきたすことも多い．胸椎骨折においても骨折に付随する椎間孔狭窄は肋間神経痛の原因となる．後方支持要素に損傷が及ぶ場合と骨折椎体上下のレベルに黄色靱帯骨化症を伴う場合には，神経の絞扼性障害による疼痛とともに神経麻痺の発生に留意が必要である．椎体骨折に伴う神経障

▌Key words

osteoporotic vertebral fracture，vertebroplasty，percutaneous pedicle screw，anterior decompression and fusion

*Clinical condition based surgery for pseudarthrosis of osteoporotic vertebral fracture
**I. Shiina：総合守谷第一病院整形外科（☎ 302-0102　守谷市松前台 1-17；Dept. of Orthop. Surg., Sogo Moriya Daiichi Hospital, Moriya）；M. Koda（准教授）：筑波大学整形外科；I. Sugaya（部長/副院長）：総合守谷第一病院整形外科；M. Yamazaki（教授）：筑波大学整形外科．

［利益相反：なし．］

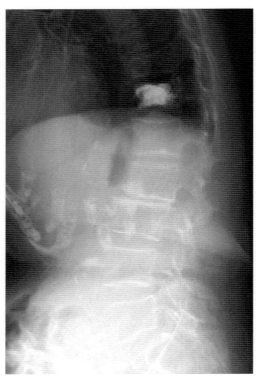

図1. Th12 椎体骨折遷延治癒に対する BKP 施行後 X 線側面像

害性疼痛の治療も制動，固定が第一選択となる．従来は画像上脊柱管の狭窄，脊髄圧迫所見，脊柱の後弯化が認められる場合には除圧矯正固定術が選択されることが多かったが，近年は骨折部の局所不安定性が神経障害の主因であるとの考えから，制動，固定のみで除圧せずに神経症状回復を含む良好な成績[2]が報告されている．

III. 手術各論

❶椎体形成術

椎体形成術は椎体血管腫による病的骨折に対して疼痛緩和のために行われた[3]のが始まりである．徐々に骨粗鬆症性椎体骨折に対しても適応が拡大され，1990年代には欧米で急速に普及した．椎体骨折遷延治癒に対する椎体形成術の主眼は，物質を充填することで椎体内の不安定性を抑制し，不安定性による疼痛を軽減させることと骨癒合に適した環境を整えることである．ベッドからの起き上がり，坐位からの立ち上がりなど姿勢変換時の疼痛を訴える患者に対して，椎体形成術は有効な手術であることが多い．後述する前方（除圧）固定術などと比較するときわめて低侵襲に椎体の操作を行うことができる．骨粗鬆症性椎体骨折患者の大部分が耐術能の低い高齢者であるため，この低侵襲性は大きな利点となる．

椎体形成術に使用される充填物には骨セメント（poly-methylmethacrylate：PMMA），リン酸カルシウムセメント（calcium phosphate cement：CPC），ハイドロキシアパタイト（hydroxyapatite：HA）ブロックなどがあり，その材料特性によりそれぞれ利点，欠点がある．PMMAは硬化速度が速く，初期の力学的強度に優れている．一方で未重合の状態で椎体内に注入されるとモノマーのまま血管内に流入し，血管内で重合してポリマーとなり肺塞栓を引き起こす危険性がある．また，将来的に骨に置換されることはなく，骨伝導能に乏しいため異物として椎体内に残留することとなる．PMMAを用いた椎体形成術には，PMMAを経皮的に注入する percutaneous vertebroplasty（PVP）[4]とバルーンを経皮的に挿入してから椎体内で加圧拡張し椎体高を可及的に整復して後弯矯正（kyphoplasty）するとともに椎体内に骨壁をもつ空洞を形成してからPMMAを空洞内に充填する balloon kyphoplasty（BKP）がある（図1）．BKPの最大の利点は空洞内にPMMAを注入するため粘稠度を高めたPMMAを低圧で充填することができる点[5]である．このため，椎体外へのセメント漏出リスクはPVPと比較して低く[6]，またPMMAの重合が進んだ状態で体内に入るためモノマーが血管内に流入して肺塞栓症を発症する危険性も低い．術者となるために専門的なトレーニングの受講を義務づけ，全身麻酔を必須の条件として万が一のサルベージも考慮に入れるなど手技の安全な普及を図っている点も大きな特徴である．CPCは骨親和性に優れ，骨伝導能を有するため周囲の骨と直接結合する利点があるが硬化までに時間を要し，初期強度に難がある．また，血液の混入によりセメント塊が分節化することが指摘されている[7]．HAブロックははじめから固体として椎体内に充填されるため血管内へ流入する危険性はない．椎体壁にうまく足がかりを作りしっかりとブロックを充填することができれば初期強度を得ることができる[8]．しかしながら十分な支持性を得てブロックを充填するには技術的な習熟を要し，椎体壁に大きな損傷があるとブロックが容易に椎体外に逸脱し支持性が低下する危険性がある．

われわれの施設では，安全性を第一に考え椎体形成術単独で行う場合にはBKPを行っている．手術は全身麻酔下に行われ，手術手技にかかる時間はほとんどの症例で30分以下である．麻酔導入，術前準備，麻酔覚醒などの時間を含めて，手術室在室時間は1時間30分程度である．術後は2〜3時間の安静臥床後，Jewett型装具を装着して当日から車椅子移乗を許可している．手術翌日のCTで問題がないことが確認されれば歩行訓練を開始し，最短で術後2日目に退院を許可している．術前のADLが下がっている場合には，ADL自立まで入院リハ

ビリテーションを要するが，遷延治癒に伴う椎体不安定性による疼痛がADL低下の要因である場合，BKPの即時的な除痛効果により速やかにADLの改善を得られることが多い．術後は骨癒合が確認できるまで装具の装着を指導する．臥位からの起き上がり，立ち上がり時には骨折部に矢状面方向の大きな負担がかかるため，必ず臥位で装具を装着してから起き上がるよう指導を行っている．

なお，椎体形成術で得ることができる椎体内不安定性の制動は，圧縮方向のみである．すなわち，椎体形成術では椎体が開大することを防ぐことはできない．このため，体位によって椎体がさらに開大し充填物と骨との間に空洞が発生するような症例は椎体形成術単独の適応とはならず，後方固定術の併用や前方固定術の適応を検討する必要がある．

❷後方固定術

椎体骨折遷延治癒に対するPSやフックなどのインストゥルメンテーションを用いた後方固定術は，骨移植を行い後方要素の癒合を期待する狭義の後方固定術（後側方固定術）と，骨移植は行わずインストゥルメンテーションでの制動で椎体の癒合を期待する後方制動術に大別される．

近年，経皮的椎弓根スクリュー（percutaneous pedicle screw：PPS）システムの進歩，普及に伴い後方固定術は低侵襲化し，適応が拡大している．PPSでは1本のスクリュー挿入に要する展開は2〜3 cmほどで，筋を線維方向に分けるために脊柱起立筋群へのダメージも少ない．展開範囲が少ないため，術中の出血量が少なくなるとともに手術時間も短縮できる．対象となる患者は予備能の低下した高齢者が多いため，全身麻酔，腹臥位の時間が短いことは手術に伴う心肺系への負担軽減にもつながる．PPSはX線透視下に経皮的に椎弓根に骨孔を作成し，骨孔に挿入したガイドワイヤ越しにタッピング，スクリュー挿入を行う．従来のPS挿入手技と異なり刺入点を直接目視で確認できないため誤挿入やそれに伴う神経血管障害のリスクがある[9]と指摘されている．スクリュー挿入精度を向上させるためにO-アーム（メドトロニック社）などを用いた術中CTの撮像やナビゲーションシステムの利用[10]などさまざまな工夫がなされている．われわれの施設では，C-アームを2台組み合わせて使用することでこれらの手術支援機器を使用した報告と同等の精度でのスクリュー挿入を可能にしている．経皮的に挿入したスクリュー間を皮下を通したロッドで連結させ，接続することにより骨折椎体の後方からの制動が可能となる．骨癒合を行わないため，椎体間の可動性は

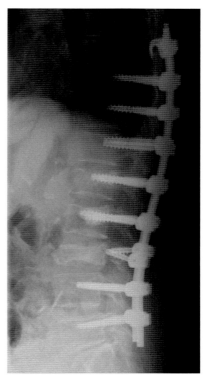

図2. L1〜L3椎体骨折（L3は遷延治癒，L1，L2は新鮮骨折）に対しTh10〜L5 PPS固定施行後X線側面像．Th9にフックを追加し頭側スクリューの後方への脱転を予防，L2，L3椎体にはβ-TCP顆粒を用いた椎体形成術を併用している．

術後も残存している．このため，スクリューにはストレスがかかり経時的に緩みを生じることが多い．骨折椎体の癒合までの間，制動力を保持するためにはスクリューの緩みに対する予防策が重要になる．スクリュー単体の固定力を増すためには可及的に太い径のスクリューを挿入し，椎弓根部の皮質骨で固定することが重要である．粗鬆骨である椎体内の海綿骨では強い固定性を期待できないため，スクリュー長は固定性に大きな影響を与えない．また，それぞれのスクリューへの負担を軽減するために，挿入するスクリューの本数を多くすることも対策の一つである．しかし，固定範囲の拡大は体幹可動性の減少につながり，術後の患者のADL/QOLに悪影響を及ぼす可能性がある．また，固定範囲が長くなるに従い固定上下端への応力がより集中し，隣接椎体の骨折や近位隣接端での後弯化（proximal junctional kyphosis：PJK）などの問題も発生しやすくなる．固定範囲を拡大せずに固定強度を増すために，フックの応用や高分子ポリエチレンテープによる椎弓の締結（sublaminar wiring）などを組み合わせることもある（図2）．フックは小展開でPPSとの連結が可能であるが，sublaminar wiringは脊

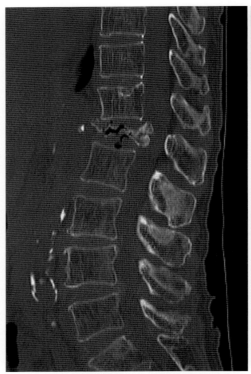 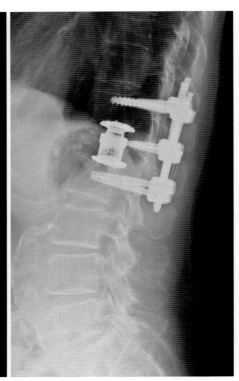

a．CT矢状断再構成像．椎体後壁が脊柱管内に突出し脊髄を圧迫している．下肢痛のため患者は立位歩行不能であった．

b．術後X線側面像．前方から除圧，伸長型人工椎体で椎体置換，腸骨肋骨骨移植を行い，後方からTh12～L2 PPS固定を追加した．

図3．L1椎体破裂骨折後遷延治癒症例

柱管内の操作も必要となる．PPS固定に椎体形成術を併用して前方の支持性を増すことも選択肢の一つとなる．同一の術野で手術を行うことができ，椎体形成を行った椎体に対して，充填物に干渉しない短いスクリューを挿入することも可能である．最適な固定方法を決定するためには，骨折部を含む周囲の椎体の状況をよく観察し，総合的に判断することが求められる．

❸前方固定術

偽関節化してしまった椎体に対しては，前述のように制動のみでは骨癒合が期待できない．偽関節化した骨折部を掻爬し，骨移植を行うことで骨癒合プロセスを再開させる必要がある．前方固定術を行うためのアプローチでは，肋骨の切除や胸膜の剥離，横隔膜の処置など他の整形外科手術では行うことの少ない特殊な手技が必要となる．また，呼吸器合併症のリスクもあり，後方固定術と比較し侵襲が大きい[11]．後方アプローチで多くの病態に対応できるようになってきたこともあり，前方アプローチは高齢者に対する治療法としては避けられがちである．しかしながら，椎体偽関節による痛みの主体は前方支柱の破綻と脊柱管内に突出した後壁骨片の脊髄圧迫による神経障害であり，前方支柱の再建と前方からの骨片除去による神経除圧が行える本術式は本病態に対してきわめて合理的な治療法で，脊椎外科医としては習熟すべき手技の一つである．

手術は通常右側臥位で行う．術前に画像評価を行い脊椎と大血管との位置関係を把握しておく．偽関節化リスクの高い胸腰椎移行部では，胸膜外・後腹膜アプローチが用いられる．骨折椎体直上の肋骨を切除し，胸膜を剥離して横隔膜を処理し椎体側面に到達する．骨折椎体を上下の椎間板とともに切除し，必要であれば脊柱管内に突出した椎体後壁骨片も除去して除圧を行う．続いて，上下の椎体間に腸骨，肋骨などからの骨移植を行う．椎体置換材料として，近年は伸長型人工椎体（expandable cage）を用いることが多い．ケージを伸長させることで上下椎体の終板との接触を確実にして安定化を図り，後弯の矯正を行うことも可能であるが，過度の伸長はケージの椎体内への沈み込みの原因となる．前方単独の固定であれば，上下椎体にプレートを設置し，挿入したスクリュー間をロッドで連結して固定を行う．Kanedaら[12]によって考案された本術式は，単一のアプローチで骨折部の除圧，固定，矯正，骨移植が行える画期的な術式で

ある．また，後方固定と比較し固定範囲を短くできるため隣接椎体・椎間への影響も少ない．

前方からの椎体置換後に固定を後方から行うこともある．この方法の利点は，前方除圧固定術と同様の範囲で固定を行うことができる点，PS での固定は前方固定で使用される椎体スクリュー・プレートシステムよりも固定性に優れている点，分節動静脈の結紮切離が 1 レベルのみでよい点（前方固定では骨折椎体の上下椎体を含む 3 レベル）などである．術中の体位変換を要するが，われわれの施設では骨折椎体の掻爬，人工椎体置換，骨移植を前方から行い，体位変換後に PPS を用いて後方固定を行っている（図3）．

ま と め

骨粗鬆症性椎体骨折は，患者の ADL，QOL のみならず生命予後をも悪化させる重大な外傷である．適切な保存的治療を行うことで大部分の症例は痛みを残すことなく治癒させることが可能であるが，本稿で取り上げた偽関節，遷延治癒となる例も存在する．偽関節，遷延治癒に伴う痛みは患者の ADL，QOL をさらに悪化させるため，正確に病態を把握し，必要に応じて適切な手術療法を選択することが重要である．また，当該骨折の治療のみにとらわれず，強力な骨粗鬆症治療を行い続発性骨折をできる限り発生させないことも同様に重要なことである．

文　献

1) 椎体骨折評価委員会：椎体骨折評価基準（2012 年度改訂版）．Osteoporos Jpn **21**：2013
2) Miyashita T, Ataka H, Tanno T：Clinical results of posterior stabilization without decompression for thoraco-lumbar burst fractures；Is decompression necessary? Neurosurg Rev **35**：447-454, 2012
3) Gailbert P, Deramond H, Rosat P et al：Preliminary note on the treatment of vertebral angioma by percutaneous acrylic vertebroplasty. Neurochirurgie **33**：166-168, 1987
4) Comstock BA, Stilani CM, Jarvik JG et al：Investigational vertebroplasty safety and efficacy trial （INVEST）；patient reported outcomes through 1 year. Radiology **269**：224-231, 2013
5) 戸川大輔：原発性骨粗鬆症性圧迫骨折に対する Balloon Kyphoplasty—日本の臨床試験成績．Spine Res **2**：1485-1493，2011
6) Taylor RS, Taylor RJ, Fritzell P：Balloon kyphoplasty and vertebroplasty for vertebral compression fractures；a comparative systematic review of efficacy and safety. Spine **31**：2747-2755, 2006
7) 武政龍一，谷　俊一：骨粗鬆症性椎体骨折癒合不全に対する CPC 椎体形成術の長所と短所．J Spine Res **1**：1260-1266，2010
8) Oshima M, Matsuzaki H, Tokuhashi Y et al：Evaluation of biomechanical and histological features of vertebrae following vertebroplasty using hydroxyapatite blocks. Orthopedics **33**：89-93, 2010
9) 深谷賢司，長谷川光広，白土　充：低侵襲腰椎固定術における合併症の予防と対策—経皮的椎弓根スクリューの逸脱予防と固定性強化．J Spine Res **3**：950-955，2012
10) 佐竹宏太郎，金村徳相，山口英敏ほか：術中 3DCT（O-arm）ガイド下ナビゲーションによる経皮的椎弓根スクリュー刺入．J Spine Res **7**：841-844，2016
11) Ito M, Harada A, Nakano T et al：Retrospective multicenter study of surgical treatments for osteoporotic vertebral fractures. J Orthop Sci **15**：289-293, 2010
12) Kaneda K, Abumi K, Fujiya M：Burst fractures with neurologic deficits of the thoracolumbar-lumbar spine；results of anterior decompression and stabilization with anterior instrumentation. Spine **9**：788-795, 1984

＊　　　＊　　　＊

Ⅱ. 疾患・病態別の診断・治療 ◆ 2. 腰椎

胸腰椎椎体骨折時の椎間板損傷は骨折治癒後の遺残性腰痛に影響するのか*

脇田浩正　久保田　剛　谷口慎治　高澤　誠　中嶋隆行
渡辺淳也　青木保親**

[別冊整形外科 74：124〜127, 2018]

はじめに

胸腰椎椎体骨折は，神経症状を有する症例，後方要素損傷や椎体の高度損傷がある症例では手術的治療の適応となることがある．それ以外の場合は保存的治療で骨癒合が得られることが多いが，骨癒合後も腰背部痛が残存する症例は少なくない．椎体骨折治癒後の遺残性疼痛の原因には偽関節や高度の椎体圧潰，後弯変形などのアライメント変化が関与しているといわれている[1,2].

胸腰椎椎体骨折患者のMRIで，外傷性と思われる椎間板信号異常を認める症例がある[3].しかし，椎間板損傷が胸腰椎骨折後の臨床経過に影響を及ぼすかどうかの報告はない．今回われわれは，偽関節や椎体変形などの骨要素以外に，椎間板の損傷が腰背部痛の残存に関与する可能性を考え研究を行った．

本研究の目的は，胸腰椎椎体骨折に合併する椎間板損傷の頻度と臨床経過への影響を検討することである．

Ⅰ. 対象および方法

❶ 対　象

対象は発症後1ヵ月以内に当院でMRIを撮影した胸腰移行部または腰椎椎体単椎体骨折（Th10〜L5）症例である．最終経過観察時に骨癒合が得られた症例のみを対象とし，後方要素損傷を伴うAO分類Type B，C[4]症例，病的骨折を疑う症例，手術を行った症例は除外した．

❷ 椎間板損傷の MRI 評価

Sanderらは損傷椎間板のMRI所見を分類している[5].他レベルの椎間板と相違なくT1強調画像で低もしくは等信号，T2強調画像（もしくはSTIR画像）で低もしくは高信号を示す椎間板を Grade 0（図1），T1強調画像で低もしくは等信号，T2強調画像で椎間板全体が高信号となる椎間板を Grade 1，T1強調画像で低もしくは高信号，T2強調画像で椎間板の一部のみに高信号領域（perifocal hyperintense appearance）がある椎間板を Grade 2（図2），T1強調画像で低もしくは高信号，T2強調画像で椎間板の椎体内への嵌入や線維輪断裂などの形態変化を認める椎間板を Grade 3 としている．Sanderらは Grade 0 を非損傷椎間板，Grade 1 を椎間板浮腫，Grade 2，3 を椎間板内の出血，線維輪の破裂であると定義している[5].本研究では Grade 2，3 の椎間板を椎間板損傷と定義し，椎間板評価を行った．

❸ 評価項目

初診時カルテ記載，X線画像を後ろ向きに調査し，骨折椎体レベル，受傷機転，既存椎体骨折の有無，骨折椎体頭尾側の終板損傷の有無を調査した．

初診時MRIでは頭尾側の隣接椎間板損傷の有無を調査した．

最終観察時には骨折椎体の楔状角，骨癒合の有無，日本整形外科学会腰痛疾患治療成績判定基準（JOAスコア）［0〜3点］，鎮痛薬使用の有無を評価した．

統計学的解析として，骨折椎体の頭尾側終板損傷の有

▌Key words

intervertebral disc lesion, vertebral fracture, MRI

---

*Does a traumatic intervertebral disc lesion influence residual back pain after thoracolumbar vertebral fractures
　要旨は第 25 回腰痛学会において発表した．
**H. Wakita, G. Kubota（医長）, S. Taniguchi, M. Takazawa（医長）, T. Nakajima（副部長）, A. Watanabe（副部長）, Y. Aoki（部長）：東千葉メディカルセンター整形外科（℡ 283-0826　東金市丘山台 3-6-2；Dept. of Orthop. Surg., Eastern Chiba Medical Center, Chiba）.
［利益相反：なし．］

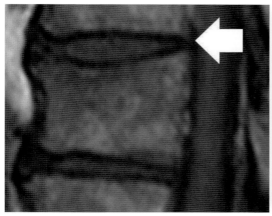 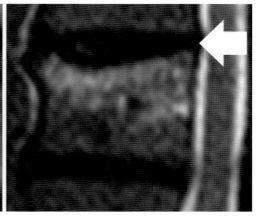

a．T1強調画像．椎間板が低信号から等信号を示している（矢印）．
b．STIR像．椎間板は低信号から等信号を示しており，椎間板内に部分的な高信号領域や形態異常を認めていない．

図1．本研究における非損傷椎間板の定義

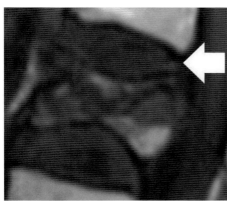 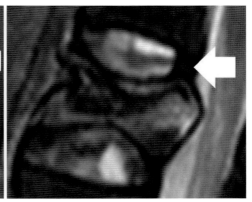

a．T1強調画像．低信号を認める（矢印）．
b．STIR像．椎間板の一部に高信号領域が認められる（矢印）．

図2．Sanderらの分類におけるGrade 2．椎間板内の線維輪断裂や出血などの存在を示唆する所見

無と隣接椎間板損傷との関連につきχ^2検定で評価を行った．隣接椎間板損傷の有無と最終観察時における腰痛のJOAスコアとの関連についてはMann-Whitney U検定にて，隣接椎間板損傷の有無と最終観察時における鎮痛薬使用の有無との関連についてはχ^2検定で評価を行った．また腰痛のJOAスコア，鎮痛薬使用の有無を目的変数，隣接椎間板損傷の有無，椎体楔状角，受傷機転，既存椎体骨折の有無を説明変数として重回帰分析を行い，相関性の有無を評価した．

II．結　果

対象は計34症例であり，骨折椎体34椎体および頭尾側の68椎間板に対し評価を行った．対象の平均年齢は71.7（51〜85）歳，性別は男性10例，女性24例，平均経過観察期間は216.5（100〜652）日であった．骨折椎体レベルはTh11が2例，Th12が10例，L1が12例，L2が6例，L3が3例，L5が1例と胸腰椎移行部に多く認められた（図3）．受傷機転はグラウンドレベルからの転倒などの軽度の外傷21例，高所からの転落などの重度の外傷13例であった．

椎間板損傷を認めないGrade 0，1の椎間板は55.9％（38/68）であった．Grade 2，3を示した損傷椎間板は44.1％（30/68）であった（表1）．

骨折椎体34椎体の頭尾側終板評価の結果では，頭側終板損傷は34椎体中28椎体に認め，尾側終板損傷は34椎体中4椎体に認められた．頭側の隣接椎間板損傷は，頭側終板損傷を認めた28椎体中20椎体に認められ，頭側終板損傷を認めなかった6椎体中2椎体に認められた（表2）．尾側の隣接椎間板損傷は，尾側終板損傷を認めた4椎体中4椎体で椎間板損傷を認めたが，尾側終板損傷を

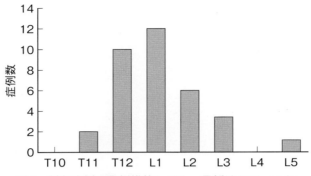

図3. 対象症例の骨折椎体レベル．骨折はT12，L1にもっとも多く認められた．

表1．骨折椎体に隣接する全68椎間板のMRI所見（Sander分類）

MRI所見	椎間板数（%）
椎間板損傷なし（Grade 0, 1）	38（55.9%）
椎間板損傷あり（Grade 2, 3）	30（44.1%）

表2．頭側終板損傷の有無と頭側隣接椎間板損傷の有無の関係

	隣接椎間板損傷		
	＋	－	計
頭側終板損傷（＋）	20	8	28
頭側終板損傷（－）	2	4	6
計	22	12	34

表3．尾側終板損傷の有無と尾側隣接椎間板損傷の有無の関係

	隣接椎間板損傷		
	＋	－	計
尾側終板損傷（＋）	4	0	4
尾側終板損傷（－）	4	26	30
計	8	26	34

表4．最終観察時鎮痛薬使用の有無と椎間板損傷，椎体楔状角，受傷機転，既存椎体骨折の相関性（重回帰分析）

	t値	p値
椎間板損傷	2.25	0.03*
椎体楔状角	1.70	0.10
受傷機転	0.59	0.56
既存椎体骨折	0.06	0.95

*$p<0.05$

認めなかった症例では30椎体中4椎体のみにしか認められなかった（表3）．損傷のある終板に隣接した椎間板は，損傷のない終板に隣接した椎間板と比べ，有意に椎間板損傷を生じている頻度が高かった（$p<0.05$）．

椎間板損傷を有する症例と有さない症例の間には，最終観察時のJOAスコア，最終観察時の鎮痛薬使用の有無において有意差を認めなかった．

最終観察時のJOAスコア，鎮痛薬使用の有無を目的変数，椎間板損傷の有無・椎体楔状角・受傷機転・既存椎体骨折の有無を説明変数とした重回帰分析では，鎮痛薬使用と椎間板損傷との間のみに相関性が認められた（表4）．

III．考　察

胸腰椎椎体骨折を受傷し，骨癒合は得られたにもかかわらず，疼痛が残存する症例は少なくない．その原因として，偽関節，脊柱後弯変形に伴う脊椎アライメント変化などが考えられる[6]．最近の報告では受傷時の椎間板損傷に伴う椎間板損傷が腰背部痛残存に関与する可能性を示唆するものもある[7]．

胸腰椎椎体骨折に椎間板損傷が伴うかどうかの報告に関して，Aokiらは軽度の外傷による胸腰椎椎体骨折で47.2%[8]，Sanderらは重度の外傷による胸腰椎椎体骨折で66.2%に椎間板損傷を伴っていた[5]と報告している．本研究では軽度の外傷，重度の外傷を合わせて，44.1%の椎間板損傷が認められた．椎体骨折の頭尾側終板に損傷が起こると高率に椎間板損傷を認めることも明らかであった．

Sanderらは椎間板損傷を伴う胸腰椎椎体骨折に対して後方固定術を行った症例のMRIの経時変化を報告している．その報告の中では，受傷直後のMRIでGrade 3の損傷椎間板は受傷1年後のMRIでも全例で同様の損傷

が認められていた[9]. この結果より，椎間板は一度損傷すると正常な状態へ回復しないことが示唆される. また，終板損傷が起こると椎間板変性は進行する傾向があり[10]，終板損傷に伴う椎間板損傷および続発する椎間板変性が腰背部痛の残存に関与する可能性は十分に考えうる.

本研究では椎間板損傷と考えられるGrade 2, 3の所見を有する症例において，骨癒合完成後にJOAスコアによる評価では明らかな腰背部痛残存の傾向を認めなかったものの，最終観察時に鎮痛薬使用を要する症例が多い傾向があることが示された. 以上より胸腰椎椎体骨折後の椎間板損傷が腰背部痛の残存に関与している可能性があることが示唆され，椎体骨折に伴う椎間板損傷が腰背部痛残存を予測するための一つの要素となりうると考えられた.

ま と め

胸腰椎椎体骨折症例をMRIで評価したところ，骨折椎体に隣接する椎間板のMRI信号異常を44.1％に認めた. Sander分類Grade 2, 3の椎間板内MRI信号異常は外傷性変化を反映している可能性がある. 本研究の結果より，椎間板の外傷性損傷は，胸腰椎椎体骨折患者の骨癒合完成後の臨床経過に影響を与えている可能性があることが示唆された.

文 献

1) Miyakoshi N, Kasukawa Y, Ishikawa Y et al：Spinal Alignment and mobility in subjects with chronic low back pain with walking disturbance：a community-dwelling study. Tohoku J Exp Med 221：53-59, 2010

2) Hoshino M, Nakamura H, Terai H et al：Factors affecting neurological deficits and intractable back pain in patients with insufficient bone union following osteoporotic vertebral fracture. Eur Spine J 18：1279-1286, 2009

3) Oner C, Rijt R, Ramos L et al：Correlation of MR images of disc injuries with anatomic sections in experimental thoracolumbar spine fractures. Eur Spine J 8：194-198, 1999

4) Vaccaro A, Oner C, Kepler C et al：AOSpine thoracolumbar spine injury classification system. Spine 23：2028-2037, 2013

5) Sander L, Laurer H, Lehnert T et al：A clinically useful classification of traumatic intervertebral disk lesions. AJR Am J Roentgenol 200：618-623, 2013

6) 宮越尚久：骨粗鬆症性椎体骨折による慢性腰背部痛. Bone Joint Nerve 6：797-802, 2016

7) Alkhatib B, Rosenzweig E, Krock E et al：Acute mechanical injury of the human intervertebral disc；link to degeneration and pain. Eur Cell Mater 28：98-111, 2014

8) Aoki Y, Iwakura N, Ikeda O et al：Magnetic resonance imaging of intervertebral discs in elderly patients with vertebral compression fractures due to minor trauma. Internet J Spine Surg 2：1-7, 2005

9) Sander L, Helmut L, Saman A et al：Outcome of traumatic intervertebral disk lesions after stabilization by internal fixator. AJR Am J Roentgenol 203：140-145, 2014

10) Adams M, Freeman B, Morrison H et al：Mechanical initiation of intervertebral disc degeneration. Spine 13：1625-1636, 2000

＊　　　　＊　　　　＊

Ⅱ．疾患・病態別の診断・治療 ◆ 2．腰椎

腰椎後方すべりは姿勢異常を伴う*

三原唯暉　戸川大輔　長谷川智彦　大和　雄　吉田　剛
松山幸弘**

［別冊整形外科 74：128〜131, 2018］

はじめに

　Glassman ら[1]の報告によって立位矢状面における脊柱グローバルアライメントの重要性が提唱され，Schwab ら[2]の報告によって脊柱骨盤パラメータの健康関連 QOL（HRQOL）との関与が明示された．これらの報告により脊椎外科領域において脊柱骨盤パラメータの評価の重要性が再認識されるようになり，特に脊柱変形疾患においてはこれらパラメータによる評価は不可欠となった．われわれも一般住民健診における腰椎後方すべり例での脊柱骨盤パラメータの関与を分析し報告している[3]．その報告のポイントの一つとして，脊柱後弯の大きい症例では後弯の下位終椎に腰椎後方すべりが発生しやすいことがあげられる．そこで腰椎後方すべりには姿勢異常が伴うのではないかという仮説が生まれた．姿勢異常の分類としては，Itoi らの分類が有名である．Itoi ら[4,5]は骨粗鬆症性脊椎における姿勢異常の分類を視覚的に理解しやすいシェーマ形式で報告している．一方でTakemitsu ら[6]は，lumbar degenerative kyphosis（LDK）の脊柱カーブ分類を全脊柱椎体アライメントで報告している．このようにGlassman ら[1]によって脊柱グローバルアライメントが提唱される 10 年以上も前に立位矢状面における脊柱アライメントをグローバルに考える本邦発の分類が存在しているのである．今回はこれらの分類の中から Itoi ら[4,5]のものを参考にして，腰椎後方すべりがどのように姿勢異常に関与しているかを調査した．

Ⅰ．対象および方法

　愛知県北設楽郡東栄病院において，2012 年 6〜12 月に 50 歳以上の一般健診受診者から希望者を募って行った運動器検診者を対象とした．立位全脊椎・骨盤単純 X 線像を撮影し，Itoi らの報告した姿勢分類（正常，円背，凹円背，全後弯，亀背）[4,5]を調査した（図 1）．ただし Itoiらの姿勢分類で分類困難なフラットバック例は除外した．さらに X 線パラメータとしては maximum thoracic kyphosis（max TK）［脊柱後弯の上位終椎から下位終椎まで Cobb 法に準じて計測したもの］を計測した（図 2）[3]．腰椎後方すべりは椎体の後方移動が 3 mm 以上のものと定義した．Cobb 角 30° 以上の側弯を伴う例は X 線上で椎体すべりの評価が不正確となることを危惧し，検討から除外した．HRQOL の評価として Oswestry disability index（ODI）を用いた．また腰椎後方すべりの発生高位を L1：5 点，L2：4 点，L3：3 点，L4：2 点，L5：1 点（多発例は平均値を採用した）とし，各姿勢異常における腰椎後方すべりの発生高位を調査した．

Ⅱ．結　果

　調査可能であった対象は 548 例（男性 221 例，女性 327 例，平均年齢 73 歳）であった．548 例中正常群が 242 例（44％），円背群が 132 例（24％），凹円背群が 99 例（18％），全後弯群が 64 例（12％），亀背群が 11 例（2％）であった．腰椎後方すべりは 240 例（44％）でみられ，それぞれの群における腰椎後方すべりの発生率は正常群，円背群，凹円背群，全後弯群，亀背群で 13％，62％，

▌Key words

lumbar retrolisthesis, spinopelvic alignment, posture

---

*Lumbar retrolisthesis accompanies postural abnormality
**Y. Mihara：浜松医科大学整形外科（Dept. of Orthop. Surg., Hamamatsu University School of Medicine, Hamamatsu）；D. Togawa（特任准教授）：同大学整形外科長寿運動器疾患教育研究講座；T. Hasegawa（講師），Y. Yamato（病院講師），G. Yoshida，Y. Matsuyama（教授）：同大学整形外科.
［利益相反：なし.］

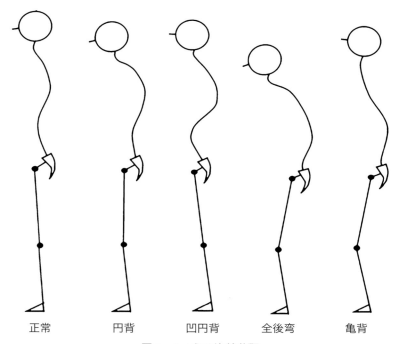

図1. Itoi らの姿勢分類

64%, 83%, 100%で, 正常群は腰椎後方すべりの発生率が有意に低い傾向があった（すべての群間で $p<0.001$）. max TK は平均 33°, 42°, 50°, 53°, 43°で, 正常群がその他の群より有意に小さかった. 各群における腰椎後方すべりの発生高位は正常群 3.8 点, 円背群 3.6 点, 凹円背群 3.6 点, 全後弯群 2.9 点, 亀背群 2.5 点で, 全後弯群, 亀背群は正常群, 円背群, 凹円背群よりも有意に後方すべりの発生高位が下位腰椎となる傾向があった. ODI は正常群 9%, 円背群 10%, 凹円背群 13%, 全後弯群 18%, 亀背群 26%で, 全後弯群, 亀背群は正常群, 円背群, 凹円背群よりも有意に ODI が不良であった（表1）.

III. 考　　察

Itoi らの骨粗鬆症性脊椎における姿勢異常の分類は, すべて脊柱後弯化を伴っており, 脊柱後弯変形の分類と解釈することができる. 腰椎後方すべりが高率に脊柱後弯化をともなうことを考えると, Itoi らの分類と腰椎後方すべりは密接に関連していると考えられる. 実際に脊柱後弯角は円背群, 凹円背群, 全後弯群, 亀背群で正常群より有意に大きく, 腰椎後方すべりを伴う割合も円背群, 凹円背群, 全後弯群, 亀背群は正常群よりも有意に高かった. これらのことから腰椎後方すべりには姿勢異常を伴う傾向があるといえる. もっとも本研究は横断研究のため姿勢異常が先か, 腰椎後方すべりが先かを断定することはできないが, 腰椎後方すべりが脊柱後弯変形による姿勢異常を代償する変化であると解釈することはできるであろう. 一方で腰椎後方すべりの発生高位は,

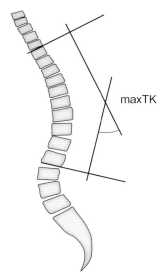

図2. Maximum thoracic kyphosis (max TK) の計測法（文献3より引用）

全後弯群, 亀背群は円背群, 凹円背群と比較して有意に尾側であり, 発生高位によって脊柱後弯変形のタイプが変わる傾向があった（図3）. また全後弯群, 亀背群は正常群, 円背群, 凹円背群よりも有意に HRQOL が不良であり, 姿勢異常のタイプによって HRQOL にも差が生じることが示唆された. われわれは腰椎後方すべり下位発生例（L4以下）が上位発生例（L3以上）と比べて有意に脊柱骨盤パラメータが不良で, HRQOL も障害されていると報告しており[3], 今回の結果はこのことを反映し

Ⅱ．疾患・病態別の診断・治療 ◆ 2．腰椎

表1．各姿勢間の比較

	正常群	円背群	凹円背群	全後弯群	亀背群	p値（ANOVA検定）	p値（Tukey検定）
症例数	242（44%）	132（24%）	99（18%）	64（12%）	11（2%）		
年齢（歳）	70	74	74	78	75	<0.001	***, a, b, c, **, f, *, h
男性	100（41%）	63（48%）	33（33%）	25（39%）	1（9%）		
max TK（°）	33	42	50	53	43	<0.001	***, a, b, c, e, f, *, d
高位（点）	3.8	3.6	3.6	2.9	2.5	<0.001	***, c, d, f, g, h, i
ODI（%）	9	10	13	18	26	<0.001	***, c, d, f, g, **, h, i

多重比較　a：正常群 vs 円背群，b：正常群 vs 凹円背群，c：正常群 vs 全後弯群，d：正常群 vs 亀背群，e：円背群 vs 凹円背群，f：円背群 vs 全後弯群，g：円背群 vs 亀背群，h：凹円背群 vs 全後弯群，i：凹円背群 vs 亀背群，j：全後弯群 vs 亀背群
*$p<0.05$，**$p<0.01$，***$p<0.001$

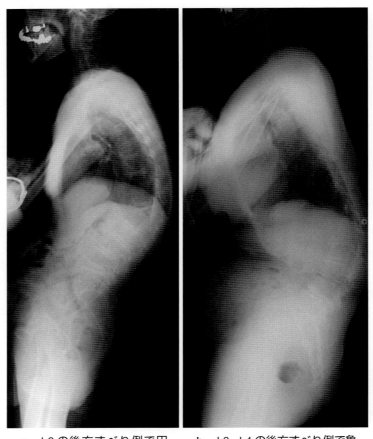

a．L2の後方すべり例で円背を呈している．　　b．L3, L4の後方すべり例で亀背を呈している．

図3．腰椎後方すべりを呈した症例の立位全脊椎X線像

ているともいえる．今回の検討により，腰椎後方すべりには姿勢異常を伴う傾向があった．姿勢異常は局所のX線では評価が困難であるため，腰椎後方すべり例では立位全脊椎X線を撮影し脊柱アライメントを評価することが必要であると考える．

まとめ

腰椎後方すべりは脊柱後弯化による姿勢異常を伴う傾向があり，その発生高位によって姿勢異常の形態が異なる傾向があった．

文献

1) Glassman SD, Bridwell K, Dimar JR et al：The impact of positive sagittal balance in adult spinal deformity. Spine **30**：2024-2029, 2005
2) Schwab F, Ungar B, Blondel B et al：Scoliosis Research Society-Schwab adult spinal deformity classification；a

validation study. Spine **37**：1077-1082, 2012
3) 三原唯暉, 戸川大輔, 長谷川智彦ほか：腰椎後方すべり はどのような脊柱アライメントの代償機構なのか？ (TOEI 2012 study). J Spine Res **8**：1488-1492, 2017
4) 佐藤光三, 井樋栄二：骨粗鬆症に伴う姿勢異常. 骨・関 節・靱帯 **2**：1451-1462, 1989

5) Itoi E：Roentgenographic analysis of posture in spinal osteoporotics. Spine **16**：750-756, 1991
6) Takemitsu Y, Harada Y, Iwahara T et al：Lumbar degenerative kyphosis：clinical, radiological and epide-miological studies. Spine **13**：1317-1326, 1988

*　　　*　　　*

Ⅱ．疾患・病態別の診断・治療 ◆ 2．腰椎

脊椎領域におけるサルコペニア（加齢性筋肉減少症）*

木下英幸　稲毛一秀　折田純久　江口　和　藤本和輝
大鳥精司**

[別冊整形外科 74：132〜135, 2018]

はじめに

サルコペニア（加齢性筋肉減少症）は，加齢に伴う骨格筋量・筋力の低下と定義され，身体活動能力や生活の質（quality of life：QOL）の低下をもたらし，死亡のリスクを高めることが報告されており，近年整形外科でも関心の高い病態である．痛みと筋萎縮の関連の報告も散見され，われわれ痛み診療に従事する医師にとってサルコペニアの概念や機序，治療を正確に理解することは，診断および治療の観点から非常に重要である．本稿ではサルコペニアの概念，脊椎におけるサルコペニアの病態，さらに最新の研究や治療について概説する．

Ⅰ．サルコペニアとは

高齢社会における最近のトピックとしてサルコペニアがあり，高齢者運動機能低下および QOL 低下の要因として注目を集め，さまざまな研究が開始されている．サルコペニアとは 1989 年に Rosenberg により提唱された疾患概念であり，2010 年に欧州ワーキンググループ（European Working Group on Sarcopenia in Older People：EWGSOP）により，「身体的な障害や生活の質の低下，および死などの有害な転帰のリスクを伴うものであり，進行性および全身性の骨格筋量および骨格筋力の低下を特徴とする症候群」と定義されている[1]．一方，欧米人とアジア人では背景や体型も異なることから，2013 年に Asian Working Group for Sarcopenia（AWGS）が組織され，日本人を含むアジア人のデータ

をもとに基準が作られ，握力・歩行速度による筋力と，生体電気インピーダンス分析法（bioelectrical impedance analysis：BIA）や二重エネルギー X 線吸収測定法（dual energy X-ray absorptiometry：DXA）による骨格筋量の測定に基づくアルゴリズムとなっている（図1）[2]．サルコペニアの罹患率に関しては，60 歳以上で 8〜40％で，年齢が上昇すると罹患率が上昇する[3,4]ことが報告されており，さらなる超高齢社会を迎えるにあたり，今後，整形外科医にとってサルコペニアの治療を行うことは不可欠になると考えられる．

Ⅱ．骨粗鬆症とサルコペニア

骨粗鬆症による椎体の脆弱性に起因した椎体圧迫骨折は，急性腰痛はもとより脊柱アライメントの増悪を引き起こすことで，急性期を脱しても慢性腰痛の原因となることが報告されており[5]，脊椎領域において骨粗鬆症は非常に重要な病態である．一方，これまで骨粗鬆症とサルコペニアは一見独立した疾患と考えられてきた．しかしながらさまざまな疫学研究から両者の相似が報告されている[6]．フィンランドの報告によると，サルコペニアの女性は非サルコペニアの女性と比べて，骨粗鬆症が 13 倍高く，握力（筋力）の低下群では骨粗鬆症が 12 倍多いとされる[7]．すなわちサルコペニアと骨粗鬆症は同様な疫学であり，両者を合併する患者が多数存在することは想像に難くない．

近年，骨と筋はともに液性因子を産生する内分泌器官であること，種々の液性因子を介した両者の相互作用が

▌Key words

osteoporosis, sarcopenia, low back pain, spinal alignment

*Sarcopenia in the spine
**H. Kinoshita：千葉県がんセンター整形外科（〒260-8717 千葉市中央区仁戸名町 666-2；Dept. of Orthop. Surg., Chiba Cancer Center, Chiba）；K. Inage, S. Orita（特任准教授）：千葉大学大学院整形外科；Y. Eguchi：下志津病院整形外科；K. Fujimoto：千葉済生会習志野病院整形外科；S. Ohtori（教授）：千葉大学大学院整形外科．
［利益相反：なし．］

脊椎領域におけるサルコペニア（加齢性筋肉減少症）

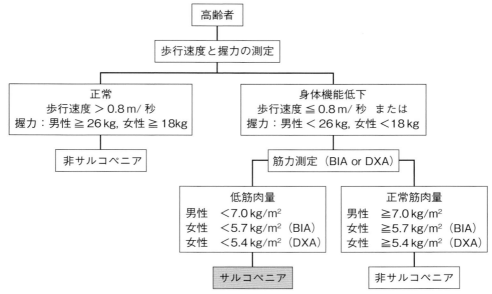

図1. サルコペニア診断基準．BIA：ビオインピーダンス法，DXA：二重エネルギーX線吸収測定法（文献2より引用）

報告されており，骨と筋のクロストークが両者の病態に重要であると考えられる[8,9]．荷重により骨から分泌される種々のサイトカインを介して筋に作用し，さらには周囲の脂肪組織も液性因子にて相互作用することで骨量・筋量増加につながると考えられる．さらに骨形成に重要なビタミンDの重度欠乏，もしくはビタミンD受容体変異患者は，骨質低下のみでなく，筋萎縮も著明であったとの報告もあることから，ビタミンDは骨のみでなく筋のホメオスタシスに重要であると考えられ，ビタミンDが骨と筋のクロストークに重要なkey moleculeであると考えられる[10]．今後，骨と筋の関係の病態解明がさらにすすめば，骨粗鬆症とサルコペニアの両者を同時に治療することも可能かもしれない．

III. 脊椎におけるサルコペニア

脊椎において傍脊柱筋の筋萎縮はさまざまな病態に関与していると考えられる．腰椎領域では，腰痛の原因がサルコペニアに起因するという報告も散見される．Eguchiらは腰痛を主訴とする脊椎疾患患者45症例において，下肢筋量および体幹筋量（DXA法にて評価）と姿勢（X線全脊柱正・側面像にて評価）を解析し，下肢筋量と骨盤後傾，および体幹筋量と前傾・骨盤後傾・側弯がそれぞれ相関したと報告している[11]．さらに腰痛，筋量，姿勢それぞれのパラメータが密接に関連しているとも報告している．すなわち，サルコペニアによる下肢筋量および体幹筋量低下が姿勢異常をもたらし，腰痛の発生源になっている可能性が示唆される（図2）[12]．このような機

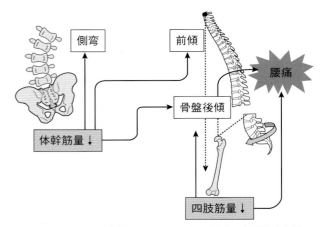

図2. 筋肉量と脊柱アライメント，腰痛の関係（文献12より引用）

序を踏まえると，前述のとおりサルコペニアと骨粗鬆症は合併することが多く，骨粗鬆症患者の訴える腰痛は，サルコペニア由来の姿勢異常がもたらすケースが存在すると考えられる．さらに稲毛らは脊柱矢状面アライメントと体幹，下肢筋量との相関関係も報告しており，筋肉量低下がアライメント異常に関与し，腰痛の誘因となることを支持している[13]．

さらに頚椎領域においてもサルコペニアがアライメント異常を引き起こす原因となると考えられている．Eguchiらは，高齢女性の首下がり患者におけるサルコペニアの影響について検討を行い，サルコペニアの有病率は健常高齢者（25％）と比較し，首下がり患者（75％）では有意に高いことを報告した[12]．また，他グループでは頚椎

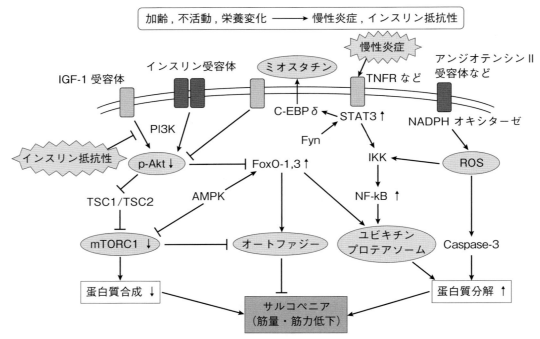

図3. サルコペニアの分子メカニズム（文献26より引用）

の椎弓形成術においてサルコペニア有病率と術後の矢状面アライメントやJOAスコアの負の相関を認めたことを報告している[14]. このように, 筋に起因する疼痛以外にも脊椎領域では術前にサルコペニアを評価しなければならないと考えられる.

IV. サルコペニア治療における最新の知見

一般的に, サルコペニアの治療には運動療法が有効である. 運動療法はウォーキングなどの有酸素運動ではなく, 筋量増加を目的としたレジスタンストレーニング（無酸素運動）が推奨されている. 最近の数多くの報告により低強度の運動が高齢者に有効であると考えられている. 健康な高齢者に対して1回最大反復回数（1RM）の30％の超低強度の低速度レジスタンストレーニングを12週施行したところ, 筋肉量の有意な増大を認めたとの報告がある[15]. 一方, 栄養療法も効果的であり, 筋量増加や筋萎縮の予防に対する栄養介入研究は世界中で行われており, 必須アミノ酸の効果はすでに確立されている[16]. ほかにもビタミンDが筋芽細胞の増生と分化に直接効果があるとの報告もある[17,18].

運動や栄養に比べ, 薬剤によるサルコペニア治療は現時点では不十分といえる. サルコペニアの治療薬の候補としては, アンジオテンシンII受容体拮抗薬（ARB）, アンジオテンシン変換酵素（ACE）阻害薬, アロプリノールなどが報告されている[19]. しかし, ACE阻害薬はメタ解析にて, 高齢者の加齢性筋力減少を改善しなかったとの報告もある[20]. ほかにはテストステロンなどの男性ホルモンは筋力増強効果があるが, 副作用の観点から臨床応用は困難であると考えられ, より副作用を減弱したselective androgen receptor modulator（SARM）の開発が試みられている[21]. ランダム化第II相臨床試験において, SARMであるGTx-024（enobosarm）が, 健常高齢男性と閉経後女性で, 筋量と運動機能を改善したと報告されている[22]が, 実用化まではまだ時間を要するであろう.

サルコペニア発症の分子機構の詳細は解明されていない. 現時点では蛋白質合成に関与する経路であるPI3K-Akt-mTOR経路や蛋白質分解に関与する経路であるユビキチン-プロテアソーム経路, オートファジー経路, ミオスタチンなどが関わっていると考えられている[23～26]（図3）. 抗酸化薬であるフラボノイドが筋萎縮予防に効果があったとの報告もある[27]ことから, 筆者らはサルコペニアにおける酸化ストレスの関与を考え, 抗酸化薬であるNAC（N-acetyl-cysteine）の効果の検討を行った. 坐骨神経切断モデルでは, マクロもしくはミクロレベルにて腓腹筋の著明な萎縮を認めたが, NAC内服群では有意に改善を認めた[28]. これらのことから, サルコペニアにおいて酸化ストレスも関与していることが考えられ, 抗酸化薬が内服治療薬の候補となりうることが期待される.

ま　と　め

本稿では，サルコペニアの概念から最新の研究・治療までを概説した．近年，サルコペニアは内科領域から整形外科領域にいたるまで重要な病態と考えられ，基礎研究や臨床研究が盛んに行われている．筋萎縮と疼痛，脊柱アライメント異常の関連も報告されており，早急な病態解明と創薬が必要である．疼痛診療に従事するわれわれ整形外科医にとって，骨のみでなく，筋にも目を向けた日々の診療が重要である．

文　献

1) Cruz-Jentoft AJ, Baeyens JP, Bauer JM et al：Sarcopenia；European consensus on definition and diagnosis；report of the European Working Group on Sarcopenia in Older People. Age Ageing **39**：412-423, 2010

2) サルコペニア診療ガイドライン作成委員会（編）：サルコペニア診療ガイドライン2017年版, ライフサイエンス出版, 東京, 2017

3) Abellan van Kan G：Epidemiology and consequences of sarcopenia. J Nutr Health Aging **13**：708-712, 2009

4) Wang C, Bai L：Sarcopenia in the elderly, basic and clinical issues. Gerontol Int **12**：388-396, 2012

5) Friedrich M, Gittler G, Pieler-Bruha E：Misleading history of pain location in 51 patients with osteoporotic vertebral fractures. Eur Spine J **15**：1797-1800, 2006

6) Miyakoshi N, Hongo M, Mizuani Y et al：Prevalence of sarcopenia in Japanese women with osteopenia and osteoporosis. J Bone Miner Metab **31**：556-561, 2013

7) Sjöblom S, Suuronen J, Rikkonen T et al：Relationship between postmenopausal osteoporosis and the components of clinical sarcopenia. Maturitas **75**：175-180, 2013

8) Isaacson J, Brotto M：Physiology of mechanotransduction；How do muscle and bone ”talk” to one another? Clin Rev Bone Miner Metab **12**：77-85, 2014

9) Tagliaferri C, Wittrant Y, Davicco MJ et al：Muscle and bone, two interconnected tissues. Ageing Res Rev **21**：55-70, 2015

10) Gunton JE, Girgis CM, Baldock PA et al：Bone muscle interactions and vitamin D. Bone **80**：89-94, 2015

11) Eguchi Y, Suzuki M, Yamanaka H et al：Associations between sarcopenia and degenerative lumbar scoliosis in older women. Scoliosis Spinal Disord **16**：9, 2017

12) Eguchi Y, Toyoguchi T, Koda M et al：The influence of sarcopenia in dropped head syndrome in older women. Scoliosis Spinal Disord **12**：5, 2017

13) 稲毛一秀, 折田純久, 井上雅寛ほか：腰椎疾患患者における腰痛と骨密度および筋量の相関関係．日整外会誌（0021-5325）**92**：S827, 2018

14) Koshimizu H, Sakai Y, Harada A et al：The impact of sarcopenia on cervical spine sagittal alignment after cervical laminoplasty. Clin Spine Surg **31**：E342-E346, 2018

15) Watanabe Y, Madarame H, Ogasawara R et al：Effect of very low-intensity resistance training with slow movement on muscle size and strength in healthy older adults. Clin Physiol Funct Imag **34**：463-470, 2014

16) Cruz-Jentoft AJ, Landi F, Schneider SM et al：Prevalence of and interventions for sarcopenia in ageing adults；a systematic review. Report of the International Sarcopenia Initiative (EWGSOP and IWGS). Age Ageing **43**：748-759, 2014

17) Pojednic RM, Ceglia L：The emerging biomolecular role of vitamin D in skeletal muscle. Exerc Sport Sci Rev **42**：76-81, 2014

18) Bhat M, Ismail A：Vitamin D treatment protects against and reverses oxidative stress induced muscle proteolysis. J Steroid Biochem Mol Biol **152**：171-179, 2015

19) Campins L, Camps M, Riera A et al：Oral drugs related with muscle wasting and sarcopenia；a review. Pharmacology **99**：1-8, 2017

20) Zhou LS, Xu LJ, Wang XQ et al：Effect of angiotensin-converting enzyme inhibitors on physical function in elderly subjects；a systematic review and meta-analysis. Drugs Aging **32**：727-735, 2015

21) Akita K, Harada K, Ichihara J et al：A novel selective androgen receptor modulator, NEP28, is efficacious in muscle and brain without serious side effects on prostate. Eur J Pharmacol **720**：107-114, 2013

22) Dobs AS, Boccia RV, Croot CC et al：Effects of enobosarm on muscle wasting and physical function in patients with cancer；a double-blind, randomised controlled phase 2 trial. Lancet Oncol **14**：335-345, 2013

23) Bodine SC, Baehr LM：Skeletal muscle atrophy and the E3 ubiquitin ligases MuRF1 and MAFbx/atrogin-1. Am J Physiol Endocrinol Metab **307**：E469-E484, 2014

24) Sakuma K, Kinoshita M, Ito Y et al：p62/SQSTM1 but not LC3 is accumulated in sarcopenic muscle of mice. J Cachexia Sarcopenia Muscle **7**：204-212, 2015

25) Becker C, Lord SR, Studenski SA et al：Myostatin antibody (LY2495655) in older weak fallers；a proof-of-concept, randomized, phase 2 trial. Lancet Diabetes Endocrinol **3**：948-957, 2015

26) 杉本　研：サルコペニア発症の分子機構．医のあゆみ **248**：681-685, 2014

27) Lambert K, Coisy-Quivy M, Bisbal C et al：Grape polyphenols supplementation reduces muscle atrophy in a mouse model of chronic inflammation. Nutrition **31**：1275-1283, 2015

28) Kinoshita H, Orita S, Inage K et al：Skeletal muscle cell oxidative stress as a possible therapeutic target in a denervation-induced experimental sarcopenic model. Spine, 2018, in press

＊　　　　＊　　　　＊

II. 疾患・病態別の診断・治療 ◆ 2. 腰椎

脊髄係留症候群による腰下肢痛*

原　　毅　　岩室宏一　　下地一彰　　尾原裕康　　宮嶋雅一
新井　　一**

[別冊整形外科 74：136～140, 2018]

はじめに

　脊髄係留症候群は，潜在性二分脊椎により脊髄尾側端が胎生期の位置につなぎ止められ脊髄尾側が伸展することにより生じる脊髄障害で，脊髄尾側が種々の原因により係留されることで，髄内にさまざまな脊髄障害を引き起こすような機序が働くとされている．臨床症状は下肢筋力低下，膀胱直腸障害，下肢から会陰部の感覚障害などの脊髄円錐部を中心とした領域に一致する脊髄症状が出現し，ADL を低下させ日常生活に影響を及ぼしうる．脊髄係留症候群の症状のなかでも，腰痛および下肢痛は主に成人に多く発生し，係留解除術により高い改善率が期待できる症状である．一方で，膀胱直腸障害など出現してしまうと回復が困難な症状も存在するため，このような症状が出現する前に治療を行う必要がある．しかしながら，実臨床においては脊髄係留症候群の疾患概念自体が臨床家の間で浸透しているとはいいがたく，発症より長年経過し脊髄症状の増悪が認められてからはじめて診断，治療が行われる症例も少なくない．

　本項では脊髄係留症候群による腰痛，下肢痛患者の自験例の分析を行い，文献的検討を加えたうえで早期診断のために必要な事項と問題点について記載する．

I. 対象および方法

　当院で 1994 年 6 月～2017 年 2 月に係留解除術を施行した成人発症脊髄係留症候群例（男性 17 例，女性 13 例，計 30 例）を対象とし，そのうち腰痛，下肢痛を愁訴に含む 17（男性 9，女性 8）例について検討を行った．平均年齢は 37.7±10.1（21～74）歳であった．成人発症症例の定義は，20 歳以降に症状が新規に出現，自覚した症例，または小児期より存在していた症状が 20 歳以降に進行，増悪した症例とした．検討項目は年齢，性別，原因疾患，および術前後の臨床症状である．また小児例では 2010 年 1 月～2017 年 12 月の期間で当院で手術を施行した小児二分脊椎患者 64 例のうち，脊髄係留症候群により係留解除術を施行した 21（男性 11，女性 10）例を対象とした．年齢は 15 歳未満を小児例として分類した．年齢平均 4.8±4.6（0～14）歳，検討項目は年齢，性別，術前の臨床症状および術後改善が得られた症状である．成人例，小児例ともに腰下肢痛については姿勢の変化（立位，坐位の継続，前後屈）にて疼痛の増強が認められたものを脊髄係留症候群由来の疼痛と判断した．また下肢筋力低下，膀胱直腸障害，下肢感覚障害など脊髄症状の進行に加え，下肢変形の進行，腰椎アライメント異常の増悪も脊髄係留症候群による症状と判断し，これらの症状を加味したうえで手術適応を決定した．小児例の排尿障害については dry time の有無の確認と，膀胱造影にて排尿機能の評価を行った．

II. 結　　果

　係留解除術を施行した成人 30 症例中，何らかの症状の改善が得られた症例は 23 例，症状不変が 6 例であった．術後に神経症状が悪化した症例は認められなかった．術前に疼痛を自覚していた症例で係留解除術後に疼痛の改善が得られた症例は 13 例（76％）で，4 例（24％）が不変であった．腰下肢痛が改善しなかった 4 例では脊髄症

■Key words

tethered cord syndrome, back and lower limb pain

*Back pain and lower limb pain of tethered cord syndrome
　要旨は第 27 回日本腰痛学会において発表した．
**T. Hara, H. Iwamuro, K. Shimoji（准教授），Y. Ohara, M. Miyajima（先任准教授），H. Arai（教授）：順天堂大学脳神経外科（Dept. of Neurosurgery, Juntendo University, Tokyo）.
［利益相反：なし.］

表 1. 脊髄係留解除術の成績

成人例

術前症候	症状改善例（総数）	改善率
疼痛	13（17）	76.4%
排尿障害	5（14）	35.7%
排便障害	1（6）	16.7%
感覚障害	3（12）	25.0%
筋力低下	1（16）	6.2%
歩行障害	2（5）	40.0%

小児例

術前症候	症状改善例（総数）	改善率
疼痛	3（3）	100%
膀胱直腸障害	6（13）	46.1%
下肢筋力低下	3（6）	50.0%

状の進行は停止し，新たな神経学的脱落徴候の出現は認められなかった．疼痛以外の症状で手術後に改善した症状では，排尿障害が 14 例中 5 例（35.7%），排便障害 6 例中 1 例（16.7%），感覚障害 12 例中 3 例（25.0%），歩行障害 5 例中 2 例（40.0%），筋力低下 16 例中 1 例（6.2%）であった（表 1）．2 例で術後症状の改善が認められたものの，退院後に重量物をもち上げる，長時間の坐位の継続で症状が再燃した．腰下肢痛の改善が得られなかった症例における術前の平均 NRS は 7.0 であった．また，4 例中 3 例が幼少期二分脊椎の再発手術で，原因疾患は脊髄脂肪腫が 3 例，meningocele manque 1 例であった．

小児例は腰痛および下肢痛は 3 例（14.2%）に認められ，係留解除術により全例で疼痛の改善が認められた．その他の臨床症状で評価が可能であったものは膀胱直腸障害 13 例（61.9%），下肢筋力低下 6 例（28.5%），側弯 2 例（9.5%）であり，術後膀胱直腸障害は 6 例（46.1%），下肢筋力低下は 3 例（50.0%）で症状の改善が認められた（表 1）．原因疾患は脊髄脂肪腫 18 例，脊髄髄膜瘤閉鎖術後の脊髄係留症候群発症例 1 例，Currarino 症候群 1 例，thickened filum 1 例であった．

Ⅲ. 考 察

潜在性二分脊椎などで脊髄が病的因子により係留されている状況では，乳幼児期以降になると体幹の成長および屈曲運動負荷の増強により，脊髄が伸展される．このような伸展張力が慢性的に加わることにより，脊髄局所の血流障害や虚血が生じて症状が発生すると考えられている．

谷ら[1]は成人の腰椎側面 X 線像を用いた研究で，脊柱管長が腰部の過屈曲で 7.4% の延長，過伸展で 3.1% の短縮と報告し，生体の日常的な動作により脊髄終糸および腰仙髄は容易に伸長する力が加わっていることを示した．また，Tani らはネコの脊髄および終糸に荷重を加えて牽引していくと脊髄終糸のみが伸張し，尾側脊髄の伸張は軽微であったことから，脊髄終糸は脊椎管長が延長した際に伸長することで尾側脊髄の伸長を予防する緩衝作用をもっており，病的状態下で終糸の緩衝作用が失われた際に，尾側脊髄が最尾側歯状靱帯以下で伸長すると結論づけた[2]．また，画像上脊髄の位置が低位（low set conus）ではなくとも，終糸の弾性によっては緩衝作用が妨げられ，脊髄係留症候群が出現しうることを指摘している．

Yamada らは二波長分光光度計を用いて，中枢神経系細胞の代謝，活動状態の指標となるシトクロム a，a_3 の酸化還元比を計測し，牽引力が強くなればなるほど脊髄内ミトコンドリアのシトクロム a，a_3 の還元は大きくなり，牽引を強くすると解除しても完全には回復しないことを報告した．臨床例における研究では術中に二波長分光光度計にてシトクロム a，a_3 の酸化還元比を計測し，術前の臨床症状の重症度と術中に測定した酸化還元比の増減が相関していた．また，係留解除術後の症状の回復にも関連していた[3~5]．

脊髄係留と脊髄血流との関係について，Kang らは猫を用いた実験にて係留した脊髄の血流と SEP による評価を行っている．脊髄の 2 週間の牽引では脊髄血流の 32% の低下，10 週間の牽引では 67% の血流低下を示した．SEP の変化を生じうるのは脊髄血流が 14 ml/100 g/分以下の状態となったときであると述べている[6]．

成人発症脊髄係留症候群において，なぜ症状が成人または思春期後半になり出現するのか明確な機序は明らかではないが，内因性因子としては神経組織に対する oxidative metabolic impairment が繰り返され蓄積される

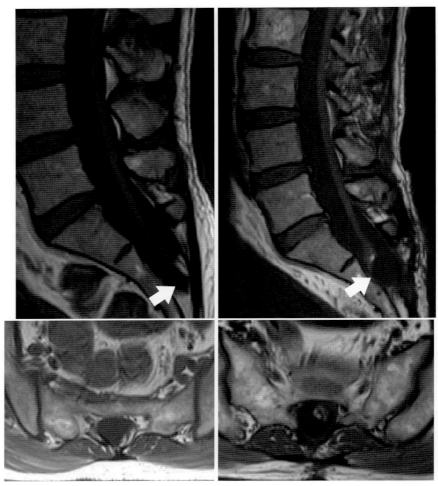

a. T1強調矢状断像（上）および軸位断像（下）で，低位円錐と硬膜嚢背側に脊髄が係留されている所見を認める．

b. 脊髄係留解除術後．T1強調矢状断像（上）および軸位断像（下）で係留が解除され脊髄と硬膜との間にくも膜下腔が認められる．

図1．Caudal type lipoma症例のMRI

ことにより生じる．外因性因子としては先に記載したように成長によって活動性が高まり腰部の前後屈による神経組織へのストレスが大きくなる，背部への外傷が繰り返され徐々に神経組織へのダメージが蓄積される，加齢による骨棘の形成，黄色靱帯の肥厚が脊髄の頭側への移動を制限する，といった機序が考えられている[4]．

脊髄係留症候群患者における臨床症状は腰仙髄の神経障害を反映し，下肢の運動障害，下肢変形，肛門周囲・殿部・下腿の感覚障害，下肢痛や腰痛，排尿障害といった症状が出現する．このような症状の発症後は，進行性に増悪する傾向にある．脊髄円錐部およびその周辺の腰仙髄由来の神経症状のほかに，脊髄係留症候群の症候学的な特徴として，①関連する感覚障害の生じる範囲はデルマトームに沿うものではなく，また連続性をもたないことが多い（patchy pattern），②排尿障害は運動機能障害および感覚障害と比較してより早期に不可逆的となる，③側弯や腰椎過前弯が生じる，ということがあげられている[5]．このなかでデルマトームに沿わない感覚障害は腰背部痛や下肢痛においても自覚する範囲は同様であり，診断のうえで一つの有用な情報となりうると考えている．

腰痛および下肢痛は，成人例においてはもっとも認められる症状である．性状としてはうずくような（aching）痛みであり，背部，下肢，片側下肢の深部の筋肉にあるように訴える．疼痛は背部の屈曲，伸展で増悪する．Yamadaらによると，以下の動作は腰椎アライメントを前弯を直線化させる動作であり，何らかの病的要因で終糸の弾性が失われている場合，脊柱管長が長くなることで脊髄がストレッチされるような，あぐらをかく，洗面台に向かってかがむ，重量物をもつ，仰向けになる，前かがみになって椅子に座るといった動作で疼痛が増悪する場合，患者は筋肉がつる（cramping），引っ張られる

(pulling), 苦しい（tearing）, 灼熱感（burning）, 電撃痛（shock-like）を訴える[3]. また, 足や踵などにも疼痛が生じることがあり, これらはスクレロトームに一致した部位に症状が出現していると考えられている. また成人, 小児とも鼠径部や性器, 会陰部周囲に痛みが生じることもある[7].

脊髄係留症候群における疼痛の誘発テストであるTFTテストについて, Komagataらは評価と考察を行っている. これは画像検査による診断が困難な緊縛終糸の診断技法としてKomagataらが提唱したもので, 体幹および頚部前屈により腰痛, 下肢痛などの疼痛が誘発され, さらに頚部の前屈解除により疼痛が軽減するものを陽性とする[8,9].

感覚障害はデルマトームに沿わない, もしくは連続しないskip lesionの様相をとることが多く, 感覚障害の分布の評価は重要である[10].

成人発症例では腰下肢痛で発症する頻度が高く, 疼痛に対する係留解除術の効果は比較的高いと報告されている[11~13]. 今回の自験例での検討においても, 小児および成人例双方で疼痛に対する係留解除術の効果は高く, 成人で76.4%, 小児で83.3%に疼痛改善の効果が認められた. 一方, 膀胱直腸障害, 下肢筋力低下, 感覚障害の改善は良好とはいいがたい. 以上に示したような特徴的な臨床症状に留意して早期に診断がなされ, 回復困難な症状が発生, 進行する前に係留解除術を行い, 症状の進行を防止することが重要と考えられる.

係留解除術は, 種々の病的要因により周囲構造物に係留されている脊髄を, その係留している要因を外科的に除去して脊髄の係留を解除する手術である（図1）が, 脊髄を係留している要因により手術の難易度は大きく異なる. Chaotic lipoma[14]と称されるような脂肪腫に馬尾神経が巻き込まれているようなタイプの脊髄脂肪腫など, 脊髄係留の解除に際して神経の切断を余儀なくされるような構造をもっている病変では, 術後に新たな神経学的脱落徴候の出現や症状の増悪を回避するため, 係留を解除することができない. また, 係留解除術後の症状再燃症例の場合, 再度の係留解除術は術後に症状が増悪するリスクが高く[15], そのような症例に対する治療についてはいまだ明確な答えがないのが現状である.

一方で, 脊髄係留症候群患者に対し骨切り術にて脊柱管長を短縮させることにより脊髄への牽引を緩和させ, 症状改善が得られたとする報告が散見される[16]. 病変の形態的, 技術的な要因で係留解除が完遂できなかった症例, または係留解除が困難と予測される症例に対しては, 有効な治療となりうると考えられる. また, 脊髄刺激療法を施行して疼痛のコントロールを行った報告も散見される[17,18]. これらは係留解除困難な症例に対する治療として期待される.

ま　と　め

脊髄係留症候群の病態や臨床像については, 一般臨床家には十分に認知されているとはいえないと考えられ, 疾患概念の知識がない場合にはデルマトームに一致しない疼痛, しびれなどの責任病変の適切な診断がなされない可能性がある. 症状が進行すると膀胱直腸障害や下肢症状が進行する可能性があり, 神経症状が進行した場合には治療後も症状が後遺することが危惧される. 症状が発生, 進行する前, 特に症状が疼痛のみの段階で機会を逃さずに係留解除がなされればQOL改善につながる可能性がある. 正確な診断と適切なタイミングで手術を行うために, 一般臨床家への疾患概念の啓蒙が重要と考えられる.

文　献

1) 谷　諭：脊髄は脊椎の中でどう動くのだろう？　脊髄外科 29：252-258, 2014
2) Tani S, Yamada S, Knighton RS：Extensibility of the lumbar and sacral cord；pathophysiology of the tethered spinal cord in cats. J Neurosurg 66：116-123, 1987
3) Yamada S, Lonser RR：Adult tethered cord syndrome. J Spinal Disord 13：319-323, 2000
4) Yamada S：Tethered Cord Syndrome in Children and Adults, 2nd ed, Thieme, 2011
5) Yamada S, Won DJ, Yamada SM：Pathophysiology of tethered cord syndrome；correlation with symptomatology. Neurosurg Focus 16：E6, 2004
6) Kang JK, Kim MC, Kim DS et al：Effects of tethering on regional spinal cord blood flow and sensory-evoked potentials in growing cats. Childs Nerv Syst 3：35-39, 1987
7) Robbins JW, Lundy PA, Gard AP et al：Perineal pain secondary to tethered cord syndrome；retrospective review of single institution experience. Childs Nerv Syst 31：2141-2144, 2015
8) 遠藤健司, 駒形正志, 木村　大ほか：脊髄終糸の過緊張によって発症した腰痛・下肢痛の診断（TFT誘発テストについて）. 日腰痛会誌 12：120-126, 2006
9) Komagata M, Endo K, Nishiyama M et al：Management of tight filum terminale. Minim Invasive Neurosurg 47：49-53, 2004
10) Lew SM, Kothbauer KF：Tethered cord syndrome；an updated review. Pediatr Neurosurg 43：236-248, 2007
11) Pang D, Wilberger JE：Tethered cord syndrome in adults. J Neurosurg 57：32-47, 1982
12) Sofuoglu OE, Abdallah A, Emel E et al：Management of tethered cord syndrome in adults；experience of 23 cases. Turkish Neurosurg 27：226-236, 2017
13) Klekamp J：Tethered cord syndrome in adults. J Neurosurg Spine 15：258-270, 2011
14) Pang D, Zovickian J, Oviedo A：Long-term outcome of

total and near-total resection of spinal cord lipomas and radical reconstruction of the neural placode ; part I -surgical technique. Neurosurgery **65** : 511-528-discussion 528-529, 2009

15) Sun J, Zhang Y, Wang H et al : Clinical outcomes of primary and revision untethering surgery in patients with tethered cord syndrome and spinal bifida. World Neurosurg **116** : e66-e70, 2018

16) Hsieh PC, Stapleton CJ, Moldavskiy P et al : Posterior vertebral column subtraction osteotomy for the treatment of tethered cord syndrome ; review of the litera-ture and clinical outcomes of all cases reported to date. Neurosurg Focus **29** : E6, 2010

17) Tyagi R, Kloepping C, Shah S : Spinal cord stimulation for recurrent tethered cord syndrome in a pediatric patient ; case report. J Neurosurg Pediatr **18** : 105-110, 2016

18) Moens M, De Smedt A, D'Haese J et al : Spinal cord stimulation as a treatment for refractory neuropathic pain in tethered cord syndrome ; a case report. J Med Case Rep **4** : 531, 2010

* * *

Ⅱ．疾患・病態別の診断・治療 ◆ 2. 腰椎

専門病院における椎間板ヘルニア治療に対する薬物使用の現状*

金子剛士　稲波弘彦　高野裕一　古閑比佐志　横須賀純一**

[別冊整形外科 74：141～144, 2018]

はじめに

　わが国の急速な高齢化に伴い，脊椎疾患による手術は増加傾向にあり，今後さらに増えることが予測される[1]．今後健康寿命の延伸に伴い，アクティビティの高い活動が増える結果，治療対象としての椎間板ヘルニアも多くなる可能性があると考えられる．現在，椎間板ヘルニアの治療プロセスについては，「腰椎椎間板ヘルニア診療ガイドライン」[2]があるものの，手術的治療か保存的治療かの判断をはじめとする治療方針の最終策定については，おのおのの担当医の経験や主観によるところが大きいというのが現実である．

　当院では，椎間板ヘルニア治療に対し脊椎内視鏡手術を施行しているが，保存的治療も選択肢の一つとしてとらえている．保存的治療では，ブロック注射や投薬が中心となる．特に保存的治療における投薬の現状については先行研究に乏しく，治療に際しどのような薬剤が使用されているかは明らかではない．近年，多くの鎮痛薬が使用可能となり，治療の選択肢が増えた．今回，当院の保有する医療情報と包括医療費支払い制度（DPC）データとを組み合わせることにより，当該患者の投薬治療の詳細情報と手術情報が抽出可能であった．このデータを用いて，保存的治療群と手術的治療群の薬物使用の現状を明らかにした．

Ⅰ．対象および方法

　2017 年 1 月 1 日～8 月 31 日に当院で初診，その後，椎間板ヘルニアに対し手術を施行した 355 例を手術的治療群とした．また，保存的治療群は，当院・他院にて脊椎疾患に関しての手術施行歴がなく，期間内に手術を行わなかった 30 例とし，レトロスペクティブに解析を行った．データ取得は，DPC データの様式 1 より ICD-10 の腰椎椎間板ヘルニア（M512）を抽出し，対象疾患名とした．手術までの投薬内容については，外来 EF ファイルより取得し，手術内容はカルテデータを参照した．手術的治療群においては，初診時の投薬内容を取得した．保存的治療群は，2017 年 1～4 月に来院の該当患者で外来 EF ファイルの診療報酬明細の項目において初診があるものを対象にし，8 月 31 日まで手術にいたらずかつ 4 ヵ月以上当院で投薬を受けている症例を保存的治療群と定義した．その上で，保存的治療群の投薬については，初診時と本研究の対象期間内における最終診療時（以下，最終診療時）の投薬に変化がなかったかどうかも追跡した．

　両群それぞれにおいて，NSAIDs，プレガバリン，トラマドール，アセトアミノフェン，デュロキセチンの投薬割合を抽出した．保存的治療群の投薬内容については，最終診療時に得た投薬内容を抽出した．薬物の抽出条件を表 1 に示す．

Ⅱ．結　　果

　期間中の椎間板ヘルニア（M512）の患者は 3,986 例であった．手術はすべて全身麻酔下で施行されており，手術的治療群のうち内視鏡下椎間板摘出術（MED）は 221 件（うち外側ヘルニアは 12 件），経皮的椎間板摘出術（PELD）は 146 件で，内視鏡下脊椎後方固定術（ME-

Key words

endoscopic lumber discectomy,　NSAIDs,　conservative treatment,　medication

*Current drug usage for lumber disc hernia treatment
**T. Kaneko, H. Inanami（院長）：稲波脊椎・関節病院整形外科（☎140-0002　東京都品川区東品川 3-17-5；Dept. of Orthop. Surg., Inanami Spine and Joint Hospital, Tokyo）；Y. Takano（院長），H. Koga（副院長），J. Yokosuka：岩井整形外科内科病院整形外科.
［利益相反：なし.］

Ⅱ．疾患・病態別の診断・治療 ◆ 2．腰椎

表 1. 投薬の分類

NSAIDs
　ジクロフェナクナトリウム坐剤　25 mg，50 mg
　ボルタレンサポ　25 mg，50 mg
　セレコックス錠　100 mg
　ボルタレン SR カプセル　37.5 mg
　ボルタレン錠　25 mg
　ロキソニン錠　60 mg
　ロキソプロフェン Na 錠　60 mg
　ロルカム錠　4 mg
アセトアミノフェン
　カロナール錠　200 mg，300 mg，500 mg
トラマドール
　トラマール OD 錠　25 mg，50 mg
　トラムセット配合錠
　ワントラム錠　100 mg
プレガバリン
　リリカ OD 錠　25 mg，75 mg
　リリカカプセル　25 mg，75 mg，150 mg
デュロキセチン
　サインバルタ　20 mg，30 mg
オピオイド外用
　ノルスパン
　デュロテップパッチ
　フェントスステープ

表 2. 患者特性

	手術的治療群 (n=371)	保存的治療群 (n=30)
性別（男性%）	68	67
平均年齢（歳）	48.4（16〜94）	47.1（21〜77）
硬膜損傷（%）	1.9	–
再発手術（%）	8.9	–
平均再発期間（中央値）	5.4 ヵ月	–
最終診断までの期間（平均）		5.3 ヵ月
手術までの日数（中央値）	22 日（中央値）	–
手術時間（中央値）	52 分（中央値）	–
手術内容（例）		–
MED	221	
PELD	146	
PLIF	4	
手術部位（例）		
L4/L5	146（41.1%）	
L5/S1	141（39.7%）	
L3/L4	34（9.6%）	

PLIF）は 4 例であった．手術部位は L4/L5 が 41.1% と もっとも多く，次いで L5/S1 が 39.7% であった．一方，腰椎手術歴がなく，かつ 4 ヵ月以上フォローできた保存的治療は 30 例で，平均フォロー期間は 5.3 ヵ月であった．平均患者年齢は手術的治療群が 48.4（16〜94）歳，保存的治療群が 47.1（21〜77）歳で，いずれも正規分布ではなかった．再発手術は 8.9%，硬膜損傷は 1.9%，手術時間は中央値 52（21〜164）分であった（表 2）．表 3 に各群の服薬内容および服薬パターンを示した．投薬は，手術治療群では NSAIDs 使用が 51 例（14%）であり，そのうち単独使用が 27 例（7.6%）であった．24 例の併用薬の内訳として NSAIDs ＋プレガバリンが 8.8%，NSAIDs ＋トラマドールが 11%，NSAIDs ＋プレガバリン＋トラマドールが 7.6% であった．保存的治療群については，薬剤不使用が 7 例（23.3%）あり，NSAIDs 使用が 14 例（47%）で，特に最終診療後の使用も 10 例（33%）認められた．保存的治療群のうち NSAIDs 使用群の中では，6 例（約 20%）が単剤使用であった．また，NSAIDs 使用群の約 5 割が多剤併用しており，その内訳としては，NSAIDs ＋プレガバリンが 7 例（50%），NSAIDs ＋トラマドールが 1 例（7.1%）であった．最終診療後は，NSAIDs の単剤使用が 4 例（21.4%）と減少していた．NSAIDs ＋プレガバリンが 28.6%，NSAIDs ＋トラマドールが 7.1%，プレガバリン単独使用が 10%，トラマドール単独使用が 13.3% であった（表 4）．

Ⅲ. 考　　察

　ヘルニアの罹患患者は 20〜40 歳台といわれていたが[3]，今回の結果によると，手術的治療群，保存的治療群とも平均年齢は 40 歳台後半であった．また，薬物使用においては，脱出した髄核が炎症を惹起することは研究でも示されており[4]，鎮痛薬として抗炎症作用を含む NSAIDs の使用は有用であると考える．今回の結果においては，保存的治療群で NSAIDs 使用が多い傾向にあった．疾患の特性として，炎症が背景にある急性の疼痛であるため，NSAIDs の使用頻度が高かったのであろう．保存的治療群での最終診療時までの平均期間は 5.3 ヵ月であるが，その後の投薬内容をみても，NSAIDs の使用は 33% 認められ，比較的長期に NSAIDs が投薬されていることが認められた．最終診療後の鎮痛薬の併用割合は 33% と増加し，逆に NSAIDs の投薬割合は減少していた．投薬内容や手術年齢を考えると，NSAIDs の長期内服は腎機能障害のリスクも否定できない．「薬剤性腎障害診療ガイドライン 2016」[5] によれば，腎機能障害の発生時期は NSAIDs 治療開始後 5.4 ヵ月とのことであり，また本研究と罹病年齢の近い研究のうち，NSAIDs 服用による消化性潰瘍有病率に関する疫学研究では約 62.2% であった[6]．これらのことより，保存的治療が長期になる場合は，腎機能障害や消化性潰瘍のリスクも把握して治療を行うことが必要であると考える．最終診療後の

表3．服薬内容，服薬パターン

	保存的治療群		手術的治療群
	初回	最終診療時	
該当件数	30	30	355
投薬なし	7	8	254
NSAIDs（単剤併用含む）	14	10	51
プレガバリン（単剤併用含む）	12	11	37
トラマドール（単剤併用含む）	6	9	34
アセトアミノフェン（単剤併用含む）	0	0	8
デュロキセチン（単剤併用含む）	1	2	7
オピオイド外用	1	1	3
単独使用薬剤			
NSAIDs単独	6	4	27
プレガバリン単独	3	3	11
トラマドール単独	4	4	16
オピオイド外用単独	1	1	0
アセトアミノフェン単独	0	0	4
デュロキセチン単独	0	0	6
単独合計	14	12	64
併用合計	9	10	37

表4．サブ解析（保存的治療群）．NSAIDsの使用割合が多いので，サブ解析としてNSAIDs使用患者の投薬パターン．NSAIDs使用群の鎮痛薬変化

	初回	最終診療時
該当件数	14	14
NSAIDs（単剤併用含む）	14	8
プレガバリン（単剤併用含む）	8	9
トラマドール（単剤併用含む）	1	4
アセトアミノフェン（単剤併用含む）	0	0
デュロキセチン（単剤併用含む）	0	1
NSAIDs単独	6	3
併用群合計	8	11
NSAIDs＋プレガバリン	7	4
NSAIDs＋プレガバリン＋トラマドール	1	1
トラマドール＋デュロキセチン	0	1
プレガバリン単独	0	3
トラマドール単独	0	2

NSAIDs使用割合が減少していることから考えると，腎機能に配慮し，一定の他剤に変更していると考えられる．また手術的治療は早期の除痛効果があるため[7]，投薬，理学療法といった保存的治療における症状改善が難渋した場合や，筋力低下の進行，膀胱直腸障害など，早期手術の必要のある患者には，手術的治療が選択される．ただ，手術的治療の利点は早期に鎮痛が可能であるが，一方で再発の可能性もあり，再手術のリスクは一定程度存在することは否めない．また，長期的な臨床成績をみると，保存的治療群とも有意差がないという報告もある[8]．現在，日本ペインクリニック学会の「神経障害性疼痛薬物療法ガイドライン」や国際疼痛学会により，下降性疼痛抑制系を賦活化する薬剤や，弱オピオイド，神経障害性疼痛に対する薬剤など，疼痛に作用する多くの薬剤が提案されており，臨床的にも効果が認められている．本研究においても，保存的治療群は手術的治療群に比べ，NSAIDs以外の薬剤や多剤併用も認められていた．初診時NSAIDsを投与していた群も，最終診療時においてはプレガバリン，トラマドールなどに変更されている事例も認められており，実臨床においては，腎機能障害への注意から投薬内容の変更が図られている可能性も考えられた．各薬剤は作用機序が異なるため，併用を含め，多様な方法で痛みをコントロールすることも可能であり，NSAIDsのみによらない，患者の優先順位に合わせた治療も可能と考える．

Ⅳ．研究の限界

今回の研究の限界としては，保存的治療群において，4ヵ月以内に受診を中断した患者はフォローできていない可能性はある．もちろん，その中には短期間で軽快した患者も含まれる．一方，手術的治療群に関しては，当院を紹介受診して速やかに手術を行っている患者も含まれている．そのため，前医にて投薬処方されている可能性もある．これらについて深く調査するためには，今後は保険者のデータ活用などが必要である．

ま　と　め

以上の結果より，手術的治療群，保存的治療群の平均年齢は48歳とやや高齢であり，さらに保存的治療群の使用鎮痛薬については，NSAIDsが主流であった．NSAIDsの長期使用は消化管障害のリスクや腎機能障害のリスクもあるので，それぞれの治療の長所や短所，そしておのおのの患者の優先順位に合わせて，保存的治療や手術的治療という選択を考える必要がある．

文 献

1) 整形外科新患調査 2009, 2012 概要報告＜https://www.joa.or.jp/media/comment/pdf/investigation_2009.pdf https://www.joa.or.jp/media/comment/pdf/investigation_2012.pdf＞[Acceced 29 Dec 2017]

2) 日本整形外科学会診療ガイドライン委員会/腰椎椎間板ヘルニア診療ガイドライン策定委員会（編）：腰椎椎間板ヘルニア診療ガイドライン, 第2版, 南江堂, 東京, 2011

3) Donceel P, Du Bois M：Fitness for work after surgery for lumbar disc herniation；a retrospective study. Eur Spine J **7**：29-35, 1998

4) 長谷川徹, 犬房秋彦, 布施謙三：硬膜外腔脱出型腰椎椎間板ヘルニア周囲の炎症性被膜. 整形外科 **49**：508-510, 1998

5) 薬剤性腎障害診療ガイドライン 2016. 日腎会誌 **58**：477-555, 2016

6) 塩川優一, 延永 正, 斎藤輝信ほか：非ステロイド性抗炎症剤による上部消化管傷害に関する疫学調査. リウマチ **31**：96-111, 1991

7) Peul WC, van Houwelingen HC, van den Hout WB et al：Leiden- The Hague Spine Intervention Prognostic Study Group. Surgery versus prolonged conservative treatment for sciatica. N Engl J Med **356**：2245-2256, 2007

8) Weinstein JN, Tosteson TD, Lurie JD et al：Surgicalvs-nonoperativetreatment for lumbar disk herniation：The Spine Patient Outcomes Research Trial（SPORT）；a randomized trial. JAMA **296**：2441-2450, 2006

＊　　　＊　　　＊

Ⅱ．疾患・病態別の診断・治療 ◆ 2．腰椎

運動器慢性痛に対する入院型集学的治療*

髙橋直人　矢吹省司**

［別冊整形外科 74：145〜151，2018］

はじめに

　痛みは，本来，生体の異常を知らせる警告信号として機能するものである．すなわち，生命の維持には必要不可欠な機能である．しかし，痛みにより，血管収縮，血圧上昇，心拍数増加，頻呼吸，および内分泌ストレス反応が惹起され[1]，そのために睡眠障害，食欲低下，意欲低下，不安増大など実際の生活でさまざまな障害が発生し，患者の生活の質（QOL）は大きく損なわれる．痛みには多面性があり，一つは「痛い」という感覚的側面，すなわち身体における痛みの部位，強度，持続性などを識別した痛み感覚の面，もう一つは過去に経験した痛みの記憶，注意，予測などに関連して身体にとっての痛みの意義を分析する認知の面，そしてそれを不快に感じる情動や感情の面である．痛みは常に主観的であり，客観的に評価ができないものである．

　痛みは，組織損傷に伴い発症し期間内に治癒する「急性痛」と，治癒すると予想される期間を超えて長期間持続する疼痛や疾患の進行に伴う疼痛，または長期間改善しない身体的障害に関連する疼痛である「慢性痛」に分類される．痛みを理解するうえで大切なことは，「急性痛」と「慢性痛」という異なる痛みの存在を知ることであり，さらにこれら2つの痛みは，メカニズムが大きく異なるため，対応は変えなければならない．

　運動器慢性痛（筋・骨格系の痛み）の患者を診察する際には，「生物学的モデル」だけでは限界がある．すなわち，痛みには原因があり，その原因がなくなれば痛みもよくなるという原因論だけでは解決できないことが少なくない．慢性痛のメカニズムを理解するためには，運動器の器質的異常（生物学的因子）とともに，うつや不安などの心理的要因と，年齢や環境および社会的立場まで考慮した社会的要因（心理社会的因子）との両方を含めるとする概念的なモデルとして，「生物心理社会モデル」が重要視されている[2,3]．薬物療法や手術だけでは解決できない慢性痛を「生物心理社会モデル」ととらえた場合に，その治療は「集学的治療」がもっともエビデンスが高く，費用対効果に優れ，医原性の合併症を起こさない[4]．「集学的治療」とは，一つの専門家や職種のみで診療するのではなく，多くの専門家や職種のメンバーが集まって，多分野にまたがり診療することである．「集学的治療」の中では，運動療法や心理社会的アプローチが重要であると考えられている．慢性痛患者に対する心理社会的アプローチの一つに，積極的な問題解決法を取り入れて，慢性痛の体験に関連した多くの難題に取り組む認知行動療法によるアプローチがある．認知行動療法は，慢性痛を改善するのに効果的であることが証明されている[5]．さらに疼痛管理と機能回復においては，集学的リハビリテーションが高いエビデンスを有し，強く推奨されている治療法である[6]．

　本稿では，星総合病院慢性疼痛センターで行われている，生物心理社会的アプローチに基づく多職種連携による，入院での集学的痛み治療のプログラム「入院型集学的ペインマネジメントプログラム」について解説する．

■ Key words

chronic musculoskeletal pain, multidisciplinary pain management, biopsychosocial model, inpatient pain management program

*An inpatient multidisciplinary pain management program for patients with intractable chronic musculoskeletal pain
**N. Takahashi（准教授）：福島県立医科大学疼痛医学講座（Dept. of Pain Medicine, Fukushima Medical University School of Medicine, Fukushima）；S. Yabuki（教授）：同大学整形外科学講座・疼痛医学講座.
［利益相反：あり．疼痛医学講座は寄附講座であり，寄附者は星総合病院（郡山市）である.］

Ⅱ. 疾患・病態別の診断・治療 ◆ 2. 腰椎

Ⅰ. 入院型集学的ペインマネジメントプログラム

星総合病院慢性疼痛センターが2015年4月に開設され，運動器慢性痛患者に対し多職種連携による集学的痛み治療を始めた．われわれの集学的痛み治療の診療チームは，整形外科医，精神科医，看護師，理学療法士，臨床心理士，薬剤師，管理栄養士の6職種7専門家で構成されている．当院の集学的教育入院型ペインマネジメントプログラム（以下，プログラム）は，運動，認知行動，生活習慣，栄養，および薬物などの管理調整を主体とした3週間の集中教育入院プログラムである．その目的は，痛みの管理法や運動の習慣を身につけ，痛みに左右されない行動や生活習慣を獲得し，QOLを向上させることである．対象患者は，① 慢性の運動器痛で，就労や通学が困難な人，② 日常生活が制限されている人，③ 仕事や学校への復帰を望む人とした．このプログラムの除外基準は，① 質問票に回答できない高齢者，② 認知症および知的障害のある患者，および ③ スタッフの指導を受け入れて行動に移すことが困難であると判断した患者，とした．

❶プログラムの内容

1. 医師，理学療法士，臨床心理士，薬剤師，管理栄養士による運動器慢性痛関連の講義．

2. 理学療法士による身体機能評価（柔軟性，筋持久力，体力および歩行能力など）と運動療法．

3. 臨床心理士によるアサーショントレーニングや，リラクゼーション法の習得，疼痛行動を減らし健康行動を増やすことを目的としたロールプレイの実践[7]．

4. 必要な場合，薬物療法．

❷プログラムの特徴

1. 睡眠や栄養面など日常生活上の悪い習慣の是正．

2. 運動器慢性痛に対する再概念化，運動器慢性痛に対処するコーピングスキルなどの教育指導．

3. 薬剤師による薬剤の整理と，使用している薬剤について患者の理解の促進．

4. 本人のみならず重要他者（家族）も，講義の聴講や心理療法プログラムへ参加．

❸プログラムでの各職種の役割

a．整形外科医

1. 身体所見，神経学的所見および画像所見から，生物学的因子（器質的異常）があるか否かを診断する．

2. 必要な保存的治療（注射療法，薬物的治療および認知行動療法）を施行する．

3. 運動器慢性痛の基礎的な知識を，患者自身のみならず重要他者の家族にも講義する．

4. 朝夕の回診時に，患者の症状や状態の変化やプログラムの進行状況を確認する．

b．精神科医

1. 運動器慢性痛に関連する精神医学的疾患（精神障害，注意欠如多動性障害を含む発達障害，およびパーソナリティ障害）を診断する．

2. 運動器慢性痛に関連する精神医学的疾患に対して，必要な保存的治療（薬物的治療と認知行動療法）を施行する．

c．看護師

1）外来看護師

1. 運動器慢性痛患者の問診や疼痛評価表や質問票など管理マネジメントを行う．

2. 患者から運動器慢性痛に関連するさまざまな不安や悩み，および心配事などの相談を受け，各職種間のパイプ役を担う．

2）病棟看護師

1. 患者の入院中の行動を観察し，入院生活をサポートする．

2. 患者から運動器慢性痛に関連するさまざまな不安や悩み，および心配事などの相談を受け，各職種間のパイプ役を担う．

d．理学療法士

1. 運動やストレッチングに関する講義を行う．

2. 血流改善や腰部周囲の筋緊張の改善を目的としたストレッチングと体幹筋，下肢筋を中心とした筋力強化運動の指導をする．

3. ウォーキング，水中運動などの有酸素運動を実施する．

4. ストレッチング，ウォーキング，運動を含めた自主練習を指導する．

5. 活動のペース配分が大切であること，すなわち自身の活動限界量を体験し，その活動量を超えないように指導する．

e．臨床心理士

1. 自己表現のタイプがアグレッシブ型（攻撃型），ディフェンシブ型（非主張型），アサーティブ型のいずれに属するか評価分析[7]する．

2. ロールプレイを用いて疼痛行動を減らし健康行動を増やすための自己表現を身につけるように指導する．

3. 痛みに関するゲートコントロール理論[8]を説明し，ゲートを閉じる（痛みを緩和する）方法を指導する．

4. 腹式呼吸法や漸進的筋弛緩法などリラクゼーショ

ン法のやり方，ストレスへの自己対応法などについて指導する．

5．活動のペース配分が大切であること，すなわち，自分の活動限界量を体験し，その活動量を超えないように指導する．

f．薬剤師

1．薬の半減期について説明し，内服薬の過剰摂取を抑制することを指導する．

2．鎮痛薬の正しい使い方や医師の指示どおりの内服を徹底するように指導する．

3．鎮痛薬の種類，特にオピオイド系鎮痛薬の副作用について指導する．

4．内因性のオピオイドが存在すること，そのため必ずしも鎮痛薬の内服が必要ではないこと，などを含めた内容の講義を行う．

g．管理栄養士

1．入院前，少なくとも3日分の摂取した食事内容（三食のみならず間食分も含める）を写真撮影し，通常の摂取カロリーを分析する．

2．理学療法士と連携し，入院中に行う運動に必要なエネルギー量を算出し，食事を提供する．

3．生活習慣に関する講義や，栄養面のサポートを行ううえで，本人のみならず家族などの重要他者にも栄養指導する．

❹疼痛と関連要素の評価────────────

疼痛と関連要素の評価には次のような自己記入式の尺度を用いている．すなわち，① 痛みの強さの評価には，簡易痛みの質問票［brief pain inventory（BPI）][9]を，② 痛みの心理社会的因子の評価には，破局的思考尺度［pain catastrophizing scale（PCS）][10]，疼痛生活障害評価尺度［pain disability assessment scale（PDAS）][11]，身体的疾患を有する患者の精神症状（抑うつと不安）の測定をするための質問票［hospital anxiety and depression scale（HADS）][12]，および痛み自己効力感質問票［pain self-efficacy questionnaire（PSEQ）][13]を，そして③ 痛みによるQOLの評価には，EQ-5D[14]を用いている．

❺身体機能評価────────────────

身体機能の評価には，① 柔軟性の評価として長座位体前屈，② 筋持久力の評価として30秒立ち上がり試験，③ 歩行の評価として2ステップテスト，および ④ 体力の評価として6分間歩行を用いた．

❻プログラムの実際─各評価項目の変化──────
2015年4月〜2018年3月に23例がプログラムの適応

となった．年齢は20〜79（平均50.8）歳，罹病期間は平均3年5ヵ月であった．23例の概要は表1に示す．23例のプログラム施行前後での痛みの関連要素の変化と身体機能の変化について検討した．統計学的検討には，対応のあるt検定を用い，有意水準を5%とした．統計学的に有意な改善が認められたのは，BPI，PCS反芻，PCS拡大視，PCS無力感，PDAS，HADS不安，HADS抑うつ，PSEQ，EQ-5D，30秒立ち上がりテスト（筋持久力），2ステップテスト（歩行能力）であった（表2，3）．長座位体前屈（柔軟性）と6分間歩行（体力）では統計学的に有意な改善はみられなかった（表3）．

Ⅱ．運動器慢性痛に対する集学的痛み治療

❶運動器痛を有する患者に対する診療────────

国際疼痛学会（IASP）では，運動器慢性痛への対処法として，有効性や費用対効果，および医原性合併症の少なさから，多職種による集学的アプローチを推奨している[4]．「集学的アプローチ」とは，視点の異なる複数科の立場の医師（麻酔科，整形外科，精神科，内科，神経内科など），看護師，理学療法士，作業療法士，臨床心理士，薬剤師，管理栄養士，およびソーシャルワーカーなどがチームとなって取り組むことを意味する．すなわち，「集学的アプローチ」とは，多職種の専門家がチームとして治療に携わり，認知行動療法と運動療法を基盤とし，睡眠や栄養面のサポートなど生活全般での関わりをもちながら，各領域の見解や意見を相互に話し合いながら統合したうえで，多角的かつ包括的に診断および治療方針を立てて集学的に治療することを意味している．もっとも重要なことは，この「集学的アプローチ」の中で各専門領域の医療者全員が同じ方向（目標）に向かって，患者がセルフマネジメントできる能力を獲得できるよう後押しをすることである[15,16]．

「集学的アプローチ」の診療システムは，欧米で行われているシステムをそのまま本邦に適応することは医療制度上の問題によりむずかしい．本邦においては，「集学的アプローチ」を目指した取り組みがすでに行われているが[17〜22]，全国的には集学的治療はまだ十分に機能しておらず，ゴールデンスタンダードとなるシステムが構築されているとはいえない状況である．

❷星総合病院慢性疼痛センターでの集学的アプローチ────────────────────

星総合病院慢性疼痛センターでは「集学的アプローチ」として入院型ペインマネジメントプログラムを導入している．患者自身の生活スタイルや治療目標をもとに，医師（整形外科や精神科），理学療法士，臨床心理士，看護

Ⅱ．疾患・病態別の診断・治療 ◆ 2．腰椎

表1．23 症例の概要

症例	年齢・性（歳）	主訴	器質的異常	精神医学的診断
1	41・男	腰痛	特に異常なし	広汎性発達障害 注意欠如多動性障害
2	53・女	後頚部痛，両肩痛，腰痛	特に異常なし	依存性 パーソナリティ障害
3	69・女	後頚部痛，両肩痛，腰痛	脊椎症性変化	強迫性 パーソナリティ障害
4	55・女	後頚部痛，右上肢のしびれ，腰痛	後縦靱帯骨化症術後	自己愛性 パーソナリティ障害
5	20・男	腰痛	特に異常なし	広汎性発達障害，注意欠如多動性障害
6	56・女	後頚部痛，両肩痛，腰痛，両膝痛	脊椎症性変化 両変形性膝関節症	回避性 パーソナリティ障害，注意欠如多動性障害
7	31・女	後頚部痛，両肩痛，腰痛	特に異常なし	なし
8	47・女	腰痛	特に異常なし	演技性 パーソナリティ障害，注意欠如多動性障害
9	56・女	腰痛，左下肢痛	特に異常なし	なし
10	51・男	腰痛	特に異常なし	広汎性発達障害，注意欠如多動性障害
11	55・男	後頚部痛，両肩痛，背部痛，腰痛，両下肢痛	特に異常なし	広汎性発達障害，注意欠如多動性障害
12	58・女	後頚部痛，両肩痛，背部痛，腰痛，右股関節痛，両下肢痛	L4 変性すべり症 右変形性股関節症	広汎性発達障害，注意欠如多動性障害
13	75・女	腰痛，両下肢痛	脊椎症性変化	なし
14	73・女	腰痛，両下肢痛	脊椎症性変化	なし
15	68・女	背部痛，腰痛，両下肢痛	胸椎黄色靱帯骨化症術後，脊椎症性変化	なし
16	34・男	腰痛	特に異常なし	広汎性発達障害，注意欠如多動性障害
17	79・男	後頚部痛，左上肢痛，腰痛，両下肢痛	脊椎症性変化	広汎性発達障害，注意欠如多動性障害，強迫性 パーソナリティ障害
18	42・女	両足底のしびれ，冷感，灼熱感	特に異常なし	広汎性発達障害，注意欠如多動性障害
19	42・女	腰痛	特に異常なし	広汎性発達障害，注意欠如多動性障害
20	53・女	腰痛	脊椎症性変化	広汎性発達障害，注意欠如多動性障害
21	40・男	腰痛，仙腸関節痛	特に異常なし	なし
22	38・女	腰痛，背部痛	特に異常なし	広汎性発達障害，注意欠如多動性障害
23	33・男	腰痛，左下肢痛としびれ	特に異常なし	広汎性発達障害，注意欠如多動性障害

師，薬剤師，および管理栄養士といった多職種の専門家が治療に携わり，① 認知行動療法と② 運動療法を基盤とし，睡眠や栄養面のサポートなど生活全般での関わりをもつことが可能なプログラムになっている．このプログラムの実際の効果は① 疼痛に対する破局的思考が減少すること，② 痛みに対する対応能力，コーピングが身につくこと，③ 疼痛行動が減少し，健康行動が増加すること，などがあげられる．

a．プログラムにおける認知行動療法

プログラムにおける認知行動療法では，痛み感覚と同

表2. 痛みと関連要素の変化

	プログラム前	プログラム後	p値 (対応のあるt検定)
BPI	24.5±2.2	20.0±1.9	0.0001
PCS（反芻）	15.1±1.1	12.7±1.1	0.004
PCS（拡大視）	6.3±0.9	4.4±0.8	0.001
PCS（無力感）	11.5±1.2	7.5±1.2	0.0001
PDAS	29.4±2.6	18.8±2.6	0.001
HADS（不安）	8.7±1.0	6.2±0.8	0.0001
HADS（抑うつ）	9.8±1.0	6.5±0.9	0.001
PSEQ	22.1±2.5	33.2±2.9	0.0001
EQ-5D	0.533±0.03	0.641±0.04	0.009

平均±標準誤差

表3. 身体機能の変化

	プログラム前	プログラム後	p値 (対応のあるt検定)
長座位体前屈（柔軟性）	27.7±2.5	29.4±2.8	0.31
30秒立ち上がりテスト（筋持久力）	14.0±1.7	18.9±2.0	0.0001
2ステップテスト（歩行能力）	207.5±10.9	229.0±9.1	0.019
6分間歩行テスト（体力）	418.2±28.6	477.1±30.0	0.24

平均±標準誤差

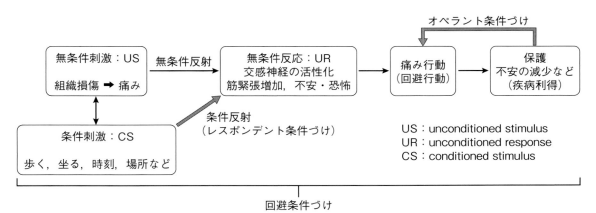

図1. 条件づけ（文献25より引用）

じくらい痛みの認知や情動の関与を重要視している[23,24]．疼痛管理における認知行動療法の本質は，偶然に起こる外部環境からのストレスなどの問題を，認知と行動の側面から自己改善するための考え方や方法を身につけることで，オペラント条件づけ（図1）[25]のような行動療法や，社会スキル学習といった行動の変容を引き起こすことにある．学習のゴールは，受動性，依存，外部環境によるコントロールからの脱却とセルフマネジメントである．たとえ痛みが完全に消失しなかったとしても，実際の経験により得られた知識は患者自身には重要な知識となると考えられる．

b．プログラムにおける運動療法

運動器慢性痛では，筋の萎縮や変性，結合組織の短縮，骨量減少や骨粗鬆症など，運動器全体の変化と心理社会的な因子が複合的に関与している．運動器慢性痛の最大の特徴は，動かすと痛みが出現するため安静にしようと

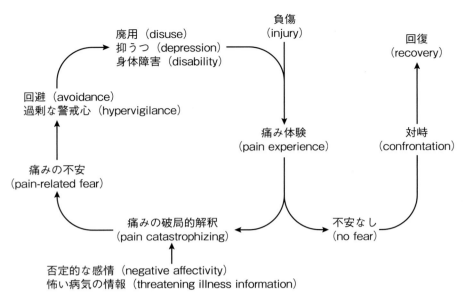

図2. 恐怖回避モデル（fear-avoidance model）（文献26〜28より引用改変）

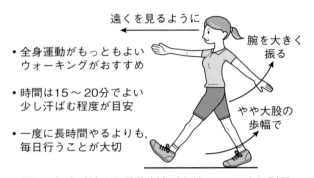

図3. 矢吹が勧める運動療法（文献29〜31より引用改変）

する傾向に陥りやすく，そのため筋萎縮，筋力低下，関節拘縮，神経機能異常など運動器の廃用を惹起することである．廃用に陥った体を動かすと痛みが増強するため，動かすことへの不安が増強し，これに対する回避行動や過剰な警戒心が生じることとなる．この状態は「恐怖回避モデル（fear-avoidance model）」（図2）[26〜28]で説明することができる．このような負の連鎖から脱却するために行う運動療法の目標は，柔軟性や体力の向上，健康増進であり，これにより日常生活の質の向上や必要な身体能力を取り戻すことにある．運動療法の効果は，単独でも効果が期待できるが，認知行動療法などと組み合わせて行うことで，さらなる効果が期待できる．歩行可能な場合には，全身運動，特にウォーキングが勧められている運動（図3）である[29〜31]．

❸プログラムの問題点と課題

しかしながら，現行でのプログラムにはいくつかの問題点や課題がある．問題点の一つは，認知行動療法では認知を修正できても，行動に移せない患者に対しては効果が少ないという点である．もう一つは，認知の自覚と修正にはある程度の理解力が必要であるため，質問票に回答できないような高齢者，発達障害，認知症および知的障害の患者には不向きという点である．今後の課題としては，①多職種，多人数で関わっており，時間と労力を要するわりに現行の診療報酬制度では収入には反映されないこと，②一度の入院で多人数の患者をみることはできないこと，があげられる．

まとめ

運動器慢性痛は，生物学的因子と心理社会的因子の両方を兼ね備えた生物心理社会的モデルとしてとらえ，そのうえで患者に合わせた認知行動療法，運動療法，心理療法，および補助的な薬物療法を組み合わせ多職種連携による集学的痛み治療が有効な治療法である．われわれが行っている入院型ペインマネジメントプログラムは有用な集学的治療の一つである．

文 献

1) 日本ペインクリニック学会：痛みとは？ 日本ペインクリニック学会<http://www.jspc.gr.jp/gakusei/gakusei_grounding_01.html>[Accessed May 2018]
2) Turk DC, Monarch ES：Biopsychosocial perspective on chronic pain, Psychological Approaches to Pain Management：A Practitioner's Handbook, ed by Turk DC, Gatchel RJ, Guilford, New York, 2002
3) 髙橋直人，笠原 諭，矢吹省司：痛みの集学的診療：痛みの教育コアカリキュラム．第5章痛みの生物心理社会モデル，日本疼痛学会痛みの教育研究（編），真興交易医

書出版部，東京，p53-64，2016

4) IASP：Pain：Clinical up date. 2012＜http://ebooks.iasp-pain.org/b98a14＞

5) Compas BE, Haaga DA, Keefe FJ et al：Sampling of empirically supported psychological treatments from health psychology：smoking, chronic pain, cancer, and bulimia nervosa. J Consult Clin Psychol 66：89-112, 1998

6) Turk DC, Okifuji A, Sherman JJ：Psychological factors in chronic pain；implications for physical therapists. Low Back Pain, 3rd ed, ed by Towney JW, Taylor JT, Williams and Wilkins, Baltimore, p353-383, 2000

7) 西村宣幸：コミュニケーションスキルが身につくレクチャー＆ワークシート，学事出版，東京，2008

8) Otis JD：The management of chronic pain in the primary care setting. Primary Care Clinical Health Psychology, 2005

9) Ceeland CS, Ryan KM：Pain assessment；global use of Brief Pain Inventory. Ann Acad Med Singapore 23：129-138, 1994

10) 松岡紘史，坂野雄二：痛みの認知面の評価：Pain Catastrophizing Scale 日本語版の作成と信頼性および妥当性の検討．Jpn J Psychosom Med 47：95-102, 2007

11) 有村達之，小宮山博明，細井昌子：疼痛生活障害評価尺度の開発．行動療研 23：7-15, 1997

12) Zigmond AS, Snaith RP：The hospital anxiety and depression scale. Acta Psychiat Scand 67：361-370, 1983

13) Nicholas MK：The pain self-efficacy questionnaire；taking pain into account. Eur J Pain 11：153-163, 2007

14) EuroQOL Group：EuroQol- a new facility for the measurement of health-related quality of life. Health Policy 16：199-208, 1990

15) 松原貴子：リハビリテーションの基本的概念．ペインリハビリテーションの概念．ペインクリニック 35：S248-S256, 2014

16) 松原貴子：痛みの集学的診療：痛みの教育コアカリキュラム．第11章痛みのリハビリテーション，日本疼痛学会痛みの教育研究（編），真興交易医書出版部，東京，p153-166, 2016

17) 福井　聖：慢性痛の心理アセスメント私の診療現場から．慢性痛患者に対するチーム医療と学際的治療の試み私の20年間の歩みと3つの症例経験．ペインクリニック 35：1399-1408, 2014

18) 池本竜則，井上雅之，牛田享宏：慢性痛領域における集学的医療の現状と今後．整外・災外 58：293-301, 2015

19) 井上真輔，井上雅之，牛田享宏：運動器慢性痛の病態と学際的治療．BRAIN and NERVE：神経研究の進歩 64：1287-1297, 2012

20) Tetsunaga T, Tetsunaga T, Nishie H et al：Establishment of a liaison clinic for patients with intractable chronic pain. J Orthop Sci 20：907-913, 2015

21) 牛田享宏：運動器慢性痛と学際的アプローチ．理学療法学 38：649-652, 2012

22) 髙橋直人，笠原　諭，矢吹省司：星総合病院での入院型ペインマネージメントプログラム．PAIN RES 32：41-51, 2017

23) Melzack R, Wall PD：Pain mechanisms；a new theory. Science 150：971-979, 1965

24) Turk DC, Flor H：Chronic pain；a biobehavioral perspective, Psychosocial Factors in Pain；Crinical Perspectives, ed by Gatchel RJ, Turk DC, Guilford Press, p18-34, 1999

25) 笠原　諭：臨床に役立つQ＆A慢性疼痛は心の病気って本当？　Geriatr Med 53：997-1000, 2015

26) Leeuw M, Goossens ME, Linton SJ et al：The fear-avoidance model of musculoskeletal pain；current state of scientific evidence. J Behavior Med 30：77-94, 2006

27) Pincus, T, Smeets, RJ, Simmonds MJ et al：The fear avoidance model disentangled；improving the clinical utility of the fear avoidance model. Clin J Pain 26：739-746, 2010

28) Vlaeyen JW, Linton SJ：Fear-avoidance and its consequences in chronic musculoskeletal pain；a state of the art. Pain 85：317-332, 2000

29) 矢吹省司：運動療法．整外・災外 56：1481-1486, 2013

30) 矢吹省司：腰痛症に対するリハビリテーションの考え方と実践．ペインクリニック 34：1361-1367, 2013

31) 矢吹省司：腰痛（非特異的）にどのような対応をしたらよいですか？　LISA 22：6-8, 2015

仙腸関節障害の診断と治療の進歩

黒澤大輔　村上栄一

はじめに

近年，仙腸関節の人体における重要性が徐々に判明してきている．仙腸関節は脊柱の根元に存在し，体重の約2/3を占める上半身を支えつつ，地面からの衝撃をわずかな可動域で緩和している（図1）．これを可能にしているのが仙腸関節の特異な動きである．飛行機や，自動車，免震構造物に多く使用されているダンパーと呼ばれる衝撃緩和装置に似て，衝撃が加わるとロックし，その後に徐々に動き始める[1]．このような動きで，人体の重心近くに位置する仙腸関節が絶妙な衝撃吸収装置として機能し[2,3]，直立二足歩行に不可欠な役割を果たしている．

仙腸関節は仙骨と腸骨の関節面で構成される滑膜関節であるが，特に後上部1/3は骨間仙腸靱帯で仙骨と腸骨が靱帯結合をなしている[4]．このため，仙腸関節の動きは制限され，わずかな関節運動のみ可能である．仙腸関節のような半関節では関節腔の領域に加え靱帯領域が占める割合が多いのが特徴である[5]．このため，Bernardらは関節腔と後方の靱帯領域の両方を合わせて仙腸関節と定義している[6]．

仙腸関節疾患には化膿性関節炎，強直性脊椎炎に関連した仙腸関節炎もあるが，大部分は不意の外力や繰り返しの衝撃で生じた仙腸関節の不適合による機能障害（仙腸関節障害）である．関節の機能障害の診断は現在の画像診断技術では困難であり，仙腸関節の微小な不適合も他の関節の機能障害と同様に画像上の異常としてとらえることができない．しかし，関節運動学的アプローチ（arthrokinematic approach：AKA）-博田法に代表され

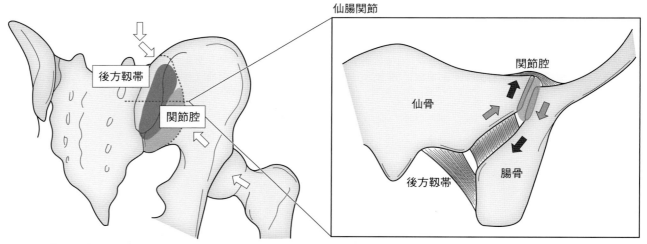

図1．仙腸関節の機能．仙腸関節は靱帯で制限されたわずかな動きを有し，脊柱の根元で衝撃吸収装置として働いている．

Key words

sacroiliac joint, dysfunction, injection, arthrodesis

*Progress on diagnosis and treatments of sacroiliac joint disorder
**D. Kurosawa（医長），E. Murakami（副院長）：JCHO仙台病院腰痛・仙腸関節センター（☎981-8501　仙台市青葉区堤町3-16-1：Low Back Pain and Sacroiliac Joint Center, JCHO Sendai Hospital, Sendai）．
［利益相反：なし．］

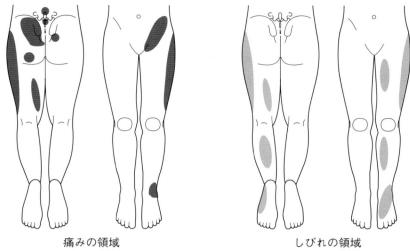

痛みの領域　　　　　　　　　しびれの領域

図2. 仙腸関節障害でみられる痛みとしびれの領域

る徒手療法において，仙腸関節の動きを正常化する操作が多くの症例で有効である事実[7,8]から，関節不適合による障害が存在していることは間違いない．

I．仙腸関節由来の痛み・しびれの特徴

仙腸関節裂隙の外縁部［上後腸骨棘（PSIS）付近］の殿部痛と鼠径部痛[9,10]，また多くの例でデルマトームに一致しない下肢症状を伴う[11]（図2）．椅子坐位が困難な例が多く，患側の坐骨を座面から浮かせるようにして座っているのが特徴的である．一方で正座は楽で長時間座れることが多い．重症例では座位時間は5～10分程度が限界であるため，就労，就学困難になることが多い．

腰椎椎間板ヘルニアでも坐位時疼痛を呈することがあるが，多くは殿部中央や障害神経根支配領域の痛みであるのに対して，仙腸関節障害ではPSIS，坐骨結節，鼠径部の痛みが増悪することが多く，坐位時疼痛領域から両者の鑑別は可能である[12]．

II．仙腸関節障害の診断

❶One fingerテスト

疼痛領域の把握が発痛源を探る第一歩となる[13]．Murakamiらはもっとも痛い部位を患者に指1本で示させるone fingerテストを考案した[14]（図3）．Fortinら[15]も指摘しているように，one fingerテストでPSIS付近を指す場合には仙腸関節の痛みの可能性が高く，PSIS付近を指す患者の85％が仙腸関節の痛みであった[16]．逆にone fingerテストでPSISを指すが，L5/S1椎間板ヘルニア，腰椎椎間関節症であった症例もあり，神経学的所見および以下に示す身体所見の有無から総合的に判断する．

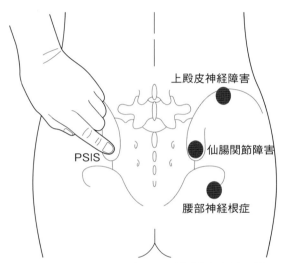

図3. One fingerテストによる発痛源の同定．最大疼痛領域を指1本で示してもらう．PSISであれば，仙腸関節障害をもっとも疑う．殿部中央であれば腰部神経根症，PSISやや外側の腸骨陵上であれば上殿皮神経障害を疑うなど，汎用性が高い．

❷身体所見

疼痛領域から仙腸関節由来の痛みを疑ったら，Newtonテスト変法（sacroiliac joint shearテスト）[5]，Gaenslenテスト，Fabereテストといった仙腸関節の疼痛誘発テストを行う．PSIS，長後仙腸靱帯，仙結節靱帯，腸骨筋が仙腸関節障害に特徴的な圧痛点である[17]．国際的には，5つの疼痛誘発テスト（distraction, thigh thrust, Fabere, compression, Gaenslen）のうち3つ以上が陽性であると診断に有用とする報告があるが，特異度は高くない[18]．

日本仙腸関節研究会多施設共同研究により，① one fingerテストでPSISを指す，② 鼠径部痛，③ 椅子坐位

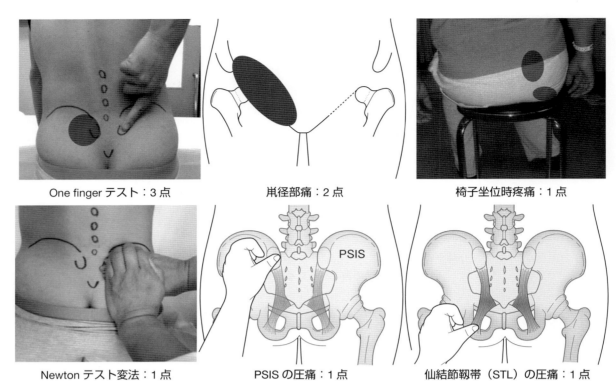

図4. 仙腸関節スコアに含まれる6項目．合計4点以上で仙腸関節由来の痛みを疑い，ブロックによる確定診断を試みる．

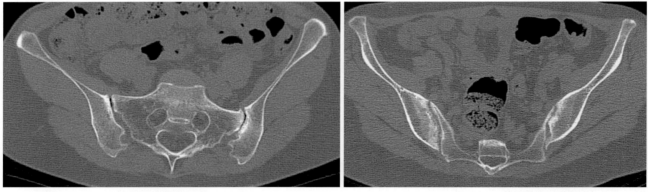

a．左仙腸関節の高度な変性　　　　b．両仙腸関節のerosionと骨硬化像

図5. 仙腸関節の画像所見

時疼痛，④Newton テスト変法陽性，⑤PSISの圧痛，⑥仙結節靱帯の圧痛の6項目が腰椎椎間板ヘルニア，腰部脊柱管狭窄症との鑑別に特に有効であることがわかり，仙腸関節スコアとして臨床で用いている（図4）[19]．このスコアは脊椎専門外来および腰椎術前後における仙腸関節障害の抽出に特に有用である．

❸画像所見

現時点では単純X線，CT，MRIで仙腸関節の微小な不適合を直接とらえることはできないが，難治例を数多く経験するなかで，比較的若年者で症状側優位の仙腸関節の変性所見や，両側の関節面のerosionや骨硬化像が病態と関連している可能性があり，診断の補助に用いている（図5）[20]．また近年，Kogaらによって慢性重症例ではSPECT/CTで異常が検出できることが明らかになった[21]．

❹仙腸関節ブロックによる診断

前述した5つの疼痛誘発テストと仙腸関節スコアを用いて，仙腸関節由来の痛みを疑い，最終的に仙腸関節ブロックで70%以上の疼痛の改善を得た例を仙腸関節障害と確定診断している．ブロック効果の判定には，NRSやVASなどが用いられるが，pain relief scale[22]も有効で，ブロック前の痛みを10として，ブロック後に痛みが

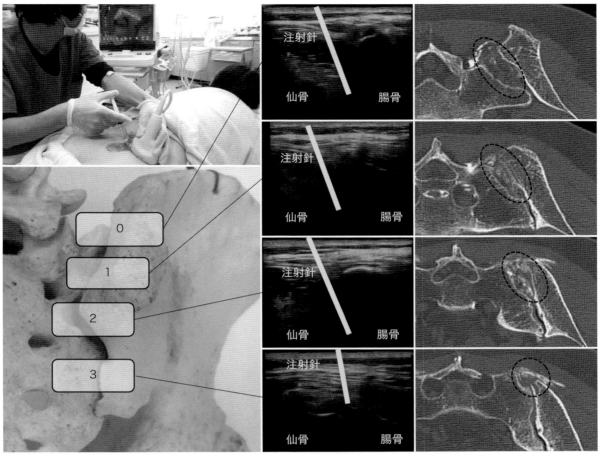

図 6. エコー下仙腸関節後方靱帯ブロック. 各区画に造影剤と局所麻酔薬の混合液を注入. ブロック後 CT で確認すると，後方靱帯内に薬液がほぼ限局しており，診断的ブロックとして有用であることがわかった（点線で囲まれた部分）.

どれくらい残っているかを第三者が判定し，3以下であった場合に70％以上の疼痛軽快と判断している.

a．仙腸関節後方靱帯ブロック

仙腸関節障害を疑った症例のうち81％に後方靱帯ブロックが有効で，診断に関節腔内ブロックの追加を要したのは19％であった[16]．そのため，診断的ブロックには後方靱帯ブロックを優先している[23,24]．確実に施行するためには透視を用いる必要があるが，エコー下での後方靱帯へのブロックも可能で，放射線被曝を避けるために頻用している（図6）.

b．仙腸関節腔内ブロック

関節腔内ブロック法は通常，体表面に近い関節裂隙尾側1/3より施行されることが多く，文献的には高い成功率が報告されている[25〜28]．しかし臨床で用いてみると決して簡単ではなく，これまで数多くの変法が開発されてきたこともそれを裏づけている．われわれは裂隙中央アプローチを開発し（図7），従来法と使い分けることで関節腔内ブロックの成功率を高めている[29]．

III．治 療

❶保存的治療

仙腸関節ブロックが診断と保存的治療の主軸であり，多くの症例では数回のブロックにより段階的に痛みが軽快する．AKA-博田法もきわめて有効な保存的治療である．また，仙腸関節障害と隣接した靱帯，特に仙結節靱帯（STL）や腸腰靱帯（ILL）の障害が合併しやすく，理学療法ではこれらの靱帯への負荷軽減を行う[30]．腰椎可動性，股関節柔軟性の確保などで仙腸関節への負荷を軽減させること，仙腸関節の安定化のために，骨盤ベルトやコルセット筋トレーニング[31]を行うことも有効である．

❷手術的治療

6ヵ月以上の保存的治療にても効果が持続せず，日常生活が困難になった例には仙腸関節固定術を考慮している．われわれは術前に，仙腸関節後方靱帯，関節腔内ブロックを同時に行うことで，術後期待できる最大の効果

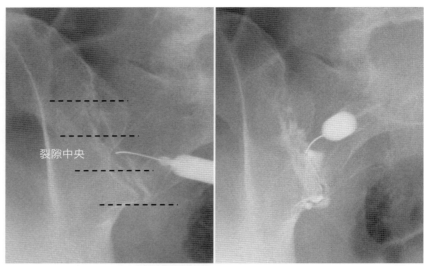

図7. 裂隙中央アプローチによる仙腸関節腔内ブロック

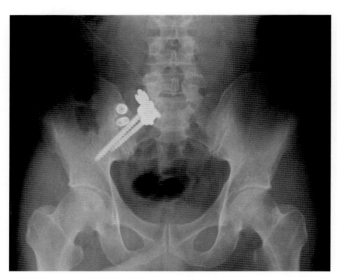

図8. S1 pedicle screwとS2 alar-iliac screw, cylinder cage を用いた仙腸関節後方固定術

を見積もり，それが主訴の大部分を占めていれば手術を選択している．このブロック後にとれた疼痛，しびれが仙腸関節由来の症状のすべてであり，改善しない症状は術後も残る可能性があることを患者自身にも実感してもらい，術前にはそのように説明している．

これまで難治例に対して主に仙腸関節前方固定術を行い，5年以上の長期成績は安定している．また，坐位時間，歩行時間が大幅に改善されることがわかった[32]．前方固定術は多くの症例で有効であるが，侵襲が大きいこと，肥満例で術野の確保が困難であること，両側前方固定術後の恥骨結合痛が発生することなど，問題点もあった．そこで，われわれは新たな後方固定術を開発して施行している（図8）．

近年，米国で新たな低侵襲仙腸関節固定術が開発され，なかでも triangular titanium implant（i-FUSE implant system）を用いた手術はすでに欧米を中心に 32,000 例以上に施行され，術後成績もよい[33]．これは手術にまでいたらない仙腸関節障害の症例が相当数存在していることを物語っている．

仙腸関節固定を要する例と保存的に治癒する例が存在するが，現時点ではその病態の違いが明らかではなく，今後の解明が必要である．また，固定して痛みが緩和されるということは，仙腸関節の不安定性が病態として存在することが示唆されるが，不安定性の評価，定義は国際的にも未知である．Fuchs らは，術後仙腸関節腔内のvacuum 像が消失する例で関節癒合率が高いことを報告している[34]．CT での vacuum 像の所見が関節の不安定性に関連している可能性が考えられる．

まとめ

1）仙腸関節障害ではPSISを中心とした殿部痛と，デルマトームに一致しない下肢痛，しびれを呈することが多い．

2）One finger テストで厳密に疼痛領域を把握し，仙腸関節スコア項目により仙腸関節由来の疼痛を疑ったら，仙腸関節後方靭帯ブロックで診断する．

3）前方固定術の成績は安定しているが，低侵襲化，汎用化のために後方固定術を開発した．欧米では新たなインプラントの流通により，仙腸関節固定術が急増している．

文　献
1）村上栄一：仙腸関節の痛み―診断のつかない腰痛．南江

堂，東京，p13-14，2012

2) Vleeming A, Schuenke MD, Masi AT et al：The sacroiliac joint；an overview of its anatomy, function and potential clinical implications. J Anat **221**（6）：537-567, 2012

3) Lovejoy CO：Evolution of the human lumbopelvic region and its relationship to some clinical deficits of the spine and pelvis. Movement, Stability and Lumbopelvic Pain：Integration and Research, ed by Vleeming A, Mooney V, Stoeckart R, Churchill Livingstone, Edinburgh, p141-158, 2007

4) Egund N, Jurik AG：Anatomy and histology of the sacroiliac joints. Semin Musculoskelet Radiol **18**：332-340, 2014

5) 博田節夫（編著）：関節運動学的アプローチ博田法，第2版，医歯薬出版株式会社，東京，p3，2007

6) Bernard TN, Classidy JD：The sacroiliac joint syndrome. Pathophysiology, diagnosis and management. The Adult Spine：Principles and Practice, ed by Frymoyer JW, Lippincott-Raven Publishers, Philadelphia, p2343-2363, 1997

7) Hakata S, Sumita K, Katada S：Wirksamkeit der AKHakata-Methode bei der Behanderung der akuten Lumbago. Manuelle Med **43**：19-23, 2005

8) Kogure A, Kotani K, Katada S et al：A randomized, single-blind, placebo-controlled study on the efficacy of the arthrokinematic approach-Hakata method in patients with chronic nonspecific low back pain. PLoS One **10**：e0144325, 2015

9) 村上栄一，菅野春夫，奥野洋史：仙腸関節性腰殿部痛の診断と治療．MB Orthop **18**：77-83，2005

10) Kurosawa D, Murakami E, Aizawa T：Groin pain associated with sacroiliac joint dysfunction and lumbar disorders. Clin Neurol Neurosurg **161**：104-109, 2017

11) Murakami E, Aizawa T, Kurosawa D et al：Leg symptoms associated with sacroiliac joint disorder and related pain. Clin Neurol Neurosurg **157**：55-58, 2017

12) 川上　純，黒澤大輔，村上栄一：仙腸関節障害と腰椎疾患の坐位時疼痛領域の比較．整形外科 **64**：513-517，2014

13) Kanno H, Murakami E：Comparison of low back pain sites identified by patient's finger versus hand；prospective randomized controlled clinical trial. J Orthop Sci **12**：254-259, 2007

14) Murakami E, Aizawa T, Noguchi K et al：Diagram specific to sacroiliac joint pain site indicated by one-finger test. J Orthop Sci **13**：492-497, 2008

15) Fortin JD, Falco FJ：The fortin finger test；an indicator of sacroiliac pain. Am J Orthop **26**：477-480, 1997

16) Murakami E, Kurosawa D, Aizawa T：Treatment strategy for sacroiliac joint-related pain at the posterior superior iliac spine. Clin Neurol Neurosurg **165**：43-46, 2018

17) 黒澤大輔，村上栄一：仙腸関節障害と腰椎疾患を鑑別できる圧痛点の検討．整形外科 **63**：1231-1235，2012

18) Laslett M, Aprill CN, McDonald B et al：Diagnosis of sacroiliac joint pain；validity of individual provocation tests and composites of tests. Man Ther **10**：207-218, 2005

19) Kurosawa D, Murakami E, Ozawa H et al：A diagnostic scoring system for sacroiliac joint pain originating from the posterior ligament. Pain Med **18**：228-238, 2017

20) 黒澤大輔，村上栄一，古賀公明ほか：仙腸関節痛の画像診断．脊椎脊髄 **29**：181-185，2016

21) Tofuku K, Koga H, Komiya S：The diagnostic value of single-photon emission computed tomography/computed tomography for severe sacroiliac joint dysfunction. Eur Spine J **24**：859-863, 2015

22) Lee JJ, Kyoung M, Kim JE et al：Pain relief scale is more highly correlated with numerical rating scale than with visual analogue scale in chronic pain patients. Pain Physician **18**：E195-E200, 2015

23) Murakami E, Tanaka Y, Aizawa T et al：Effect of periarticular and intraarticular lidocaine injections for sacroiliac joint pain；prospective comparative study. J Orthop Sci **12**：274-280, 2007

24) Kurosawa D, Murakami E, Aizawa T：Referred pain location depends on the affected section of the sacroiliac joint. Eur Spine J **24**：521-527, 2015

25) Hendrix RW, Lin PP, Kane WJ：Simplified aspiration or injection technique for the sacro-iliac joint. J Bone Joint Surg Am **64**：1249-1252, 1982

26) Dussault RG, Kaplan PA, Anderson MW：Fluoroscopy-guided sacroiliac joint injections. Radiology **214**：273-277, 2000

27) Gupta S：Double needle technique；an alternative method for performing difficult sacroiliac joint injections. Pain Physician **14**：281-284, 2011

28) Liliang PC, Liang CL, Lu K et al：Modified fluoroscopy-guided sacroiliac joint injection；a technical report. Pain Med **15**：1477-1480, 2014

29) Kurosawa D, Murakami E, Aizawa T：Fluoroscopy-guided sacroiliac intraarticular injection via the middle portion of the joint. Pain Med **18**：1642-1648, 2017

30) 佐々木健，黒澤大輔，村上栄一ほか：仙腸関節障害に合併した仙結節靱帯炎の2例．整形外科 **69**：29-31，2018

31) 浜西千秋：腰痛性疾患に見られる「コルセット筋」の筋力低下と簡便な座位トレーニング．日腰痛会誌 **13**：52-57，2007

32) Murakami E, Kurosawa D, Aizawa T：Sacroiliac joint arthrodesis for chronic sacroiliac joint Pain；a technique of anterior approach and clinical outcomes with minimum 5-year follow up. JNS. Spine **29**：279-285, 2018

33) Rudolf L, Capobianco R：Five year clinical and radiographic outcomes after minimally invasive sacroiliac joint fusion using triangular implants. Open Orthop J **8**：375-383, 2014

34) Fuchs V, Ruhl B：Distraction arthrodesis of the sacroiliac joint；2-year results of a descriptive prospective multi-center cohort study in 171 patients. Eur Spine J **27**：194-204, 2018

＊　　　＊　　　＊

日常診療で知っておくと役に立つ仙腸関節障害の診断と初期治療*

唐司寿一　渡邉健一**

はじめに

　日常診療で腰殿部痛を主訴とする患者を診察する機会は多い．頻度が高い腰椎疾患や股関節疾患を中心に鑑別診断を進めるのが定石だが，ときに仙腸関節障害が原因となることがある．しかし現時点では仙腸関節障害の画像診断として確立されたものが存在しないため，本病態の存在はまだ広く知られるにいたっていない．近年は疼痛関連の薬剤が多く開発され，本病態を知らなくても腰殿部痛に対する治療として成立している場合も多いと予想されるが，本稿では日常診療で知っておくと役に立つ仙腸関節障害の診断と初期治療について述べる．

I. 診　　断

❶仙腸関節スコア

　Murakami らはもっとも痛い部位を患者に指1本で示させる one finger テストを考案した[1]．Fortin らの報告[2]と同様に，one finger テストで上後腸骨棘付近を指す場合には仙腸関節の痛みの可能性が高い．Fabere テスト（Patrick テスト），Newton テスト変法（sacroiliac joint shear テスト）[3]，Gaenslen テストといった仙腸関節の疼痛誘発テストがよく知られており，海外からの報告では5つの疼痛誘発テスト（distraction, thigh thrust, Fabere, compression, Gaenslen）のうち3つ以上が陽性である場合に仙腸関節障害と診断するという基準を用いた報告が多いが，診断の特異度は高くない[4]．

　そこで，日本仙腸関節研究会では仙腸関節障害と腰椎疾患の鑑別に有用な所見を探るために多施設研究を行った．圧痛や疼痛誘発テストなどの各所見について，ブ

表1. 仙腸関節スコア（文献5より引用）

	点数
One finger テストで上後腸骨棘周囲を指し示す	3
鼠径部痛	2
椅子座位時疼痛	1
Newton 変法（sacroiliac joint shear テスト）陽性	1
圧痛：上後腸骨棘	1
圧痛：仙結節靱帯	1
合計	9

ロックにより診断した仙腸関節障害群と腰椎疾患群とで比較し，仙腸関節障害に特徴的な所見を検討した．腰椎疾患群は「腰椎椎間板ヘルニアまたは腰部脊柱管狭窄症の診断で手術を行い，症状が軽快した群」とした．その結果，① one finger テストで上後腸骨棘付近を指す，②鼠径部痛，③椅子坐位時疼痛，④ Newton テスト変法陽性，⑤上後腸骨棘の圧痛，⑥仙結節靱帯の圧痛の6項目が腰椎椎間板ヘルニア，腰部脊柱管狭窄症との鑑別に有効であることがわかった．さらにオッズ比を元に重みづけした診断スコアリングシステムを開発し，Kurosawa らが2017年に仙腸関節スコア（9点満点）として報告した（表1）[5]．また，腰殿部痛を呈するすべての病態の中で仙腸関節障害をスクリーニングできる可能性を評価するために，コントロール群を「片側の腰殿部痛を主訴に外来受診したが仙腸関節障害ではないと診断した群」として仙腸関節スコアの有効性を検討したところ，one finger テストで上後腸骨棘付近を指す，椅子坐位時疼痛，Newton 変法陽性，上後腸骨棘の圧痛の4項目が有

Key words

sacroiliac joint related pain, diagnosis, scoring tool, injection, primary care

---

*Diagnosis and primary care for sacroiliac joint related pain
**J. Tonosu, K. Watanabe（脊椎外科部長）；関東労災病院整形外科脊椎外科（☎ 211-8510　川崎市中原区木月住吉町 1-1；Dept. of Orthop. Surg., Kanto Rosai Hospital, Kawasaki）.
［利益相反：なし.］

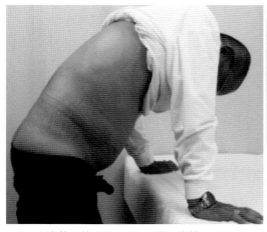
a．立位で約30°〜45°の前屈姿勢とする．

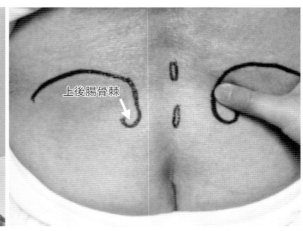
b．上後腸骨棘を同定する．

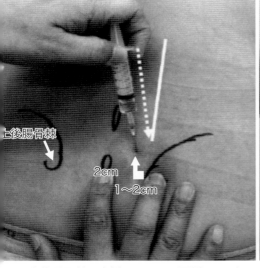
c．上後腸骨棘の内側1〜2 cm，頭側2 cmを刺入点として，尾側外方にシリンジを装着した23Gカテラン針を刺入する．

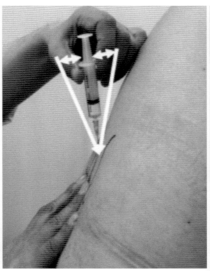
d．刺入角度は垂直から前後10°程度で調整する．

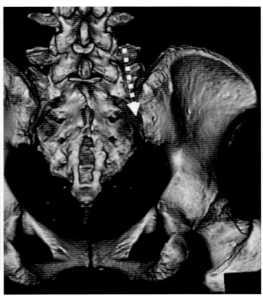
e．カテラン針を上後腸骨棘の内側縁をかすめるようにして進めるのがコツである．

図1．簡易式仙腸関節ブロック注射（文献7より許諾を得て転載）

意であった．また，仙腸関節スコアのカットオフ値は5点（9点満点）で，感度77.4%，特異度76.4%であった[6]．

しかしこれらの所見は，統計学的に仙腸関節障害に特徴的であるという知見であったとしても，実際の臨床では腰椎・股関節疾患で呈することがしばしばある．具体的には，L5/S1椎間板ヘルニア，L5分離症，変形性股関節症などではone fingerテストで上後腸骨棘付近を指すことがしばしばある．筆者は，仙腸関節そのもの由来の「仙腸関節機能障害」に対して，これらを「二次的な仙腸関節周囲の痛み」としてとらえている．仙腸関節スコアによるスクリーニングでは両者を鑑別することはむずかしい．疾患頻度を考慮し，腰椎・股関節疾患特有の診察所見に加え，腰椎単純X線像・MRI，股関節単純X線像を確認することが重要である．したがって，仙腸関節スコアが高値で，かつ腰椎・股関節疾患が否定された場合に，仙腸関節障害の可能性を考えて次のステップに進む．

❷簡易式仙腸関節ブロック注射

診断と治療を兼ねて簡易式仙腸関節ブロック注射を行う[7]．

1）立位で約30°〜45°の前屈姿勢とする．前屈により腰椎前弯が減少し，上後腸骨棘と下位腰椎の間に間隙ができるので刺入が容易になる（図1a）．

2）上後腸骨棘（図1b）の内側1〜2 cm，頭側2 cmを刺入点とし，鉛直方向からやや外側を向け，シリンジを装着した23Gカテラン針を上後腸骨棘の内側をかすめるように刺入する（図1c, d）．針が進まないときの多くは迫り出した後上腸骨棘の内側縁にあたっているので，刺入点を少し内側に修正するとよい（図1e）．上後腸骨棘から下方に向けての刺入であれば，カテラン針の

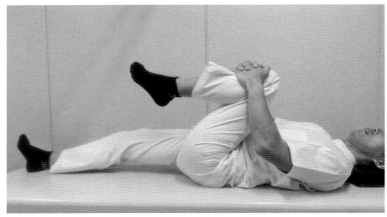

a．屈曲

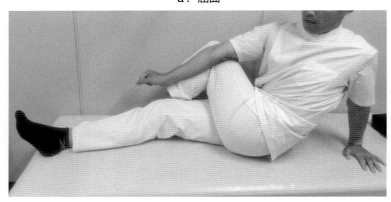

b．内転

図2．股関節周囲のストレッチ

針先が根元まで刺入されても向かう先は関節裂隙または仙骨背側皮下であり安全である．関節裂隙は仙骨と腸骨の間の靱帯に覆われていて仙骨が壁になる．仙腸関節の複雑な形状を鑑みると，ブロック針が関節腔を通過して骨盤腔に達することはほぼ不可能である．

3）後方靱帯群を貫く感覚や骨にあたる感覚が得られる程度の深さで，患者さんが「いつもの痛みがきた」と表現するような殿部への放散痛が得られるので，同部位に1％リドカイン3～5 mlを注入する．少量のステロイドを混ぜてもよいが，機能障害の場合は必ずしも必要ではない．針刺入時の抵抗が強い際には針を少し抜いて抵抗の少ない部位でゆっくり注入する．

4）ブロック施行15分後に70％以上の疼痛の改善が得られた場合に仙腸関節障害と診断する．

本法は透視を用いずに診察室で安全に施行可能であり，簡便かつ有用である．手技としてむずかしいものではなく，トリガーポイント注射の延長ととらえてよい．

Ⅱ．初期治療

❶簡易式仙腸関節ブロック注射

多くの症例では数回のブロック注射により段階的に痛みが軽快する．また，ブロック注射により慢性疼痛が軽減している期間に，殿部周囲筋の十分なストレッチを行うことが重要である．

❷骨盤ゴムベルト装着

整形外科外来に常備していることの多い一般的な簡易型腰椎ベルトは骨盤部に巻くと長さが足りず，またフィッティングがわるいことが多い．骨盤ゴムベルトはその点で有利である．薬局で市販されていることが多い．

❸ストレッチ運動

ストレッチ運動は，股関節屈曲や内転を中心とした動きを取り入れ，大殿筋を中心に意識して行うのがよい（図2）．村上は，相撲の蹲踞のように，両足部を最大に外転し，立位から腰を下ろす開脚上下体操をすすめている[8]．

仙腸関節障害の多くは機能障害であり予後良好だが，初期治療が奏功しない場合には透視下仙腸関節ブロックや骨盤CT・MRI精査などを考慮する．その際には，これらの設備をもつ病院との病診連携が有用である．また，腰椎固定術後の5～10％に仙腸関節障害が生じると

いう報告があり[9,10]，主に手術的治療を行う脊椎外科医にとっても本病態の存在を知っておくことは有意義である．

ま　と　め

仙腸関節障害をスクリーニングする際には仙腸関節スコアが有効である．特に one finger テストで上後腸骨棘周囲を指し示す所見は有用である．治療は簡易式仙腸関節ブロック，骨盤ゴムベルト装着，殿部周囲筋のストレッチなどの保存的治療が主である．診断とブロックの詳細については，日本仙腸関節研究会のウェブサイト[11]内の「メディア情報」からリンクされる YouTube 動画を参照されたい．

文　献

1) Murakami E, Aizawa T, Noguchi K et al：Diagram specific to sacroiliac joint pain site indicated by one-finger test. J Orthop Sci **13**：492-497, 2008
2) Fortin JD, Falco FJ：The Fortin finger test；an indicator of sacroiliac pain. Am J Orthop **26**：477-480, 1997
3) Bernard TN, Classidy JD：The sacroiliac joint syndrome. Pathophysiology, diagnosis and management. The Adult Spine：Principles and Practice, ed by Fry-moyer JW, Lippincott-Raven Publishers, Philadelphia, p2343-2363, 1997
4) Laslett M, Aprill CN, McDonald B et al：Diagnosis of sacroiliac joint pain；validity of individual provocation tests and composites of tests. Man Ther **10**：207-218, 2005
5) Kurosawa D, Murakami E, Ozawa H et al：A diagnostic scoring system for sacroiliac joint pain originating from the posterior ligament. Pain Med **18**：228-238, 2017
6) Tonosu J, Oka H, Watanabe K et al：Validation study of a diagnostic scoring system for sacroiliac joint-related pain. J Pain Res **11**：1659-1663, 2018
7) 村上栄一：仙腸関節の痛み―診断のつかない腰痛，南江堂，東京，p86-104，2012
8) 村上栄一：仙腸関節の痛み―診断のつかない腰痛，南江堂，東京，p124-126，2012
9) Shin MH, Ryu KS, Hur JW et al：Comparative study of lumbopelvic sagittal alignment between patients with and without sacroiliac joint pain after lumbar interbody fusion. Spine **38**：E1334-E1341, 2013
10) Unoki E, Abe E, Murai H et al：Fusion of multiple segments can increase the incidence of sacroiliac joint pain after lumbar or lumbosacral fusion. Spine **41**：999-1005, 2016
11) 日本仙腸関節研究会＜http://www.sentyo-kansetsu.com/jp/＞［Accessed 28 June 2018］

*　　　*　　　*

Ⅱ．疾患・病態別の診断・治療 ◆ 3．仙腸関節

仙腸関節障害における疼痛の特徴と治療*

伊藤圭介　　武者芳朗**

［別冊整形外科 74：162〜166, 2018］

は じ め に

　腰痛あるいは下肢痛の病態にはさまざまなものがあり，その診断を的確に行うことは必ずしも容易でない．腰痛の85％は原因の診断できない非特異性腰痛ととらえられている傾向にある[1]．しかし日々の臨床で詳細な問診，神経学的所見を含めた身体所見に関するていねいな診察を行い，探求心をもって加療にあたれば，非特異性腰痛といえどもその原因の多くは特定でき，治療に結びつくと考える．

　非特異性腰痛の発痛源としては，腰椎の支持組織である体性深部にある仙腸関節，椎間板，椎間関節，椎間関節包，靱帯，体幹筋，筋膜などが相当する．この体性深部痛は収束する感覚路によって疼痛の発生源が誤認されるため，さまざまな関連痛を伴う．また他の腰椎疾患と合併することが多い[2,3]ため，診断に苦渋する場合が多い．仙腸関節障害に伴う関連痛に関しては詳細を検討した報告は少ないが，臨床において重要なポイントと思われる．

　われわれは以前より難治性仙腸関節障害に対し長期の疼痛抑制を目的とした高周波熱凝固術（radiofrequency neurotomy：RFN）を施行している．RFN治療の特徴は目的神経の焼灼時，強い再現痛が出現し改善する症状を確認できるため，疼痛関連部位の診断に有効である．本稿では，RFNの治療効果と治療特性を利用して仙腸関節のどの部分がどんな痛みを呈しているか研究した．

　RFNとは，高周波で生じた熱エネルギーを針電極の先端で発生させ神経組織を熱凝固することで，長時間の疼痛の抑制を目的とした治療法である．神経障害性など耐えがたい疼痛を有する症例に対し神経ブロックを施行するが，局所麻酔薬を使用した神経ブロックでは効果が一時的で疼痛の再燃する症例が存在する．このような症例に対し，安全により長時間の除痛効果が期待できる[4]．RFNの原理は，穿刺した針先端を高周波で加熱して侵害受容器，求心性神経線維を蛋白凝固させ，その痛み伝達を遮断することで除痛効果を得るものである．腰痛関連では，椎間関節周囲の脊髄神経後枝内側枝に実施され有効とされている[5]．RFNによってできる凝固巣は凝固針を中心とする球形であり，凝固巣の大きさは凝固針の太さ，非絶縁部の長径，凝固温度に影響される．実際に鶏肉で凝固巣を作製してみると，22 G（非絶縁部4 mm，80, 90秒）では約6 mmの円形の凝固巣が作製できる（図1）．治療範囲が狭いため低侵襲であるが，責任病巣を外せばまったく効果のない場合もある．今回の検討症例では高周波発生装置（NeuroThermo JK3，アボットメディカル社）を使用した（図2）．

Ⅰ．対　　象

　仙腸関節ブロックを実施しても再燃し，疼痛がVAS値50を超え，就労，日常生活に支障をきたした症例に本法を適応した．2009年1月〜2015年3月の期間に91例（男性40例，女性51例，平均61.5歳）に実施した．

Ⅱ．方　　法

　Kurosawaらは仙腸関節腔外の後仙腸靱帯を頭側からエリア1，2，3と3分割し，裂隙の頭側エリア0を加え，4区画での腰部，下肢へのブロック時の刺激痛の分布を検討している（図3）[6]．この区画に基づきX線透視下に

▊Key words

sacroiliac joint pain,　RFN,　referred pain

*Characteristics and treatment of pain in sacroiliac joint dysfunction
**K. Ito, Y. Musha（診療部長）：東邦大学医療センター大橋病院脊椎脊髄センター（Spine and Spinal Cord Center Toho University Ohashi Medical Center, Tokyo）.
［利益相反：なし.］

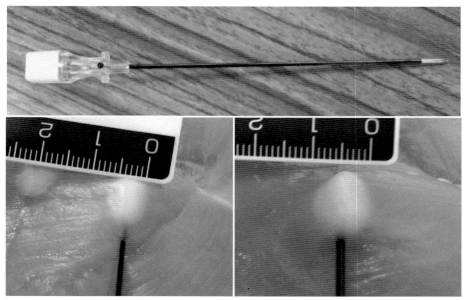

22 G 穿刺針　　　　　　　　　18 G 穿刺針
図 1. 穿刺針（上）と凝固巣（下）

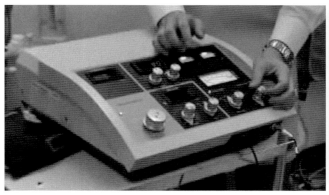
a. 高周波発生装置 Neuro Thermo JK3

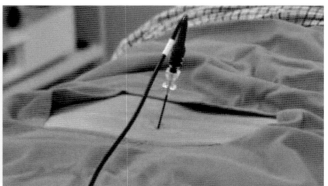
b. 18〜22 G 穿刺針で凝固巣作製

図 2. 高周波発生装置の概要

針電極を刺入し，通電刺激により患う腰痛または下肢痛が再現された箇所に，80℃，90秒間の RFN を行った．

❶RFN の疼痛抑制効果

実施前後の VAS 値を記録し，疼痛の半減 PRS＜50％を有効とし，VAS 改善率（実施前－後/実施前）％も算出した．初回実施の有効率（有効例/全例）％を直後（2時間以内），1ヵ月時，3ヵ月時，6ヵ月時と時系列で比較し，持続効果を評価した．

❷下肢関連痛の検討

通電刺激により患う下肢痛が再現された場合，RFN を実施した．関連痛は RFN 施行時の患者の訴えを聴取，関節以外の普段感じている疼痛の増強を訴え，同疼痛が術後消失することにより診断した．区画別に，下肢関連痛の頻度を比較し検討した．術前後の比較には paired t 検定，群間比較は χ^2 検定により $p<0.05$ をもって統計学的に有意とした．

III. 結　　果

❶RFN の疼痛抑制効果

91例のうち両側30例，片側61例であった．76例（83.5％）が下肢痛を伴っていた．初診時 VAS は平均71.3±12.7であった．術後2時間時点（直後）で平均17.9±15.5と術前より低下し（$p<0.001$），PRS＜50％は91例全例で，有効率は100％と評価された．VAS 平均改善率は50〜100，平均75.6±21.1％であった．

初回実施後91例の有効率は，直後，1ヵ月後，3ヵ月

II. 疾患・病態別の診断・治療 ◆ 3. 仙腸関節

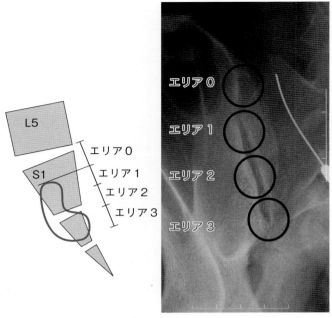

図3. 仙腸関節腔後面の区画

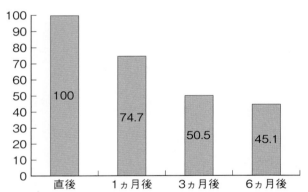

図4. RFNの腰下肢痛に対する有効率（有効例/全例）%の経時的変化

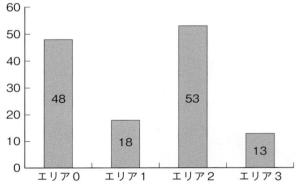

図5. RFNで下肢関連痛を認めた区画別の症例数

後，6ヵ月後でそれぞれ100％，74.7％，50.5％，45.1％と漸減した．1ヵ月後に比して3ヵ月後および6ヵ月後では有効率に有意な差を認めた（$p<0.01$）．有効性は約75％が1ヵ月間有効，約半数で6ヵ月後までは維持されていた（図4）．

57例（62.6％）に他の脊椎疾患の治療歴があり，主な疾患は腰部脊柱管狭窄症26例，腰椎椎間板ヘルニア16例，腰椎固定術後14例であった．

RFN実施後，神経障害，皮膚熱傷など，合併症は何ら認めなかった．

❷ 下肢関連痛の検討

下肢関連痛は，91例中67例（73.6％）に認めた．下肢関連痛を認めた4区画別ののべ症例数は，エリア2でもっとも多く53例，次いでエリア0で48，エリア1で18，エリア3で13例と，エリア0とエリア2で有意に多く認めた（図5）．下肢関連痛は，エリア0ではL5神経根領域に近い領域で出現した症例が38例（79.2％）と，他の区画に比し多かった（$p<0.001$）．本疾患の特徴的な痛みである鼡径部痛[22] 20例は，いずれもこの領域で出現していた．エリア1では殿部痛が6例（33.0％），エリア2では下腿外側痛が22例（41.5％）と特に膝周囲痛，膝裏痛8例（15.0％）が特徴的であった．エリア3では殿部下部から下腿裏面に不規則に分布する痛みが7例（58.3％）であった．エリア0での下肢関連痛はL5神経根領域に近い症例が多いのに対し，エリア1〜3では特定の領域はなく，各エリア間での出現率における有意差は認めなかった．

表1. RFN治療の過去の報告

報告者	結果
Vallejo[13]	低温（39～42℃）pulsed radiofrequency denervationで22例中16例（73%）に除痛効果
Ferrante[14]	90℃，90秒間で33例中36.4%がVAS 50%以下に減少し6ヵ月間持続
Yin[15]	20G穿刺針を用い80℃，60秒間で6ヵ月後14例中9例（64%）に有効
Cohen[16]	治療1，3，6ヵ月後において28例中22例（79%），18例（64%），16例（57%）に効果維持
Buijs[17]	80℃，60秒間で12ヵ月後38例中34.9%に完全除痛，32.6%に50%以上の除痛が得られた

IV. 考　　察

仙腸関節の神経支配は，Sakamotoらは動物実験で仙腸関節後面の靱帯表面に侵害受容器の存在を証明し[7]，諸家による剖検でも仙腸関節後方でL4，L5の後枝，S1～S4の背側枝から分枝した神経終末が確認されている[8~10]．近年，靱帯組織からのサブスタンスPの検出[11]，重症例ではSPECT-CTで集積を認める報告[12]もあり，病態が明らかにされつつある．

仙腸関節障害の病因は，脊柱の可動性による力学的負荷，関節自体の器質的障害や機能障害，左右のアンバランスなどと多因子があげられる．仙腸関節ブロックは有効であるが，対症療法であり繰り返し実施しても再燃する症例があり，RFN治療は有効な治療である．

RFN治療の過去の報告を検索すると，表1のようになる．諸家の報告では，使用した穿刺針の太さ，温度，凝固時間や効果判定基準などが異なるため結果に多少の差を認めるが，確実な除痛効果が確認されている．

われわれの結果では，75%で1ヵ月間有効性を維持，半数は6ヵ月時点でも維持されており既報告とほぼ同等の成績であった．複数回実施した37例では，ほぼ全例（34/37例）で繰り返すごとに疼痛の軽減が認められた．難治性の仙腸関節障害に対しては，最終的には固定術が検討されるが，股関節可動域への影響も懸念される[18]ため，固定術の前段階として本法の施行がよいと考えられる．

仙腸関節障害関連痛としての下肢痛の報告は，1958年，Hackettに遡る．彼は仙腸関節後面の局所注射で仙腸関節由来の下肢痛が誘発されると報告し[19]，注射針の位置と大腿部に投射される下肢痛を詳細に報告している．近年Kurosawa[6]，Wurff[20]らはX線透視下による仙腸関節ブロック時に誘発された下肢痛の部位を検討している．ブロック時の刺激でも再現痛が得られるが，RFNの凝固巣作成時のほうがより詳細な分布が得られると考え検討してみたところ，おおむね既報告に近い分布を示していた．

区画別の検討では，エリア0，2が仙腸関節痛の発痛源の頻度が高く，仙腸関節上部と仙腸関節中央部の2エリアで異なる病態が存在すると考えられた．

エリア0は，仙腸関節頭側の腰仙移行部で多裂筋の停止部である．池田は剖検で，仙腸関節後方上部はL5神経根後枝外側枝が直接支配し，下部は仙骨神経根後枝外側枝が形成する神経叢に支配されると報告した[21]．エリア0ではL5領域に疼痛が誘発されたが，熱凝固刺激がL5神経根後枝を求心路とし伝達された可能性がある．仙腸関節痛に伴う特徴的な痛みは鼠径部痛とされるが[22]，これもエリア0で出現した症例が多かった．これに対しエリア1～3は解剖学的にはS1～S3由来の神経叢が分布するとされ[23]，下肢関連痛の出現範囲は一律でなく多彩であった．全体的にみるとエリア0～3にかけてL4～S3の神経支配領域にかけて下肢の前面から後面にまわり込むように分布する傾向にはあった．下肢関連痛の特徴として，下肢痛がL5神経根領域に似る場合や鼠径部痛を伴う症例ではエリア0，膝周囲を含む下肢痛はエリア2の関与が示唆された．

ま　と　め

仙腸関節障害に対するRFNの治療成績などについて解説した．仙腸関節ブロックでは効果があるが再燃してくる症例に除痛効果が得られ，固定術にいたる前に選択すべき保存的治療と考えられた．エリア0，2が仙腸関節痛の発痛源の頻度が高かった．下肢関連痛がL5神経根領域に類似する場合や鼠径部痛ではエリア0，その他の下肢痛はエリア2の関与が示唆された．RFNは痛みを伝達する神経線維をより選択的に遮断し，低侵襲で安全な治療であり，合併症はなかった．

文　献

1) Deyo RA：Measuring the functional status of patients with low back pain. Arch Phys Med Rehabili **69**：1044-

Ⅱ．疾患・病態別の診断・治療 ◆ 3．仙腸関節

1053, 1988

2) 伊藤圭介, 武者芳朗：仙腸関節由来の疼痛の診断, 治療. J Spine Res **2**：1040-1044, 2011

3) 伊藤圭介, 花北順哉, 高橋敏行：仙腸関節ブロック症例の臨床的検討. 脳神経外科ジャーナル **18**：833-838, 2009

4) 伊藤圭介, 武者芳朗：高周波熱凝固術. Clin Neurosci **30**：1184-1185, 2012

5) Shealy CN：Percutaneous radiofrequency denervation of spinal facets. J Neurosurg **43**：448-451, 1975

6) Kurosawa D, Murakami E, Aizawa T：Referred pain location depends on the affected section of the sacroiliac joint. Eur Spine J **24**：521-527, 2015

7) Sakamoto N, Yamashita T, Ishii S et al：An electrophysiologic study of mechanoreceptors in the sacroiliac joint and adjacent tissues. Spine **20**：468-471, 2001

8) Murata Y, Takahashi K, Moriya H et al：Origin and pathway of sensory nerve fibers to the ventral and dorsal sides of the sacroiliac joint in rats. J Orthop Res **3**：379-383, 2001

9) Cox RC, Fortin JD：The anatomy of the lateral branches of the sacral dorsal rami；implications for radiofrequency ablation. Pain Physician **17**：459-464, 2014

10) Szadek KM, Hoogland PV, Zuurmond WW et al：Nociceptive nerve fibers in the sacroiliac joint in humans. Reg Anesth Pain Med **33**：36-43, 2008

11) Fortin JD, Vilensky JA, Merkel GJ：Can the Sacroiliac Joint Cause Sciatica? Pain Physician **6**：269-271, 2003

12) Tofuku K, Koga H, Komiya S：The diagnostic value of single-photon emission computed tomography/computed tomography for severe sacroiliac joint dysfunction. Eur Spine J **24**：859-863, 2015

13) Vallejo R, Benyamin RM, Kramer J：Pulsed radiofrequency denervation for the treatment of sacroiliac joint syndrome. Pain Med **7**：429-434, 2006

14) Ferrante FM, King LF, Roche EA et al：Radiofrequency sacro-iliac joint denervation for sacroiliac syndrome. Reg Anesth Pain Med **26**：137-142, 2001

15) Yin W, Willard F, Carreiro J et al：Sensory stimulation-guided sacroiliac joint radiofrequency neurotomy；technique based on neuroanatomy of the dorsal sacral plexus. Spine **20**：2419-2425, 2003

16) Cohen SP, Hurley RW, Buckenmaier CC et al：Randomized placebo-controlled study evaluating lateral branch radiofrequency denervation for sacroiliac joint pain. Anesthesiology **2**：279-288, 2008

17) Buijs EJ, Kamphuis ET, Groen GJ：Radiofrequency treatment of sacroiliac joint-related pain aimed at the first three sacral dorsal rami；a minimal approach. Pain Clinic **16**：139-146, 2004

18) 村上栄一, 黒澤大輔, 相澤俊峰：難治性仙腸関節障害に対する仙腸関節 固定術の長期成績. 脊椎脊髄ジャーナル **29**：215-223, 2016

19) Hackett GS：Referred pain from low back ligament disability. Arch Surg **73**：878-883, 1958

20) Wurff P, Buijs EJ, Groen GJ：Intensity mapping of pain referral areas in sacroiliac joint pain patients. J Manipulative Physiol Ther **29**：190-195, 2006

21) 池田龍二：仙腸関節の神経支配について. 日医大誌 **58**：587-596, 1991

22) Murakami E, Tanaka Y, Kokubun S et al：Effect of periarticular and intraarticular lidocaine injections for sacroiliac joint pain；prospective comparative study. J Orthop Sci **3**：274-280, 2007

23) Horwitz MT：The anatomy of the lumbosacral nerve plexus-its relation to variations of vertebral segmentation, and, the posterior sacral nerve plexus. Ant Rec **74**：91-107, 1937

* 　　 * 　　 *

II. 疾患・病態別の診断・治療 ◆ 3. 仙腸関節

超音波ガイド下 fascia ハイドロリリースにより治療した仙腸関節障害の合併症状に関する検討*

吉田眞一　村上栄一**

［別冊整形外科 74：167〜172，2018］

はじめに

MRI や CT などの画像診断装置に比べて局所分解能や操作性で優る超音波診断装置（以下，超音波）の精度が近年著しく向上したため，痛み・しびれ・可動域制限などの運動器疾患の局所診断，治療[1〜4]のツールとして，その使用頻度と重要性が急速に増加している．

また，fascia に対する生理食塩水治療は，1955 年の Sola ら[5]，1980 年の Frost ら[6]による局所麻酔薬と生理食塩水との二重盲検試験の報告に端を発し，2016 年に Kobayashi ら[3]の局所麻酔薬，生理食塩水と重炭酸リンゲル液による治療効果が比較されている．そのなかでも筋膜性疼痛症候群（myofascial pain syndrome：MPS）[3,5,6]は，fascia の一形態である筋膜に着目した概念であるが，筋膜以外の fascia も発痛源として注目され始めた[1〜3]．異常な fascia の病態はいまだ十分に解明されていないが，炎症，虚血，機械的刺激などにより fascia に何らかの機能解剖学的な変化（筋外膜間の痛み物質の貯留，pH の低下，水分含有量の低下，組織の伸張性低下や組織間の滑走障害，侵害受容器の過敏化，電気生理学的変化など）が生じていることが報告されている[1,3,6]．このような部位を超音波で観察すると，画像上，層状または帯状の高輝度変化（fascia の重積像）として観察されることが多く，異常な fascia 像とされる[1,2]．

一方，腰殿部痛の原因[7,8]の一つである仙腸関節障害は，多くの例で主病変が後方靱帯領域にある[9,10]とされるが，画像機器での異常所見の検出が困難であった．しかし近年，超音波画像で後仙腸靱帯に重積像を認める例[2]が少なくないことがわかってきた（図1）．また殿部，大腿外側や鼠径部に疼痛やしびれを合併することがわかっている[2,9〜13]．われわれは，仙腸関節障害例に合併する殿部から下肢にかけての痛みやしびれに対して，超音波ガイド下に薬液を局所注入する fascia 間の癒着剥離，いわゆる fascia ハイドロリリース[1〜3]注射（fascia release injection or hydrorelease）を行って，合併症状に関与する部位の検討を行った．

I. 対象および方法

対象は 2017 年 2 月 20 日〜8 月 19 日の 6 ヵ月間に腰殿部痛を主訴に当院を受診した初診症例 543 例中，後述する方法で仙腸関節障害と診断し，リリース注射で治療した 482 例（男性 257 例，女性 225 例，平均年齢 56.6 歳）である．超音波診断装置は AVIUS（日立アロカメディカル社），Sonimage HS-1（コニカミノルタ社，東京）を，プローブは 18 MHz リニアプローブおよび 5 MHz コンベックスプローブを使用した．診断は one finger テストによる後上腸骨棘（PSIS）付近の疼痛の同定[10]，Patrick テストや Gaenslen テストなどの仙腸関節疼痛誘発テスト[12,13]に加え，後仙腸靱帯または骨間仙腸関節靱帯への局所麻酔薬の注入あるいは fascia ハイドロリリースで 70％以上の疼痛緩和を得ることで行った．これらへの介入で軽快しなかった殿部から下肢の痛みやしびれを合併症状として，圧痛所見と超音波画像の重積像などから治療部位を選定し fascia ハイドロリリース注射で治療した．合併症状（重複例を含む）としては腰痛 322 例，殿部症状 352 例，大腿外側部症状 307 例，大腿後面症状 82 例，鼠径部症状 67 例，膝窩部症状 27 例，下腿症状 17 例を認め，その初回治療の組織別頻度を検討した．

▮ Key words

sacroiliac joint, ultrasound-guided injection, fascia hydrorelease（fascia release injection）

---

*Sacroiliac joint-complicated pain treated by ultrasound-guided fascia hydrorelease
**S. Yoshida（院長）：よしだ整形外科クリニック（℡ 465-0048　名古屋市名東区藤見が丘 166；Yoshida Orthopedic Clinic, Nagoya）；E. Murakami（副院長）：JCHO 仙台病院腰痛・仙腸関節センター.
［利益相反：なし.］

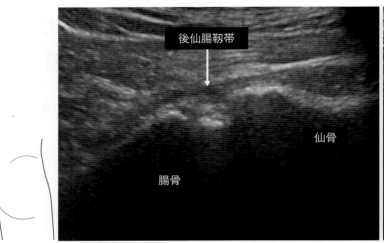

a. 軽度の重積像. 39歳, 男. 靱帯内にわずかな線維化

b. 重症例：高度の重積像. 47歳, 男. 靱帯内の線維化, 瘢痕化でコブ状になっている.

図1. 後仙腸靱帯の重積像

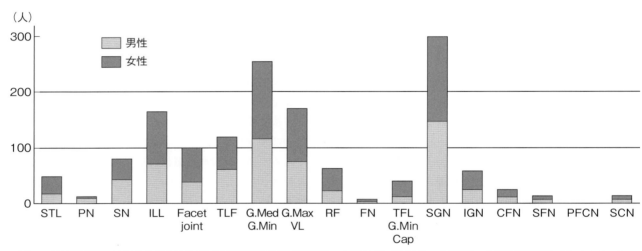

図2. 仙腸関節障害合併症状に対する初回治療の部位別頻度. 上殿神経（SGN），中殿筋・小殿筋間筋膜（G. Med・G. Min），大殿筋・外側広筋間筋膜（G. Max・VL），腸腰靱帯（ILL），胸腰筋膜（TLF），の順で頻度が高いことがわかる.

II. 結　果

仙腸関節障害の診断と治療を兼ねて行った後仙腸靱帯，骨間仙腸靱帯へのリリース注射後になお残存した合併腰殿部，下肢症状に対する初回治療部位を前面，後面に分け組織ごとの頻度で示す（図2〜4）．

靱帯：腸腰靱帯（ILL）165例（34.2％），仙結節靱帯（STL）49例（10.2％）．関節：椎間関節（Facet）101例（21.0％）．筋・筋膜：中殿筋（G. Med）・小殿筋（G. Min）間筋膜256例（53.1％）［図5］，大殿筋（G. Max）・外側広筋（VL）間筋膜171例（35.5％），胸腰筋膜（TLF）120例（24.9％），大腿直筋（RF）起始部・腸腰筋（IP）間64例（13.3％），大腿筋膜張筋・小殿筋・関節包間（TFL, G. Min, Cap）42例（8.7％）．神経：上殿神経（SGN）301例（62.4％）［図6］，坐骨神経（SN）81例（16.8％）［図7］，下殿神経（IGN）60例（12.4％），総腓骨神経（CFN）27例（5.6％），浅腓骨神経（SFN）16例（3.3％），上殿皮神経（SCN）16例（3.3％），陰部神経（PN）14例（2.9％），大腿神経（FN）9例（1.9％），脛骨神経（TN）1例（0.2％），後大腿皮神経（PFCN）1例（0.2％）．

結果として，上殿神経，中殿筋・小殿筋間筋膜，大殿筋・外側広筋間筋膜，腸腰靱帯への治療頻度が高かった．

症状部位別では，主として腸骨稜レベルの痛みには腸腰靱帯，胸腰筋膜，椎間関節，上殿皮神経が，殿部中央寄りの痛みには上殿神経，下殿神経が，殿部外側の痛みには中殿筋・小殿筋間筋膜，上殿皮神経が，殿部下方の痛みには仙結節靱帯，陰部神経が，大腿後面の疼痛・し

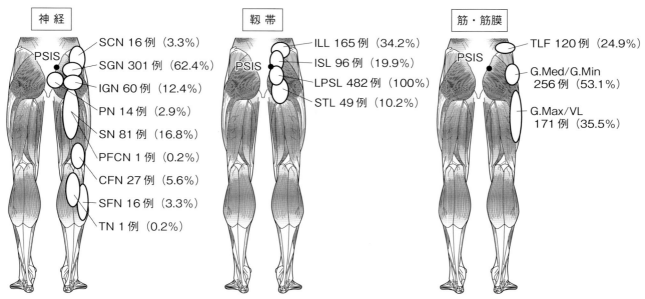

図3. 仙腸関節障害に合併する疼痛としびれに対する初回治療の組織別頻度（後面）[n=482]. LPSL, ISL 部は仙腸関節の固有疼痛域である. PSIS：後上腸骨棘

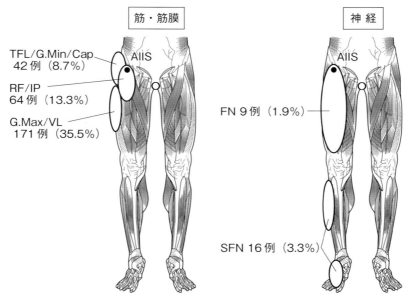

図4. 仙腸関節障害に合併する疼痛としびれに対する初回治療の組織別頻度（前面）[n=482]. AIIS：前下腸骨棘

びれに対しては坐骨神経と後大腿皮神経が，大腿外側の疼痛・しびれには小殿筋と大殿筋へのリリースが効果的であった．また，鼡径部痛には大腿直筋起始部・腸腰筋間や大腿神経へのリリースが，下腿外側の疼痛・しびれには浅腓骨神経へのリリースが有効であった（図3, 4）．

Ⅲ. 考　察

ヒトが四足歩行から常時直立二足歩行に進化する過程で，もっとも変化したのが骨盤である．そして股関節，膝関節を含む下肢の運動を司る筋の多くが骨盤に起始を

もつ．これは歩行時に下肢からの負荷を寛骨が引き受けており，この寛骨と体幹からの負荷を支える仙骨とで形成される仙腸関節には常に過大な剪断力がかかることが推察される．しかし，同時に骨盤と体幹および下肢の連結を補強している腰仙部や骨盤周囲の組織にも負荷がかかっており，仙腸関節の障害だけでなく，周辺軟部組織の障害も合併しやすいと考えられる．

仙腸関節障害に伴う関連疼痛[2,9~13]は仙腸関節部の治療によって軽快する症状であるが，一時軽快しても再燃する症状や，殿部，鼡径部や下肢の症状を合併する例も

II. 疾患・病態別の診断・治療 ◆ 3. 仙腸関節

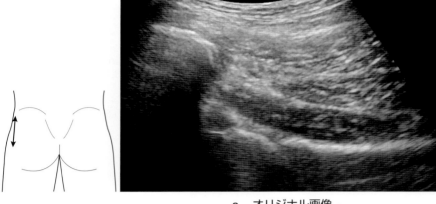
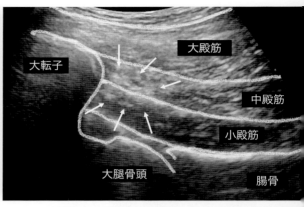

a. オリジナル画像　　　　　　　　　　　　　b. 中殿筋と小殿筋間の重積像（矢印で囲まれた範囲）
図5. 中・小殿筋間筋膜間の重積（癒着）症例. 39歳, 女

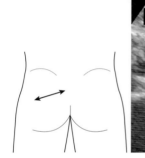
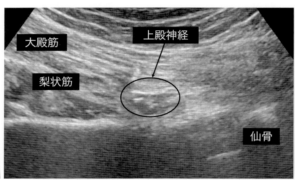
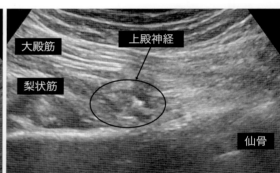

a. リリース前, 上殿神経が大殿筋と梨状筋の間で　　b. リリース後は上殿神経の周囲に薬液の入った
　 癒着している.　　　　　　　　　　　　　　　　　　低エコー域が観察できる.
図6. 上殿神経の癒着とそのリリース. 52歳, 女

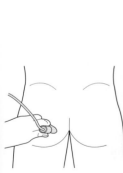
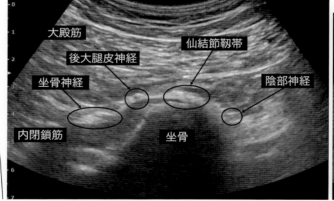
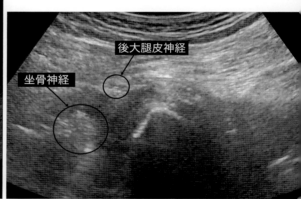

a. 坐骨神経の治療前. 内閉鎖筋と大殿筋間で癒着してい　　b. 坐骨神経のリリース後. 坐骨神経と周囲筋間の癒着が
　 る坐骨神経　　　　　　　　　　　　　　　　　　　　　　剥離された.
図7. 中・小殿筋間筋膜癒着へのリリース. 69歳, 男

まれではない. 今回の検討結果から, 仙腸関節障害に合併する殿部から下肢後面の疼痛やしびれに関しては, 腸腰靱帯, 仙結節靱帯という靱帯性の疼痛に加え, 上殿神経, 下殿神経, 坐骨神経, 陰部神経, 後大腿皮神経などの神経原性の疼痛やしびれが認められた. 腸腰靱帯は以前より iliolumbar syndrome など腸骨稜に沿った疼痛として報告[14]されており, 胸腰筋膜とは L4, L5 横突起側の圧痛点で鑑別する. 仙結節靱帯の疼痛は坐位中ないし

前屈動作で仙骨側面の起始部付近に訴えることが多く，同靱帯と大殿筋間の癒着も多い．上殿神経，下殿神経は坐位中ないし歩行時に増強する殿部痛[15,16]として訴え，前者は梨状筋上孔，後者は梨状筋下孔に一致する部位に明瞭な圧痛を認めることが多く，圧痛部位で大殿筋，神経，梨状筋とが程度の差はあれ癒着している（図6）．一方，坐骨神経に関しては，近年 deep gluteal syndrome[17,18]など脊柱管外領域での絞扼性神経障害（主に癒着）例が多く報告されている．圧痛を梨状筋下孔～上双子筋レベルか内閉鎖筋～大腿方形筋レベルで認め（図7），殿部痛というより坐骨結節～大腿後面痛を認め，ときに脛骨神経症状として腓腹部の張りや疼痛（一部は「こむら返り」）から足底の痛み・しびれ症状まで広がる例もある．後大腿皮神経も大腿後面の疼痛として認める[16]が，坐骨神経症状との鑑別は内閉鎖筋レベルでの超音波ガイド下の圧痛が確実で，加えて前者では膝より遠位に症状が及ぶことはない．陰部神経症状は会陰部・肛門部痛として認められ[19,20]，絞扼（癒着）部位は文献にもあるように仙結節靱帯・仙棘靱帯間，内閉鎖筋と大殿筋間（図7）ないし Alcock 管内[19]が多い．罹患部位の鑑別には超音波ガイド下の圧痛部位が有用と考える．

また下肢前面の疼痛としびれに関しては，鼠径部痛の原因[16,21,22]として大腿直筋起始部・腸腰筋間の癒着と大腿神経の周囲筋との癒着によるものを認めた．前者では Kaya の報告のように同部の圧痛に加え Patrick テストで前方に疼痛が誘発され[22]，歩行時や階段昇降時の大腿近位前方部痛や靴下履きの際などに下肢挙上困難を訴える．後者では歩行中の筋収縮力の低下（「力が入りにくい」程度）や坐位中（特に脚組み）に大腿前面の痛み，しびれ，張りや不快感などを訴える．腸骨部～大腿外側部の疼痛やしびれの原因としては，中殿筋・小殿筋・股関節関節包間の脂肪体を含めた癒着と大殿筋・外側広筋移行部の癒着が，さらに下腿外側の痛みやしびれの原因としては総腓骨神経・浅腓骨神経周囲の癒着が原因であると考えられた．総腓骨神経・浅腓骨神経による下腿外側部痛は一見すると L5 神経根症状に類似するが，注意深く観察すると神経根症状が大腿後面を示すのに対し，総腓骨神経・浅腓骨神経のリリースが有効な症例では大腿レベルでは腸脛靱帯に沿うかのように外側を指し示すかまたは大腿部を飛ばしていきなり下腿外側を指し示す．上殿皮神経は PSIS の上外側約 4.6 cm から約 5 mm 間隔で 3 本斜走しており[23]，この部位の腸骨稜レベルで圧痛を確認する．典型的な例では前屈や側屈坐位，骨盤後傾位坐位で増強し，直径 1.5 mm 程度であるが超音波画像上描出できる[24]ことが多い．

ま と め

仙腸関節障害では主要病巣である後仙腸靱帯由来の痛み以外に腸腰靱帯，胸腰筋膜，上殿神経，中殿筋・小殿筋間筋膜，大殿筋・外側広筋間筋膜の治療に反応する合併症状が多いことがわかった．仙腸関節へのブロックで軽快しない症状に対し，これらの部位への fascia ハイドロリリース治療が効果的と考える．

文 献

1) 木村裕明（編集主幹）：Fascia リリースの基本と臨床，文光堂，東京，p2-17, p55, 2017

2) 柏口新二（著）：無刀流整形外科，日本医事新報社，東京，p97-104, p108-110, 2017

3) Kobayashi T, Kimura H, Ozaki N：Effects of interfacial injection of bicarbonate Ringer's solution, physiological saline and local anesthetics under ultrasonography for myofascial pain syndrome；two prospective, randomized, double-blinded trials. J Juzen Med Sci **125**：40-49, 2016

4) Harmon D, O'Sullivan M：Ultrasound-guided sacroiliac joint injection technique. Pain Physician **11**：543-547, 2008

5) Sola AE, Kuitert JH：Myofascial trigger point pain in the neck and shoulder girdle；report of 100 cases treated by injection of normal saline. Northwest Med **54**：980-984, 1955

6) Frost FA, Jessen B, Siggaard-Andersen J：A control, double-blind comparison of mepivacaine injection versus saline injection for myofascial pain. Lancet **1**(8167)：499-500, 1980

7) Schwarzer AC, Aprill CN, Bogduk N：The sacroiliac joint in chronic low back pain. Spine **20**：31-37, 1995

8) Young S, Aprill C, Laslett M：Correlation of clinical examination characteristics with three sources of chronic low back pain. Spine J **3**：460-465, 2003

9) Fortin JD, Dwyer AP, West S：Sacroiliac joint；Pain referral maps upon applying a new injection/arthrography technique Part I；asymptomatic volunteers. Spine **19**：1475-1482, 1994

10) 村上栄一（著）：診断のつかない腰痛—仙腸関節の痛み，南江堂，東京，p29-39, 2012

11) Hackett GS：Reffered pain from low back ligament disability. AMA Arch Surg **73**：878-883, 1956

12) Maigne JY, Aivaliklis A, Pfefer F：Results of sacroiliac joint double block and value of sacroiliac pain provocation test in 54 patients with low back pain. Spine **21**：1889-1892, 1996

13) van der Wurff P, Buijs EJ, Groen GJ：Intensity mapping of pain referral areas in sacroiliac joint pain patients. J Manipulative Physiol Ther **29**：190-195, 2006

14) Hirschberg GG, Froetscher J, Naeim F：Iliolumbar syndrome as a common cause of low back pain；diagnosis and prognosis. Arch Phys Med Rehabil **60**：415-419, 1979

15) Rask MR：Superior gluteal nerve syndrome. Muscle

Nerve **3** : 304-307, 1980

16) McCrory P et al : Nerve entrapment syndrome as a cause of pain in the hip, groin and buttock. Sports Med **27** : 261-274, 1999

17) Hernando MF, Cerezal L, Pérez-Carro L : Deep gluteal syndrome ; anatomy, imaging and management of sciatic nerve entrapments in the subgluteal space. Skeletal Radiol **44** : 919-934, 2015

18) Kulcu DG, Naderi S : Differential diagnosis of intraspinal and extraspinal non-discogenic sciatica. J Clin Neurosci **15** : 1246-1252, 2008

19) Hough DM, Wittenberg KH, Pawlina W : Chronic perineal pain caused by pudendal nerve entrapment ; anatomy and CT-guided perineal injection technique. AJR Am J Roentgenol **181** : 561-567, 2003

20) Rofaeel A, Peng P, Louis I : Feasibility of real-time ultrasound for pudendal nerve block in patients with chronic perineal pain. Reg Anesth Pain Med **33** : 139-145, 2008

21) Weir A, Brukner P, Delahunt E : Doha agreement meeting on terminology and definitions in grion pain in athlete. Br J Sports Med **49** : 768-774, 2015

22) Kaya M : Impact of extra-articular pathologies on groin pain ; an arthroscopic evaluation. PLoS One＜https://doi.org/10.1371/journal.pone.0191091, 2018＞

23) Lu J, Ebraheim NA, Huntoon M : Anatomic considerations of superior cluneal nerve at posterior iliac crest region. Clin Orthop Relat Res **347** : 224-228, 1998

24) 白石吉彦（著）：外来超音波診療，中山書店，東京，p72-74，2017

＊　　　＊　　　＊

Ⅱ．疾患・病態別の診断・治療 ◆ 3．仙腸関節

「みえない腰痛」の疼痛部位を「みえる化」する診療ツールについて
—習慣的偏荷重姿勢による長後仙腸靱帯炎・仙結節靱帯炎の発症メカニズム[*]

徳 山 博 士　　徳 山　周[**]

［別冊整形外科 74：173〜178，2018］

はじめに

　痛みを扱う整形外科の日常診療において，腰痛のうちレッドフラッグではなく下肢神経脱落所見もない「みえない腰痛」[1]の疼痛部位と発症メカニズムは解明が望まれる重要な課題であろう．筆者はいわゆるぎっくり腰の発症メカニズムについての知見[2]から，仙腸関節の後部靱帯も「みえない腰痛」の発痛部位として注目すべきであると考え，機能解剖的側面から考案した疼痛誘発テストと治療ストレッチ（以下，診療ツール）を用いて診療している．疼痛誘発テストは仙腸関節の後部靱帯である長後仙腸靱帯（LSL）と仙結節靱帯（STL）の緊張を強調する肢位を患者に指示し，痛みの誘発を促すものである．患者立位で，前者においては下肢内旋膝伸展位で上半身の可及的前屈により腸骨 outflare を促す肢位（以下，LSL テスト，図1），後者は下肢外転外旋膝屈曲で上半身の可及的伸展位により腸骨 inflare を促す肢位（以下，STL テスト，図2）である．治療ストレッチは，LSL に対する坐位ストレッチ（図3）と STL に対する腹臥位下肢外転外旋ストレッチ（図4）である．この診療ツールを考案した背景として，① 二足動物のヒトでは安息時，労作時を問わず習慣的に行っている長時間の坐位，立位では左右いずれかへ重心をかける偏荷重姿勢は不可避的であり，この姿勢には腸骨 outflare（図5）と腸骨 inflare（図6）の二つの様式があるという日常診療からの知見，

② 仙腸関節は不動関節ではなく，仙椎後屈，腸骨 outflare（図7）で LSL が緊張し，仙椎前屈，腸骨 inflare（図8）で STL が緊張するという Vleeming らの報告[3]，③ 臥位 LSL テストの肢位と臥位 STL テストの肢位で撮影した4例4組の3D-CT 画像を用いて計測（Adobe illustrator，アドビシステムズ社）した自験研究で，上後腸骨棘（PSIS）は仙椎に対し最大平均 2.8 mm 移動するという結果を得たこと（図9），④ ヒトの上半身は腸骨と仙椎にまたがる仙腸後部靱帯によって吊り下げられているとする Kapandji の報告[4]，⑤ 繰り返す過剰負荷によりポリモーダル受容器を有する靱帯で生じる「二次痛」の発生機序を明らかにした熊澤の報告[5]，がある．今回，「みえない腰痛」の診療において考案した診療ツールの臨床的有用性の検証研究を行い，考察を行ったので報告する．

Ⅰ．対象および方法

　過去15ヵ月間に腰痛を主訴に当院を受診し問診，身体所見，X 線診断（以下，一次スクリーニング）した後「みえない腰痛」とした患者は536例であった．この536例に日常で習慣化している偏荷重姿勢を調査後，LSL テストまたは STL テストにより誘発された疼痛部位が LSL 付着部の PSIS または STL 付着部の仙椎下部にあり，同部位に対し 5〜10 kg 母指圧による主訴の再現痛を認めた患者は209例（以下，一次対象）であった．209例の

Key words

invisible low back pain，LSL，STL，habirual posture with weight-bearing on one side

---

[*]Diagnosis method which could visualize so-called 'the invisible low back pain'；the concept of pain induced habitual posture with weight-bearing on one side；a long dorsal sacroiliac ligament and a sacrotuberous ligament may be sensitized by habitual posture

[**]H. Tokuyama（院長）：徳山整形外科（☎ 421-0303　静岡県榛原郡吉田町片岡 1954-11；Tokuyama Orthopaedic Surgery Clinic, Shizuoka）；S. Tokuyama：JCHO 湯河原病院．

［利益相反：なし．］

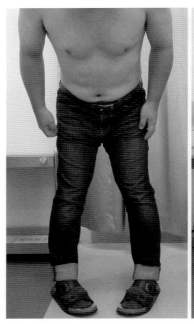

a. 前景　　　b. 側景

図1. LSLテスト

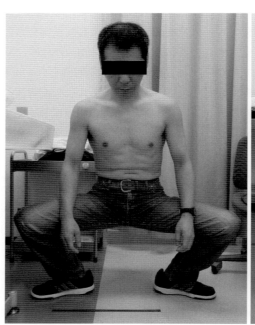
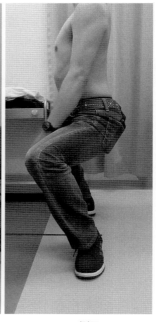

a. 前景　　　b. 側景

図2. STLテスト

うちブロック注射を希望したのは194例〔14～70（平均44.5）歳，罹病期間1週～50年〕であった（以下，二次対象）．一次対象症例に習慣的偏荷重姿勢の様式を調査した後，二次対象症例に発痛源とした靱帯に1％リドカイン5 mlをエコー下注射実施後数分以内の除痛効果を問診した．除痛効果がNRS 3以下の症例を有効と判定し，有効症例の全症例に対し，LSLのストレッチとSTLのストレッチ（10秒3回を1日2セット）を指示し，再診時（平均3.1週）にブロックによる除痛効果の持続性を尋ねた．観察期間は2週～6ヵ月（平均8.4週）であった．

II. 結　果

① 一次対象は「みえない腰痛」と診断した536例のう

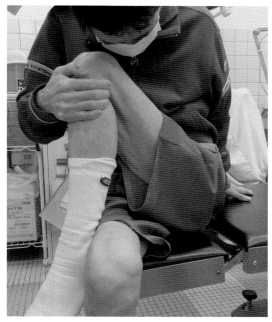
図3. LSL ストレッチ

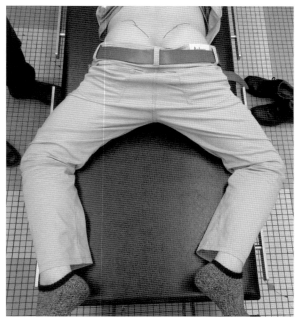
図4. STL ストレッチ

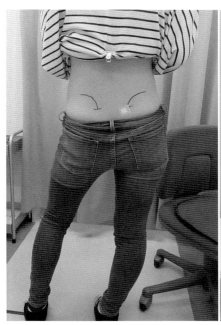
右側

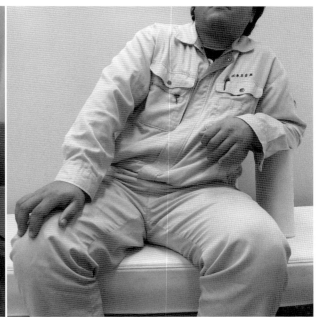
左側（文献2より引用）

図5. 腸骨 outflare 偏荷重姿勢

ち209例（39.0%）であった．二次対象194例のうち，LSLテストにより疼痛部位がPSISにあり長後仙腸靱帯炎と診断した症例は168例で，習慣的偏荷重姿勢は「かがみ腰」が大部分であり，またブロックによる除痛効果は有効が156例（92.9%）であった．また，STLテストにより疼痛部位が仙椎下部にあり仙結節靱帯炎と診断した症例は26例で，習慣的偏荷重姿勢は全例「反り腰」であり，またブロックによる除痛効果は有効が22例（84.6%）であった．

② ストレッチの効果判定として，長後仙腸靱帯炎ブロックの有効例156例中再診できたのは144例（92.3%）で，そのうち135例（93.8%）でストレッチによるブロック効果の持続効果を認めた．また，仙結節靱帯炎ブロックの有効例22例中再診できたのは20例（90.9%）で，

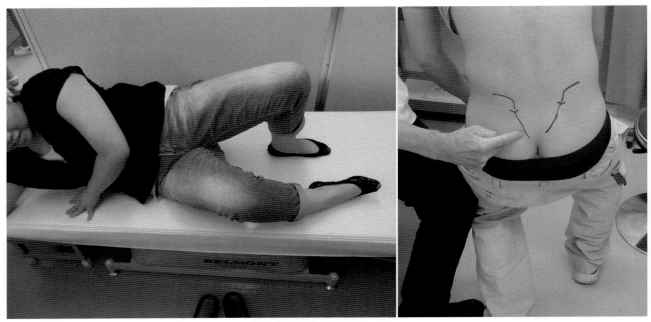

図6. 腸骨 inflare 偏荷重姿勢（ともに左側）

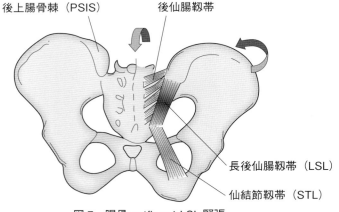

図7. 腸骨 outflare：LSL 緊張

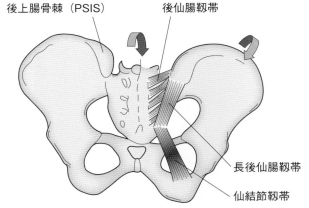

図8. 腸骨 inflare：STL 緊張

19例（95％）でストレッチによるブロック効果の持続を認めた．

③ 観察期間中に初回ブロック後再度ブロックを希望したのは長後仙腸靱帯炎で15例，仙結節靱帯炎で9例，両靱帯炎とも罹患期間が長い症例ほど除痛効果の持続期間が短く，ストレッチの効果も若干少ない傾向を認めた．

Ⅲ. 考　察

❶ LSL テスト，STL テストの臨床的意義（「みえる化」）について

結果①より，一次スクリーニングで「みえない腰痛」と診断した患者536例のうち一次対象は209症例（39.0％）で，このうちブロックを希望した二次対象194例におけるブロック有効症例は178例（85.2％）であった．このことは「みえない腰痛」にはLSL，STL のいずれかに疼痛部位がある患者が少なくないことを示唆している．また，結果②よりストレッチによるブロック効果の持続効果が長後仙腸靱帯炎，仙結節靱帯炎ともに90％以上と高率であったが，このことは患者の日常生活における習慣的偏荷重姿勢と発痛および疼痛部位の関連性が診療ツールにより機能解剖的に理解できることで，診療への信頼が増した結果と思われた．私見ではあるが，圧痛テストのみによる「みえない腰痛」診療に比して腰痛発症のメカニズムがより理解しやすく（「みえる化」）なったことで良姿勢による偏荷重姿勢の是正，ストレッチの継続など治療への意欲が向上した印象がある．

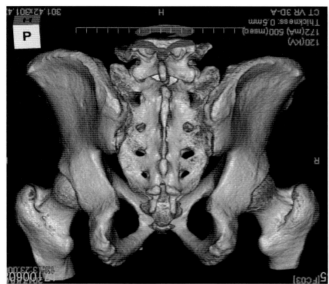
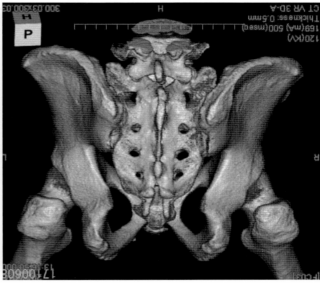

a. 臥位 LSL 肢位での仙腸関節　　　　　　　　b. 臥位 STL 肢位での仙腸関節

図9. 長後仙腸靱帯炎症例の 3D-CT

❷なぜ習慣的偏荷重姿勢によって加えられる小さな持続的負荷が長後仙腸靱帯炎，仙結節靱帯炎を発症するのか

軟部組織の疼痛は，腰痛以外でも運動器全般における疼痛治療の重要な対象である．肩関節痛の発痛部位が軟部組織にもあることはつとに知られているし，膝関節痛の発痛部位もその大部分が軟部組織[6]にあることはいまや言をまたない．その根拠は，以下の神経生理学の報告[7,8]によると考察している．すなわち，痛みには強い外力，熱などの侵害的刺激に反応する痛み受容器ではなく弱く痛みを感じさせない非侵害的機械刺激に反応するポリモーダル受容器があり，この受容器は広く軟部組織（皮膚，筋膜，腱，靱帯，関節包など）に分布し Aδ，C神経線維を介して痛みを伝達している．また，この受容器は刺激を同じ部位に繰り返すと閾値の低下，刺激に対する反応性の増大などの感作（sensitization）が発生するという特徴を有している，としている．感作は靱帯付着部周囲でより強く生じていると考えられ，1％リドカインをエコード正確に投与することでいわば「脱感作」の効果が現れ，ストレッチがブロック直後に実施可能になることも頷ける．以上のことから習慣的偏荷重姿勢により繰り返しの負荷が LSL や STL に加わり「みえない腰痛」を発症しうることは理解できると思われる．

❸LSL ストレッチ，STL ストレッチの臨床的意義について

感作を受けた軟部組織は循環不全など神経性炎症，「痛みの悪循環」などにより往々に慢性化する[8]．ストレッチは局所循環の改善など多くの効果があることは知られており[9,10]，ブロックにより得られた除痛効果を持続させるためにストレッチを指導した．長後仙腸靱帯炎に対しては LSL が多裂筋の付着靱帯であることから多裂筋ストレッチを LSL ストレッチとして上半身前屈・股関節屈曲下肢内旋（図3）を，仙結節靱帯炎に対しては STL ストレッチとして腹臥位下肢外転外旋による肢位（図4）を1セット10秒3回，1日朝夕の2回実施するよう指導した．LSL ストレッチにより，長後仙腸靱帯炎で観察される「かがみ腰」姿勢で多裂筋・LSL に及んでいた感作の軽減効果を，STL ストレッチにより仙結節靱帯炎で観察される「反り腰」姿勢で STL に及んでいた感作の軽減効果を検証した．結果は②にあるように，大部分の症例で効果を認めたことで両ストレッチは「みえない腰痛」の疼痛軽減の持続と慢性化防止に効果があることが示唆された．ただし結果③から，痛みが長期化すると，筋，腱，靱帯の伸縮性，可逆性が損なわれるため治療効果は減少するのではないかと思われた．「みえない腰痛」の慢性化にはさまざまな原因があると思われるが，患者の理解と動機を伴った両ストレッチの実施は「みえない腰痛」の慢性化を防ぐ可能性があるのではないかと思われた．

まとめ

1）長後仙腸靱帯炎と仙結節靱帯炎は習慣的偏荷重姿勢により感作され発症することがあり，「みえない腰痛」の疼痛部位の30％あまりを占める可能性が示唆された．

2）長後仙腸靱帯炎と仙結節靱帯炎の機能解剖的診療

ツールは，LSL テストと STL テストを実施することで患者に「みえない腰痛」と習慣的偏荷重姿勢の関連性の理解を助け，姿勢改善，診療ストレッチを含む治療への動機づけを促す可能性が示唆され，臨床的意義があると思われた.

3）考案した診療ツールは「みえない腰痛」のうち長後仙腸靱帯炎と仙結節靱帯炎の診断と疼痛軽減の持続に臨床的に有用であり，「みえない腰痛」の慢性化防止のツールにもなりうると思われた.

文　献

1) 大鳥精司，折田純久，山内かづ代ほか：みえる腰痛，みえない腰痛.　整形外科 **66**：1389-1400，2015
2) 徳山博士，徳山　周：長後仙腸靱帯ブロック効果により知りえたぎっくり腰の発症メカニズム.　整形外科 **69**：245-251，2018
3) Vleeming A, Stoeckart R：The role of the pelvic girdle in coupling the spine and al-anatomical perspective on pelvic stability. Movement, Stability and Lumbopelvic Pain, 2nd ed, ed by Vleeming A, Mooney VCJ, Stoeckart, Churchill Livingstone, Edinburgh, p113-137, 2007
4) Kapandji IA：骨盤帯.　カパンディ機能解剖学Ⅲ，脊椎・体幹・頭部，塩田悦仁（訳），医歯薬出版，東京，p46-67，2007
5) 熊澤孝朗：痛み受容器と自律神経機能.　現代医 **31**：365-373，1984
6) 宗田　大：膝痛.　知る，診る，治す，メジカルビュー社，東京，p13-23，2007
7) 熊澤孝朗：痛みのメカニズム.　新医科学体系第 7 巻刺激の受容と生体運動.　中山書店，東京，p153-167，1995
8) Kumazawa T：Function of nociceptive primary neurons. Jpn J Physiology **40**：1-14, 1990
9) 鈴木重行：ID ストレッチング，第 2 版，三輪書店，東京，p5-11，2007
10) DiGiovanni BF, Nawoczenski DA, Malay DP et al：Plantar fascia-specific stretching exercise improves outcomes in patients with chronic plantar fasciitis；a prospective clinical trial with two-year followup. J Bone Joint Surg **88**-A：1775-1781, 2006

*　　　*　　　*

Ⅱ．疾患・病態別の診断・治療 ◆ 4．下肢

下肢に生じた脆弱性骨折に対する Ilizarov 創外固定と 低出力超音波骨折治療器，テリパラチドの 併用による早期疼痛減少効果*

野坂光司　　宮腰尚久　　粕川雄司　　齊藤英知　　土江博幸
島田洋一**

[別冊整形外科 74：179～184, 2018]

はじめに

急速な超高齢化社会への突入と，生活習慣病などの内科的薬物治療の著しい向上により，運動器の虚弱した高齢者が増加している．それに伴い重症骨粗鬆症高齢者も増加し，普通に生活をしていただけで生じた（もしくはほとんど外傷がないにもかかわらず生じた）転位の少ない下肢脆弱性骨折が増加傾向にある．その多くは下肢の疼痛を主訴に受診し，X線像やMRIで骨折に気づくことも少なくない．これらがギプス固定や安静による保存的治療を選択された場合，一定期間の免荷が必要となる．また，運動能力が低下した患者であれば，免荷を守るための松葉杖歩行が困難なため，独居老人の場合は自宅生活が続けられなくなることもある．免荷は廃用症候群を進め，また入院安静はせん妄や認知症を誘発することにもつながる．

また，一定期間の免荷後，仮骨形成を認め，荷重開始を許可しても，骨癒合が完全に得られるまでは骨折部の疼痛が残存し，受傷前のような歩行がむずかしい症例も数多く経験する．一方，免荷しても荷重に耐えられるほどの骨癒合が，いつまでたっても得られない症例は，骨折部の疼痛に骨萎縮による疼痛が加わることもあり，悪循環に陥ることもある．

秋田県では，高齢者下肢脆弱性骨折に対し，骨粗鬆症骨に対しても固定力が強いとされる Ilizarov 創外固定器[1,2]を用いて骨接合術を施行し，リハビリテーションに

おいて早期荷重を行っている[3]．さらに，低出力超音波パルス（LIPUS）とテリパラチドを併用し[4~6]，骨癒合促進と骨粗鬆症治療を同時に行うことで，少しでも早く骨癒合を達成し，患者にとっては不快な Ilizarov 創外固定を極力早くはずすことができるように工夫している．

本研究の目的は，高齢者の下肢に生じた脆弱性骨折に対する Ilizarov 創外固定とテリパラチド，低出力超音波骨折治療器の併用による治療効果を後ろ向きに調査し，検討することである．

Ⅰ．対象および方法

❶対象

普通に生活をしていただけで生じた（もしくはほとんど外傷がないにもかかわらず生じた）転位の少ない下肢脆弱性骨折に対して Ilizarov 創外固定を使用した骨粗鬆症高齢者 10 例（大腿骨遠位部 3 例，脛骨近位部 6 例，足関節 1 例）．

❷方法

手術は全例，皮切を要さず Ilizarov 創外固定を使用し骨接合術を行った．抗血小板薬や抗凝固薬は中止せず，可及的早期に行っている．ワイヤを刺入する際は，関節拘縮が生じにくい肢位を保ち刺入する（膝関節の屈曲制限，足関節の背屈制限が生じやすい）．軽度の転位はリングを靭帯牽引法（ligamentotaxis）により，内反，外反，屈曲，伸展方向に牽引することにより可及的に整復す

▌Key words

Ilizarov external fixation，low-intensity pulsed ultrasound，teriparatide

*Combined effect of low-intensity pulsed ultrasound and teriparatide with decreased pain more quickly in Ilizarov external fixation for lower limb fragility fractures
**K. Nozaka（講師），N. Miyakoshi（准教授），Y. Kasukawa（講師），H. Saito，H. Tsuchie，Y. Shimada（教授）：秋田大学大学院整形外科（☎ 010-8543　秋田市本道 1-1-1：Dept. of Orthop. Surg., Akita University Hospital, Akita）．
［利益相反：なし．］

Ⅱ．疾患・病態別の診断・治療 ◆ 4．下肢

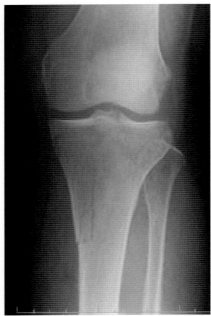
a．X線像．脛骨内側から関節面にかけて骨折線を認める．

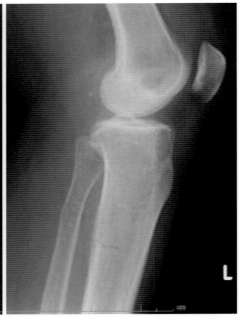
b．X線像．脛骨後方から関節面にかけて骨折線を認める．

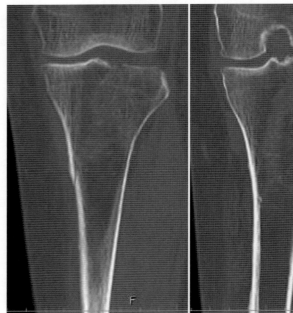
c．単純CT冠状断像

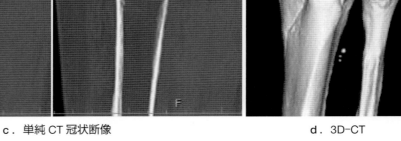
d．3D-CT

図1．84歳，女．左脛骨近位部骨折の画像所見

る[7～10]．高度な骨粗鬆症骨の場合は術後2～4週間，ligamentotaxisで使用した関節を架橋したリングをそのまま固定することにより，関節内骨折でも術翌日から全荷重可能である．この関節を架橋した固定を行う2～4週はその部位の可動域訓練は不能だが，積極的に立位訓練，歩行訓練を行う．関節可動域訓練は，関節を架橋した固定リングを除去したのち，速やかに開始する[11]．

テリパラチド・デイリー製剤の場合は，同日内にLIPUS 1日約20分の使用とテリパラチド1日1回20μg皮下注射を連日行った．テリパラチド・ウィークリー製剤の場合は，LIPUS 1日約20分の連日使用とテリパラチド週1回56.5μg皮下注射を行った．

調査項目は術前後の骨折部の疼痛（visual analogue scale：VAS），手術時間（分），ターニケット使用時間，出血量，骨癒合率，骨癒合までの期間，合併症の有無とした．

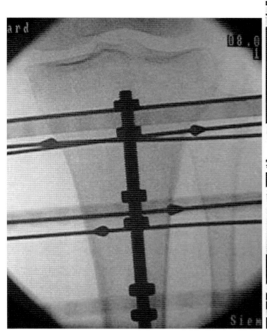
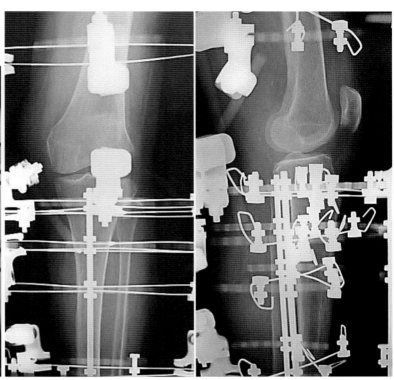

a. 術中透視所見. オリーブワイヤで内側, 外側から骨折部に圧迫をかけて整復

b. 術直後単純X線像

図2. 術中・術直後画像所見

II. 結　果

骨折部の疼痛は, 術前VAS 91 mmから, 術後VAS 31 mmに有意に改善した. 手術時間74分, ターニケット使用時間0時間, 出血量0 ml, 骨癒合率90％. 骨癒合不全の1例は三果骨折の内果骨癒合不全で, 抜釘後patellar tendon weight bearing（PTB）免荷装具下で骨癒合が得られた. 骨癒合までの期間82日, 最速は61日, 合併症は大腿骨顆部骨折で軽度の膝関節拘縮が1例に生じたが, テリパラチドの副作用などは認めなかった. 全例, 術後1年で骨折部の疼痛は消失し, 受傷前の日常生活動作を取り戻していた.

III. 症例提示

症　例. 84歳, 女. 左脛骨近位部骨折.

誘因なく左膝痛を生じ, 徐々に歩行困難となった. 非外傷性脛骨近位部骨折を認め, Ilizarov創外固定による骨接合術を行った. 大腿骨に1枚のリング, 脛骨に4枚のリングを使用し, 膝関節を架橋して固定した. 術翌日より荷重を許可した. Ilizarov創外固定で強固に固定することにより, 術前よりも骨折部の疼痛は減少し, 歩行訓練は早期から可能であった. 術後2週で大腿骨リングを除去し, 膝関節の可動域訓練を開始した. 術後3ヵ月で脛骨の4枚のリングを除去した（図1〜4）.

IV. 考　察

近年の高齢者人口の増加による骨粗鬆症や認知症を伴った骨折患者の増加により, 骨折治療の低侵襲化, 治療期間の短縮, 早期回復などへの配慮が求められており, 骨折治療技術のさらなる発展が必要とされている[2].

一方, ほとんど外傷がないにもかかわらず生じた転位の少ない下肢脆弱性骨折は, 大腿骨近位部を除いて保存的治療となることもある. その多くは, 一定期間の安静, 免荷による保存的治療を行うことで, 良好な経過をたどることがほとんどであるが, 遷延癒合から偽関節となり, 変形が生じ, 手術を必要とする症例もある. また, 脆弱性骨折部の疼痛のため, 荷重困難な期間が長期に及ぶこともある. 特に運動能力の低下した高齢患者で松葉杖歩行が困難な症例では, 経過観察中車椅子生活となり, 骨癒合が得られたころには廃用症候群により歩行が困難となる症例も散見される.

Ilizarov創外固定は皮質骨に十分な強度のない骨粗鬆症骨における骨折治療に有用とされている. また骨粗鬆症骨の関節近傍骨折を含む固定力について, プレートよりもリング型創外固定による多数の貫通ワイヤのほうがより固定力が強く, 早期可動域訓練, 早期荷重が可能と

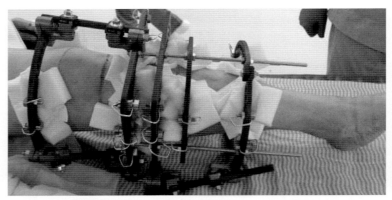

図3. 術直後外観所見. 大腿骨リングと脛骨リングを架橋して固定

いう報告もある[12]. これまで, 骨粗鬆症脛骨近位部骨折におけるIlizarov創外固定器の破断強度は, 片側プレートの約1.5倍とする報告もある[12].

荷重の欠如による骨組織への影響については, マウスの尾部を懸垂し後肢を非荷重にすると, わずか1週で脛骨海綿骨量は約50％に減少するという報告がある[13]. また, 不動や非荷重後に運動や再荷重しても, 骨量が回復するには不動期間の少なくとも2倍以上の期間が必要となる[14,15]. 不動が長期間に及ぶと, 海綿骨の骨梁が穿孔し, 運動を再開しても決して元の骨量レベルまでは回復しないとされている[16]. また, 骨折治癒には骨アライメントの正常化や骨折部の固定性, 局所の血流が重要であるが, 免荷は下肢の血流量速度を減らすことも示されている[17]. 特に高齢者は運動機能が低下しているため, 松葉杖による免荷歩行も上手に行えない症例も多く, 免荷を指示した場合, 行われるリハビリテーションはわずかな時間の可動域訓練と筋力訓練のみで, 基本的には病院ベッド上での生活の強制につながることが多く, それを防ぐ意味でも, われわれは少しでも早期に荷重させ, 歩行訓練を行いたいと考えている.

関節を架橋して固定し, 早期荷重を行うことにより, 廃用を予防できるだけでなく, 骨粗鬆症高齢者の骨萎縮を予防できる大きな利点がある. この関節を架橋した固定を行う2～4週は, その部位の可動域訓練は不能だが, 積極的に立位訓練, 歩行訓練を行い, 骨にメカニカルストレスを加え, 骨形成を促進させる.

特に高齢者の関節周辺骨折は関節機能の障害をきたしやすく, 治療期間が長引くことが多い. 通常, 高齢者の関節内骨折の内固定術後の免荷期間は4～6週間で, その後, 徐々に荷重負荷を許可し, 8～12週で全荷重とする報告[18]や, 術後4週より免荷装具歩行, 8～10週より部分荷重を開始し, 10～12週で全荷重[19]と, 慎重に後療法を行うとする報告が多い.

骨癒合促進に対するLIPUSとテリパラチドの併用について, 基礎研究では相加効果はあるとWardenらは報告している[20]. また臨床研究における骨癒合促進に対する有効性については, われわれもいくつか報告してきた[4~6].

骨粗鬆症骨にも強い固定力をもつIlizarov創外固定による手術を選択した場合, メリットとして, ①術直後から全荷重が可能なため早期退院できる, ②軽度の転位はIlizarov創外固定の靭帯牽引法により皮切を置くことなく整復固定が可能である, ③皮切を置かないので高齢者で内服しているものが多い抗血小板薬, 抗凝固薬を中止する必要がない, ④テリパラチド, 低出力超音波骨折治療器, Ilizarov創外固定下での早期荷重によるメカニカルストレスは, すべて骨癒合促進に働く, ⑤Ilizarov創外固定の強固な固定により骨折部の疼痛が減少する, ⑥膝周辺より遠位に生じた骨折ではエコーガイド下ブロックによる手術が可能で, 絶飲食不要で即日手術も可能である, などがあげられる.

Ilizarov創外固定のデメリットとして, これまでピンサイト感染がいわれているが, 手術直後からの積極的洗浄方法の指導など, しっかり管理することで重篤なピンサイト感染はほとんどない[21,22]. 下肢脆弱性骨折に対するIlizarov創外固定とテリパラチド, 低出力超音波骨折治療器を併用する早期荷重は疼痛減少に対しても有効である可能性がある.

まとめ

下肢に生じた脆弱性骨折に対してIlizarov創外固定と低出力超音波骨折治療器, テリパラチドの併用は, 低侵襲かつ疼痛減少効果があり, 高齢者の歩行機能維持に有用である.

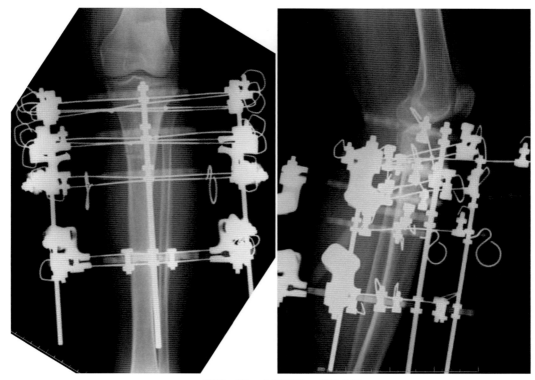

a．術後2週．大腿骨リング除去後

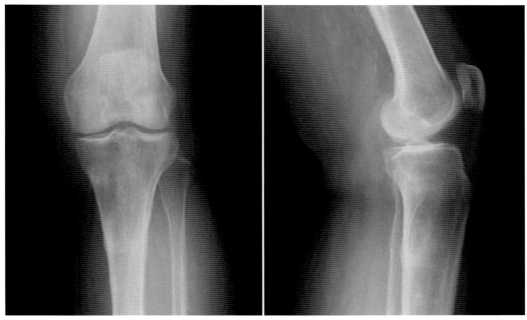

b．術後3ヵ月．脛骨リング除去後

図4．術後経過のX線所見

文 献

1) 野坂光司, 宮腰尚久, 山田 晋ほか：脆弱性骨折に対するイリザロフ創外固定の有用性. MB Orthop 29 (12)：71-76, 2016
2) 野坂光司, 阿部秀一, 千田秀一ほか：高齢者脛骨プラトー骨折における内固定とIlizarov創外固定の治療成績の比較・検討. 別冊整形外科 60：181-185, 2011
3) 野坂光司, 宮腰尚久, 山田 晋ほか：下肢骨骨折の治療とリハビリテーション. MED REHABIL 195：107-112, 2016
4) 野坂光司, 宮腰尚久, 山田 晋ほか：Charcot関節に対する低出力超音波パルスとテリパラチド併用の有効性. 別冊整形外科 69：152-156, 2016
5) Nozaka, K, Shimada Y, Miyakoshi N et al：Combined effect of teriparatide and low-intensity pulsed ultrasound for nonunion ; a case report. BMC Res Notes 7：

317, 2014

6) 野坂光司，島田洋一，宮腰尚久ほか：難治性骨折に対して副甲状腺ホルモン製剤と低出力超音波パルスを併用した6例．別冊整形外科 **66**：20-23，2014

7) 野坂光司，島田洋一：整形外科手術名人の know-how イリザロフ創外固定を用いた難治骨折の治療．整・災外 **59**：1152-1157，2016

8) 野坂光司，山田　晋，齊藤英知：ピロン骨折に対するリング型創外固定を用いたロングロッド整復法．別冊整形外科 **66**：173-177，2014

9) Nozaka, K, Miyakoshi N, Shimada Y et al：Comparison of treatment between Ilizarov external fixation and internal fixation in elderly with pilon fracture. Am Acad Orthop Surg, Final program, Educational program, p266, 2014

10) 野坂光司：Ilizarov 創外固定によるロングロッドを用いた Pilon 骨折の閉鎖的整復方法．整外 Surg Tech **5**：56-62，2015

11) 野坂光司，宮腰尚久，島田洋一：秋田県における足の外科領域での Ilizarov 創外固定の発展．秋田理療 **24**：3-5，2016

12) Ali AM, Saleh M, Bolongaro S et al：The strength of different fixation techniques for bicondylar tibial plateau fractures；a biomechanical study. Clin Biomech **18**：864-870, 2003

13) Sakai A, Nakamura T, Tsurukami H et al：Bone marrow capacity for bone cells and trabecular bone turnover in immobilized tibia after sciatic neurectomy in mice. Bone **18**：479-486, 1996

14) Sakai A, Sakata T, Ikeda S et al：Intermittent administration of human parathyroid Hormone（1-34）prevents

immobilization-related bone loss by regulating bone marrow capacity for bone cells in ddY mice. J Bone Miner Res **14**：1691-1699, 1999

15) Sakata T, Sakai A, Tsurukami H et al：Trabecular bone turnover and bone marrow cell development in tail-suspended mice. J Bone Miner Res **14**：1596-1604, 1999

16) Sakai A, Nakamura T：Changes in trabecular bone turnover and bone marrow cell development in tail-suspended mice. J Musculoskelet Neuronal Interact **1**：387-392, 2001

17) Hoffmann KL, Wood AK, Griffiths KA et al：Doppler sonographic measurements of arterial blood flow and their repeatability in the equine foot during weight bearing and non-weight bearing. Res Vet Sci **70**：199-203, 2001

18) 渡部欣忍：脛骨近位端骨折に対する骨接合術（関節切開法）．OS NOW Instruction 下肢の骨折・脱臼，岩本幸英ほか（編），メジカルビュー社，東京，p211-222，2007

19) 小林保一，木村雅史，朝雲浩人ほか：脛骨外側プラトー骨折に対する book-open 法を用いた手術的治療骨折．骨折 **27**：682-686，2005

20) Warden SJ, Komatsu DE, Rydberg J et al：Recombinant human parathyroid hormone（PTH 1-34）and low-intensity pulsed ultrasound have contrasting additive effects during fracture healing. Bone **44**：485-494, 2009

21) 野坂光司，宮腰尚久，山田　晋ほか：リング型創外固定による外傷治療．臨整外 **52**：713-717，201

22) 野坂光司，宮腰尚久，齊藤英知ほか：足・足関節に対するリング型創外固定器の各種比較．関節外科 **37**：97-106，2018

＊　　　　＊　　　　＊

Ⅱ. 疾患・病態別の診断・治療 ◆ 4. 下肢

Morton 病の診断と治療*

平石英一　　池澤裕子　　工藤加奈子**

［別冊整形外科 74：185〜189, 2018］

はじめに

Morton 病は，歩行時に中足骨頭間から足趾に放散する苛立たしい疼痛を主症状とする趾神経の絞扼性神経障害である[1]．Morton's neuroma（Morton 神経腫）[2〜4]，interdigital neuroma[5]，Morton's metatarsalgia[6] とも呼ばれ，多くは障害部位に趾神経の腫大を認めるが，腫大のない症例もあるとされている．一般的に，Morton 神経腫と称されるが，病理組織学的には断端神経腫とは異なり，神経内膜や周膜，神経束内や神経束周囲の線維化が主な変化[1,6]であるが，本稿では一般的呼称に合わせ神経腫と記載する．一方，Morton's syndrome と呼ばれる中足骨頭下の疼痛を症状とする別の疾患も報告されており[1]，しばしば混同されている．今回，手術例を中心にMRI 画像を手術所見と対比し，本症の診断と治療に関し検討を行ったので，文献的考察を加え報告する．

Ⅰ. 対象および診断

2001 年 10 月以降に当院を受診し，Morton 病の診断のもと手術を施行した症例 20 例 22 足を対象とした．内訳は，女性 17 例 19 足，男性 3 例 3 足，手術時年齢は平均47.9（27〜73）歳，右 7 例，左 11 例，両側 2 例であった．罹病期間は 3 ヵ月〜20 年（中央値は 3 年）であり，1 例を除き紹介またはインターネット検索により来院していた．診断は歩行時の足趾のしびれや疼痛，中足骨頭間の圧痛と足趾への放散痛の身体所見を基準に，MRI 画像を参考とした．一部の症例には超音波検査や病理組織検査も施行し，神経腫の性状を観察した．

Ⅱ. 病巣部位と画像，手術適応と手術方法

病巣は第 2 趾間 8 例 8 足（1 例 1 足は 4 年後に第 3 趾間に発生し保存的治療中），第 3 趾間 11 例 13 足（1 例は他医にて両側第 2 趾間の神経剥離術後に両側第 3 趾間に発生），第 2 趾間と第 3 趾間同時合併が 1 例 1 足であった．

MRI 検査では，主に T1 強調軸位断（水平断）像で神経腫を評価した[2,3]（図 1〜3）．他趾間の Morton 病手術歴がある 1 例 2 足を含む 3 例 4 足では神経腫が特定できなかったが，その他の症例では神経腫の最大横径は平均4.53（3.1〜5.6）mm で，4.0 mm 以下は 2 足であり，罹病期間と神経腫の大きさとの関連はみられなかった．超音波検査を 5 例 5 足に行ったが，プローブをあてるだけでは診断できず，1 足では Mulder テストのように中足骨を両側から圧迫し[7]神経腫を描出できた（図 2）．

手術は原則として症状を有し MRI で神経腫が確認された症例に行ったが，足趾の強い電撃痛や不快感のため手術を切望した症例にも施行した．手術方法は直視下に健常部を含め神経腫を切除する神経切除術[4,5,8,9]，神経剥離と深横中足靱帯切離（以下，神経剥離術）[4]であり，進入法も含めインフォームドコンセントを行い，原則として，術中に明確な神経腫を認めた症例には神経切除術を，神経腫が明らかではないか小さな症例には神経剥離術を施行した．切除や剥離の範囲が不十分とならないように，基本的に底側進入を用いたが，最近は MRI などの検査で神経腫が不明瞭な症例（図 3）や早期の仕事復帰を希望する症例には背側進入を用いた．なお，隣接趾間同時合併例には底側進入で放散痛が著明な第 2 趾間

▌Key words

Morton disease, diagnosis, treatment, operative findings

*Diagnosis and treatment of Morton disease
　要旨は第 38 回日本足の外科学会において発表した．
**E. Hiraishi, H. Ikezawa（部長）：永寿総合病院整形外科（☎ 110-8645　東京都台東区東上野 2-23-16；Dept. of Orthop. Surg.,
　Eiju General Hospital, Tokyo）；K. Kudo：慶應義塾大学整形外科．
［利益相反：なし．］

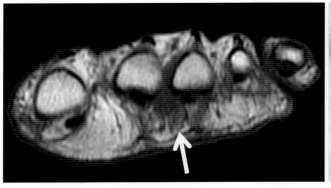
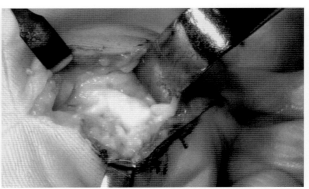

a．第3趾先まで放散する疼痛が発生した3ヵ月後のMRI T1強調軸位断像．左第2趾間底側に横径4.6 mmの低信号の神経腫を認める（矢印）．

b．第2趾間底側の皮切から進入し神経腫を展開

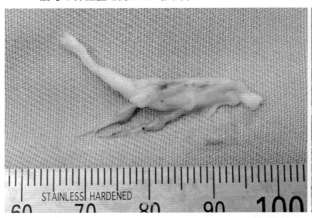
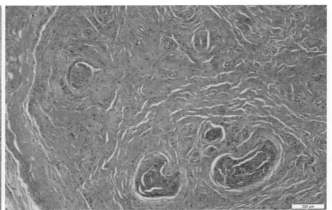

c．近位を十分に剥離し正常の太さの部位で神経を切離

d．病理組織検査で神経外膜，神経周膜，神経線維間の著明な線維化を認めた．縮尺は200 μm

図1．症例1．41歳，女

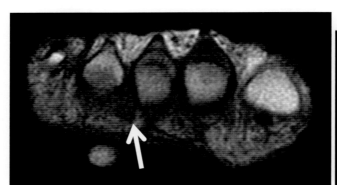
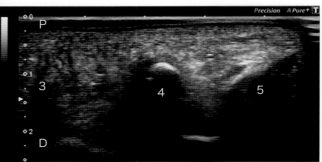

a．第3趾間底側に圧痛・3趾への放散痛あり，MRI T1強調画像で横径5.6 mmの低信号の神経腫を認める（矢印）．

b．超音波所見．底側からプローブをあて短軸像で観察したが，Morton神経腫（神経の腫大）は明らかではない．

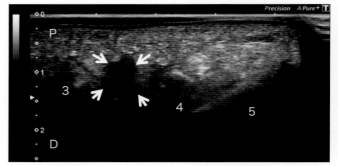

c．超音波所見．Mulderテストと同様に中足骨を内外側から圧すると低エコーの神経腫（矢印）が底側に現れた．
P：底側，D：背側，3：第3中足骨頸部，4：第4中足骨頭，5：第5趾基節骨

図2．症例2．44歳，女．発症後2年

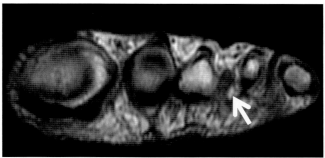

a．MRI T1強調画像で第3中足骨外側に不均一な信号を示す横径3.1 mmの腫瘤を認める（矢印）．

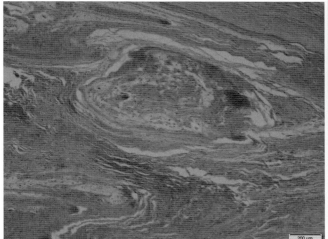

d．病理組織検査では神経の浮腫と神経周膜や神経線維束内外の線維化を認めた．縮尺は200 μm

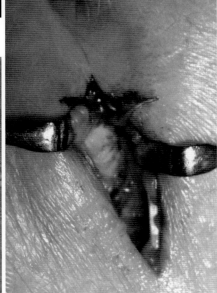

b．背側進入から神経腫を切除

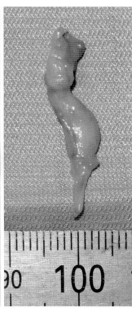

c．切除標本

図3．症例3．71歳，女．左第3趾痛．発症後2～3年経過し，紹介により来院した．

（MRIで横径4.0 mm）には神経切除術を，比較的症状が弱い第3趾間（MRIで横径4.8 mm）には神経剥離術を行った．また，MRIで左側には横径4.1 mm，右側には5.2 mmの神経腫を認めた両側例には，激痛のため靴が履けなかった左側に神経剥離術を行い，わずかなしびれのあった右は経過観察とした．

III．手術所見，術後経過

術中に明らかな神経腫を認めた14例15足に神経切除術を（底側進入12例13足，背側進入2例2足），術中にも神経腫を確認できなかった3例4足と正常な神経の2倍以下の2例2足，合計5例6足に底側進入から神経剥離術を施行した．術前MRIでの評価と術中所見は一致していた．底側進入では中足骨間の弧状またはジグザグ切開，背側進入では中足骨間の縦切開を用いた．神経切除術を行った症例の中には，深横中足靱帯や虫様筋腱様部との強い癒着が2例2足にみられ，足底腱膜の線維や趾神経周囲の脂肪体の細い線維性部分による圧迫が疑われた症例もそれぞれ1足あった．

また，隣接趾間に同時発生例では，術前のMRI計測とは異なり，肉眼所見では症状の強い第2趾間の神経腫のほうが大きかった．切除術を行った8例8足に病理組織検査を行い，神経周膜や神経線維間，神経線維束内に著明な線維化[1]を認めた（図1d）が，発症後数年経過した症例でも比較的早期にみられる神経線維の浮腫[1]を認めた症例もあった（図3）．

術後療法は，底側進入の場合には1週間程度，背側進入では2日間前足部荷重を控えることを推奨した．

合併症は，底側進入の1足に手術創の遷延癒合（術後3週で治癒）が，3例3足（20%）には術後2～3ヵ月の時点で軽度の肥厚性瘢痕の疼痛と突っ張り感の訴えがあったが，ステロイド含有テープを貼付後1～2ヵ月で軽快した．また，頑固なしびれを訴え術前MRIはもとより術中にも神経腫を認めず底側進入で神経剥離術を施行した1足では趾先のしびれが半年間残存したが，足底装具により軽快した．底側進入でもランニングやバレエも術後2～3ヵ月で可能となっていた．

背側進入で神経切除術を行った2例2足は，術後6ヵ

月，10ヵ月と経過期間は短いが，術後1ヵ月の時点で日常生活に支障はなく，1例は術後2ヵ月で運動も再開していた.

神経切除術では術前からの足趾の違和感や軽度の知覚低下が2例2足（13%）に残存したが，足趾の知覚障害の増悪はなく，趾先に放散する電撃痛は消失し，術後の満足度はきわめて高かった. 神経剥離術を行った1足で趾間部のしびれ感が一時強くなったが，日常生活に支障はなかった. 大半の症例は症状発現より数年後に他医からの紹介またはインターネットをみて来院した症例であり，通院に時間と費用がかかるため，術後症状が安定すれば有事再診としている. 神経切除術後12年で軽度の中足痛で再診した症例，神経剥離術後7年と10年で別の理由のため来院した2例（神経腫は術前MRIでともに4.0 mm径）はまったく愁訴はなく，みな手術に大変満足していた.

IV. 考 察

Morton病は一般に神経腫の触知やクリック，趾への放散痛などの身体所見に基づき診断されるが，MRI[2,3]や高解像度の超音波装置[6~9]が普及し神経腫の画像診断も可能となった. MRI検査では，T1強調軸位断像で神経腫は低信号を示し[2,3]診断可能であるが，中足骨間滑液包の腫脹や腱鞘ガングリオンなどにも注意が必要である[2,6]. 自験例を含め，MRI足部のルーティン撮影で診断可能なのは1~2スライスであり，神経腫の大きさの正確な評価はむずかしいが存在の有無に関しては信頼性が高い[2,3]. Bencardinoら[3]は，85足のMRI検査でMorton病の症状のない57足中19足（33%）に横径平均4.1 mmの神経腫が認められ，横径平均5.3 mmの有症候性神経腫と境界領域の有意差（$p = 0.05$）を認めたと報告している. 自験例では，靴を履けないほどの症状の強い左はMRI計測で4.1 mm，趾先がわずかにしびれる右は5.2 mmの神経腫を認めた症例，発症後20年で横径4.4 mmの症例，発症後3ヵ月で線維化が著しい4.6 mmの神経腫を認めた症例など，罹病期間と大きさや病理変化，大きさと症状の関連はみられなかった（図1~3）. 超音波では神経腫は低エコーで描出される[6~9]が，自験例ではプローブをあてるだけでは診断がむずかしく，Torrianiらの報告[7]のように中足骨を内外側から挟み込む際に診断できた症例があり（図2），施行すべき検査の一つであるが習熟に時間が必要と思われた. 有症候例に対し靴や装具での治療のほかステロイドと局所麻酔薬での神経ブロックが広く行われている. 山本ら[12]は身体所見から診断したMorton病の病巣趾間にベタメタゾンとキシロカインのブロックを1~2週の間隔で施行し，平均追跡期間

9.3ヵ月，平均5.6回で7足中5足に症状が消失し，著効または有効例は症状出現後平均10ヵ月，無効例は平均25ヵ月であり発症後早期の症例に効果が期待できると報告している. また，Marcovicら[8]は罹病期間3年未満で3 mm以上の35例39ヵ所の神経腫に超音波ガイド下に1回のみステロイド注射を行う前向き研究を行い，9ヵ月にわたり38%の部位で完全な満足，28%の部位で条件つき満足が得られ，神経腫の大きさとは関連がないと報告している. その他，超音波ガイド下にアルコールを神経腫に数回注射し1年後に74.5%の患者に満足が得られたとの報告[9]もある. 前述のごとく，神経腫があっても無症状な症例も少なくなく[3]，足趾へ放散する疼痛が起きた場合には1回の注射で神経腫の著明な線維化が改善するかは不明だが，疼痛が発生した状況を改善すべく神経腫周囲にステロイド注射を試みるべきであると思われた.

保存的治療が無効な場合あるいは再発時に手術的治療が選択される. 一般的に，手術的治療として神経切除術と神経剥離術が行われ，背側進入と底側進入，縦切開と横切開など報告者により数種類の進入法が報告されている[4,5,10,11]. 底側進入では瘢痕の肥厚や疼痛が，背側進入では神経腫近位の展開が問題とされるが，Neryら[10]は底側進入法で89.4%，Coughlinら[5]は背側進入で85%の良好な成績を報告している. それぞれの問題点に留意し手術を行った結果，自験例では神経切除術，神経剥離術いずれでも良好な成績が得られた.

同時に隣接趾間に神経腫が合併することもまれではなく[5,10,11]，一期的に複数の神経切除術を行うと足趾の著しい知覚鈍麻が起こるとの報告[11]があり，それを避けるため，一期的には行わないことを推奨する報告[5]もある. そのため，自験例では2本の底側縦切開から進入し，しびれ感や放散痛が強い第2趾間には神経切除術を，第3趾間には神経剥離術を行ったが，術後には明確な知覚障害は生じず，瘢痕の問題もステロイド含有テープを1ヵ月あまり貼付し術後3ヵ月で落着，以降4年半再診はしていない. 神経切除術または神経剥離術，底側進入あるいは背側進入，いずれでも1神経腫あたり所要時間は15分程度であり，保存的治療の効果が乏しく苛立たしい放散痛を有する症例には手術的治療をすすめている.

最後に，Morton病の診断でステロイド注射を受けたがのちに中足指節間関節の脱臼をきたしplantar plate（蹠側板）断裂が判明した症例，MRI検査で中足骨頭下の足底脂肪体の炎症を確認できた症例もそれぞれ複数経験している. そのため，足趾への放散痛を有しない症例では中足指節間関節の不安定性の評価であるthe drawer sign[5]，MRIや超音波検査などにより的確に中足

痛の診断を行い，本症を Morton's syndrome と区別し議論すべきと考えている．近年，インターネットで症状や治療法などの記事を多数読み来院される方も多く，まず MRI などの画像評価を行い，Morton 神経腫があっても症状がない場合も少なくないこと，注射で症状のなくなる率も低くはないことをよく説明し，保存的療法から始めることが大切と思われた．

ま と め

1）Morton 病の手術例 20 例 22 足について後ろ向きに検討した．

2）術前 MRI T1 強調軸位断像での神経腫の評価は信頼度が高かった．

3）神経切除術，神経剥離術は底側進入，背側進入ともにそれらの特徴を理解し施行すれば良好な成績を得ることができた．

文　献

1）松崎昭夫：Morton 病．越智隆弘（総編集），高倉義典，越智光夫（専門編集），最新整形外科学体系 18 巻下腿・足関節・足部，中山書店，東京，p214-218，2007

2）Zanetti M, LedermannT, Zollinger H et al：Efficacy of MR imaging in patients suspected of having Morton's neuroma. AJR Am J Roentgenol **168**：529-532, 1997

3）Bencardino J, Rosenberg ZS, Beltran J et al：Morton's neuroma；Is it always symptomatic? AJR Am J Roentgenol **175**：649-653, 2000

4）Villas C, Florez B, Alfonso M：Neurectomy versus neurolysis for Morton's neuroma. Foot Ankle Int **29**：578-580, 2008

5）Coughlin MJ, Pinsonneault T：Operative treatment of interdigital neuroma. J Bone Joint Surg Am **83**：1321-1328, 2001

6）Read JW, Noakes JB, Kerr D et al：Morton's metatarsalgia；sonographic findings and correlated histopathology. Foot Ankle Int **20**：153-161, 1999

7）Torriani M, Kattapuram SV：Dynamic sonography of the forefoot；the sonographic mulder sign. AJR Am J Roentgenol **180**：1121-1123, 2003

8）Marcovic M, Crichton K, Read JW et al：Effectiveness of ultrasound-guided corticosteroid injection in the treatment of Morton's neuroma. Foot Ankle Int **29**：483-487, 2008

9）Pasquali C, Vulcano E, Novario R et al：Ultrasound-guided alcohol injection for Morton's neuroma. Foot Ankle Int **36**：55-59, 2015

10）Nery C, Raduan F, Del Buono A et al：Plantar approach for excision of a Morton neuroma；a long-term follow up study. J Bone Joint Surg Am **94**：654-658, 2012

11）Benedetti RS, Baxter DE, Davis PF：Clinaical results of simultaneous adjacent interdigital neurectomy in the foot. Foot Ankle Int **17**：264-268, 1996

12）山本宣幸，倉　秀治，山下敏彦ほか：Morton 病に対する神経ブロックの治療成績．日足外会誌 **24**：57-59，2003

＊　　　＊　　　＊

Ⅱ. 疾患・病態別の診断・治療 ◆ 4. 下肢

Peroneal spastic flatfoot（腓骨筋痙直性扁平足）の病態と治療*

髙鳥尚子　　宇佐見則夫　　池澤裕子　　平石英一　　山田隆宏
芦田利男**

［別冊整形外科 74：190〜193, 2018］

はじめに

扁平足の特殊な原因として，腓骨筋痙直性扁平足（peroneal spastic flatfoot：PSFF）があげられる．今回われわれは，PSFF 19 例の治療を経験したのでその成績，治療法，病態について述べる．

Ⅰ. 症例提示（表1）

19 例 20 足，男性 15 例 16 足，女性 4 例 4 足，平均年齢は 25.7（13〜56）歳，平均経過観察期間は 20.7（2〜56）ヵ月であった．

足根骨癒合症を伴う症例が 13 例，うち 1 足は他院で滑膜インピンジメントの診断で鏡視下滑膜切除術後であっ

表 1. 症例一覧

症例	年齢	coalition	治療	AALTF	FABME
1	17	TN	切除＋掻爬術	−	−
2	11	CN	切除＋掻爬術	＋	−
3	56	−	掻爬術	−	−
4	32	CN	切除＋掻爬術	＋	−
5	48	−	足根洞ブロック	−	−
6	16	CN	切除＋掻爬術	＋	−
7（両側例）	27	CN・CN	切除＋掻爬術	両側＋	−
8	30	CN	切除＋掻爬術	−	−
9	19	CN	切除＋掻爬術	＋	＋
10	17	CN	足根洞ブロック	−	−
11	43	CN	切除＋掻爬術	＋	＋
12	51	TN	固定＋掻爬術	−	−
13	18	−	足根洞ブロック 4 回	−	−
14	29	−	足根洞ブロック	＋	＋
15	13	−	足根洞ブロック	＋	−
16	15	−	足根洞ブロック	＋	＋
17（距舟関節固定術後）	17	TN 固定術後	足根洞ブロック	−	−
18（距舟関節 OA）	15	−	固定＋掻爬術	−	−
19	15	CN	切除＋掻爬術	−	−

TN：talonavicular coalition，　CN：calcaneonavicular coalition

▌Key words

PSFF，AALTF，FABME，tarsal coalition, sinus tarsi syndrome

*Pathogenesis and treatment of peroneal spastic flatfoot
**N. Takatori, N. Usami（院長）：うさみ整形外科（☎ 182-0002　調布市仙川町 1-53-4 パールレジデンス 1 F；Usami Orthopedic Clinic, Chofu）；H. Ikezawa（部長），E. Hiraishi：永寿総合病院整形外科；T. Yamada：城東整形外科；T. Ashida：うさみ整形外科．
［利益相反：なし．］

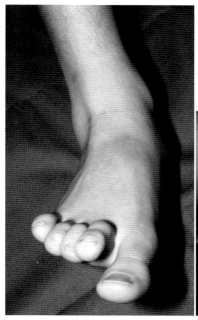
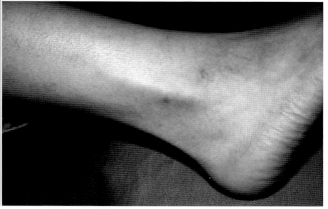

図1. 外反扁平足. 腓骨筋腱の緊張が確認できる.

た. 他院で距舟関節固定術後の症例が1足, accessory anterolateral talar facet (AALTF) を伴う症例が10足, そのうち7足は足根骨癒合を合併していた. 器質的な原因がない症例が4足であった. AALTFを伴う症例のうち, MRIで focal abutting bone marrow edema (FABME) を示す症例は4足であった. 2足を除き, 軽微な外傷やスポーツがきっかけで疼痛が出現した.

治療：全例保存的治療をはじめに行い, 無効症例や効果の持続期間の短い症例には手術を施行した. 保存的治療は足根洞ブロック（局所麻酔薬と副腎皮質ホルモン薬）を行い, 疼痛の強い症例にはシーネ固定を併用し, その後可動域訓練を行った.

保存的治療により効果のみられなかった11足および足根洞ブロック3回施行で疼痛は改善したが外反の残存した1足に手術的治療を行った. 手術的治療は, 10足に足根骨癒合部の切除術＋足根洞の掻爬術, 1足に距骨下関節固定術, 1足に距舟関節固定術を施行した（表1）.

II. 結　果

足根洞ブロックで症状が改善した7足のうち, 6足は疼痛消失に複数回（3〜5回）のブロックを要した. 癒合部切除術と掻爬術を施行した症例は術後疼痛と外反は消失した. 足根洞ブロックで疼痛は改善したが外反が残存した症例では足根洞掻爬術を行ったが, 外反変形は残存した. その後, 画像上明らかな骨癒合はなかったがやや長めであった踵骨前方突起を切除し再度足根洞掻爬術を施行したところ, 外反が消失した.

III. 考　察

❶PSFFについて

PSFFは10歳台に好発し, 腓骨筋の過緊張により足部内反方向の動きが制限されて扁平足変形をきたす病態[1]である（図1）. 足根洞周囲の炎症が距骨下関節内の神経終末に作用し, 逃避性反射として腓骨筋腱の痙性が起こり, 長期化すると腓骨筋腱の短縮や関節拘縮を引き起こす[2]と考えられているが, はっきりした病態は解明されていない.

❷PSFFの原因

PSFFの原因である足根洞の炎症を引き起こす要因としては足根骨癒合症がもっとも多く, 次に関節リウマチや外傷を含む足根部の各種炎症性疾患と報告されている[4,5]. また最近ではAALTFによるインピンジメントの報告[6]が多くみられる. 今回の症例では足関節癒合症を伴う症例が65％ともっとも多く, AALTFと足根骨癒合症の合併が35％, AALTF単独の症例が15％であった. 器質的原因のなかった症例は20％であった. 多くの症例は軽微な外傷後やスポーツ後に発症するが, 発症の契機となる出来事から発症までの期間が長期の場合もあり, さらにまったく誘引なく起こる場合[7]もある.

a．PSFFと足根骨癒合症

足根骨癒合症は, 足根骨が骨性, 軟骨性, 線維軟骨性に癒合している状態である（図2）. 距踵間癒合症と踵舟間癒合症が多く, 発症は10歳台が多く, PSFFと発症時

Ⅱ．疾患・病態別の診断・治療　◆　4．下肢

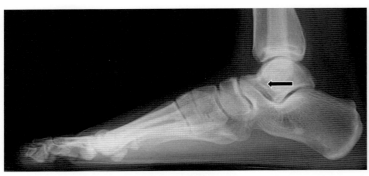
a．X線像

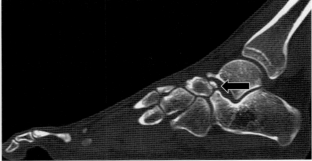
b．CT

図2．踵舟状骨間足根骨癒合症の画像所見

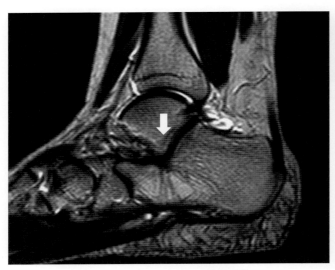
図3．AALTF の MRI T2 強調画像

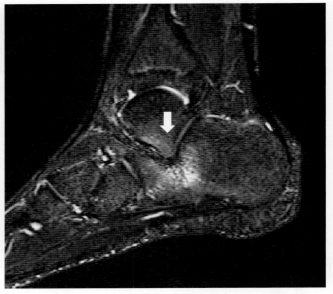
図4．FABME の MRI T2 強調 STIR 画像．AALTF 周囲に高輝度が存在

期が一致する．今回の症例では踵舟間癒合症が多かったが，どの部位の癒合症でも PSFF が生じる可能性がある．

b．PSFF と AALTF

AALTF は距骨後関節面から連続する表面に軟骨組織を持つ突起（図3）であり，踵骨後関節面前方にぶつかると疼痛を生じ PSFF の一因となると言われている．MRI STIR 画像で AALTF 周囲に高輝度が存在すると（FABME，図4）インピンジメントが疼痛の原因になっていることを示すと考えられており[6,8]，足根骨癒合症の切除術後に外反の残った症例に対し AALTF 切除術を施行したところ症状が改善したという報告もある[9]．一方で，足部に疼痛のある症例とない症例で AALTF や FABME の認められる率に有意差はなかったという報告[10]もあり，PSFF と AALTF の因果関係はいまだ明らかではない．

c．PSFF と足根洞

足根洞の滑膜表面には多数の自由神経終末と Golgi 受容器，Pacini 小体，Ruffini 小体の3種類の器械受容器がある[12]．このことから足根洞は単なる関節ではなく，足部の深部感覚を司る大切な役割を果たしていると考えられている．実際，足根洞症候群の患者の中には，距骨下関節や足関節に不安定性はないにもかかわらず，平坦でない地面を歩行する際の不安定感を訴える症例がある[13]．外傷後の PSFF は軽微な外傷後に生じることが多く，発症時期も外傷からしばらく期間が空くことも多い．このことからも PSFF は足根洞への単なる外力により起きるものではなく，足根洞もしくは足根洞周囲に起きた炎症により滑膜の受容体に信号が伝わり，逃避性反射を起こし腓骨筋腱の収縮を起こしている可能性がある．

❸治　　療

保存的治療は，局所麻酔薬と副腎皮質ステロイド薬の注射により足根洞の神経を脱神経化し，シーネ固定にて安静を保ち炎症を取り除くことで腓骨筋の緊張が消失すると考えられる[2]．

手術的治療は保存的治療で効果が不十分な例，無効な例に対して行う．術式はおのおのの症例の器質的原因を除去する術式となる．今回の症例では足根骨癒合症を伴う症例には癒合部切除と足根洞掻爬術，器質的原因の認められない症例には足根洞掻爬術のみを施行した．今回の症例のうち AALTF 単独の症例は，3 例とも足根洞ブロックが著効したため手術は行わなかった．

AALTF の切除術は，良好な成績が報告されている[11]が，他術式と併用した報告[8]もあり，AALTF の単独除去のみで疼痛，外反が解除されるかどうかさらなる検討が必要と考えられる．今回の症例では，AALTF のある症例のうち足根骨癒合症を合併していないものは 3 症例あり，そのうち 1 例は MRI T2 強調画像で FABME を示していた．単独の AALTF 症例は 3 例とも足根洞ブロックにより症状が改善し，足根骨癒合症を伴う症例ではAALTF を切除しなくても癒合部切除術と足根洞掻爬術で良好な成績が得られた．AALTF が PSFF に関与している可能性はあるが，AALTF の切除をどのような症例に対して行うのかは今後さらなる検討が必要と考える．

足根洞掻爬術に関しては，前述したように足根洞には多くの神経組織が含まれており，同部を掻爬することは痛みをとるという利点とともに，足根洞の深部感覚受容器としての機能を失う可能性を指摘する報告もある[2]．しかし，われわれの症例では掻爬術後に足部の不安定性などを訴える症例はなかった．杉本らも掻爬術による神経脱落症状はなかったと報告している[14]．

器質的原因のない症例で，足根洞への注射による疼痛軽減効果のなかった症例に関しては，理論上足根洞掻爬術は効果がないと考えられる．器質的原因のない PSFF に関しては足根洞ブロック注射，足根洞掻爬術以外は確立された治療法がないのが現状であり，今後さらなる検討が必要である．

ま　と　め

PSFF は主に足根骨癒合症，外傷などの足根洞の炎症により引き起こされ，扁平足の原因となる．PSFF のうち，足根骨癒合を伴うものは切除術の良好な成績が報告されているが，器質的原因を伴わない症例の治療は，足根洞へのブロック注射とシーネやキャスト固定，足根洞掻爬術以外は確立されていない．AALTF と PSFF の関係は最近注目されているが，切除術をどの症例を適応として行うかは今後の検討課題といえる．

文　献

1) 栃木祐樹：足根洞症候群．J Clinic Rehab 15：60-63, 2006
2) Kinoshita M, Okuda R, Yasuda Y et al：Serial casting for recalcitrant peroneal spastic flatfoot with sinus tarsi syndrome. J Orthop Sci 10：550-554, 2005
3) Kevin M：Tarsal coalition and peroneal spastic flat foot. J Bone Joint Surg 66-A：976, 1984
4) Harris RI, Beath T：Etiology of peroneal spastic foot. J Bone Joint Surg 30-B：624-634, 1948
5) Jack EA：Bone anomalyes of the tarsus in relation to "peroneal spastic flat foot". J Bone Joint Surg 36-B：530-542, 1954
6) Niki H, Hirano T, Akiyama Y et al：Accesory talar facet impingent in pathologyc conditions of the peritalar region in adults. Foot Ankle Int 35：1006-1014, 2014
7) 早稲田明生：Peroneal spastic flat foot の成因と治療―距骨下関節からのアプローチ．中部整災誌 41：208, 1998
8) Martus JE, Femio JE, Caird MS et al：Accessory antero-lateral talar facet as an etiology of painful talocalcaneal impingement in the rigid flatfoot：a new diagnosis. Iowa Orthop J 28：1-8, 2008
9) Nishizawa S, Niki H, Hirano T et al：Bilateral calcaneo-navicular coalition associated with peroneal spastic flat-foot in siblings；two-case report. J Jpn Soc Sur Foot 33：157-160, 2012
10) Aydıngöz Ü, Melih Topcuoglu O, Görmez A et al：Accessory anterolateral talar facet in populations with and without symptoms；prevalence and relevant asso-ciated ankle MRI finding. AJR Am J Roentgenol 207：846-851, 2016
11) Niki H, Aoki H, Hirano T et al：Peroneal spastic flatfoot in adolescents with accessory talar facet impingent；a preliminary report. J Pediatr Orthop 24：354-361, 2015
12) Akiyama K, Takakura Y, Tomita Y et al：Neurohistol-ogy of the sinus tarsi and sinus tarsi syndrome. J Orthop Sci 4：299-303, 1999
13) Taillard W, Meyer J-M, Garcia J et al：The sinus tarsi syndrome. Int Orthop 5：117-130, 1981
14) 杉本和也，秋山晃一，田中康二ほか：足関節捻挫後遺障害の病態と治療．足根洞症候群の臨床像．臨整外 37：29-33, 2002

*　　　　　*　　　　　*

II．疾患・病態別の診断・治療 ◆ 4．下肢

前足部におけるしびれ・違和感の病態と治療*

宇佐見則夫　　高鳥尚子　　芦田利男　　平石英一　　池澤裕子
山田隆宏**

［別冊整形外科 74：194～196，2018］

はじめに

　日常の診療で前足部のしびれ感を主訴として来院する例は比較的よくみられる．患者の多くは Morton 病であると予測して来院するが，理学所見上は Morton 病と確定診断できる例はまれである．にもかかわらず，しびれ感をきたす Morton 病以外の病態についての検討はあまりなされていないため患者への説明に難渋することがある．われわれは，最近 5 年間に前足部のしびれ・違和感を主訴として来院した例を対象に病態・治療について検討したので報告する．

I．対象および治療法

　前足部のしびれ・違和感を訴えて来院した例を対象とした．関節リウマチ，脳神経疾患，末梢血管障害，腰椎性疾患を合併する例は除外した．当院で治療した結果，日常生活に問題のない程度に回復した例を対象とした．治療過程で内服薬の処方はしていない．対象となったのは 433 例で，全例足の形態に合わせて足底挿板を作成して改善を得た例である．

　画像からの病態は，開張足，横アーチ不均衡，中足骨長不均衡，Morton 病の 4 病態に分けられた．治療としては足底挿板（アーチサポートに中足骨パッドやバーを加えたもの）の装着，ストレッチや内在筋強化のリハビリテーションを行い，Morton 病に関しては足底挿板が無効な例では手術を行った．

表1．前足部にしびれをきたす原因

末梢循環障害
薬剤
自律神経障害
心因性
糖尿病
脳血管障害
腰椎性疾患
関節リウマチ
Morton 病
足部アーチ障害

II．考　　察

❶前足部の解剖学的構造

　前足部では Lisfranc 関節での形態が趾尖までの形態に大きな影響を及ぼす．横アーチでは第 2 中足骨基部がもっとも高い位置にあり，第 2 中足骨を軸にして第 1・3・4・5 中足骨が連なっているように位置する．また，第 1 中足骨と第 2 中足骨の骨軸は 10° 前後の開きがあり，第 1 中足骨と第 5 中足骨間には約 24～30 度前後の開きがあることが正常とされている．矢状面でもそれぞれの骨は底屈している．以上のように，Lisfranc 関節は三次元的なアーチ構造を呈して立位での安定性，歩行時の蹴り返し動作がスムーズに行えるような構造となっている．ゆえに，このいずれの部分が破綻をきたしても疼痛や異常感覚の原因となりうる．

❷分　　類

前足部にしびれや異常感覚をきたす原因としては，表

Key words

forefoot，numbness，pathogenesis，treatment，foot insole

---

*Pathogenesis and treatment of the numbness and a sence of incongruity at forefoot
**N. Usami（院長），N. Takatori，T. Ashida：うさみ整形外科（☎ 182-0002　調布市仙川町 1-53-4 パールレジデンス 1 F；
　Usami Orthopedic Clinic, Chofu）；H. Hiraishi, H. Ikezawa（部長）：永寿総合病院整形外科；T. Yamada：城東整形外科.
［利益相反：なし.］

1のような病態が考えられる．今回述べた要因以外にも薬剤性や自律神経，糖尿病，腰椎性疾患などでも足趾のしびれは生じるため本病態との鑑別が必要である．Hassanらは末梢神経性のしびれに対する薬物的治療について詳細に記載している．

Ⅲ．診　　断

診断で重要なのは足の疼痛部位に注意をすることである．Morton病では3・4趾間や2・3趾間に疼痛や支配神経領域に合致した症状がみられるが，他の病態では球部を中心とした部分，もしくは中足骨骨頭部，ときにはMTP関節背側にも疼痛や違和感を訴え，明らかな知覚障害はないことが多い．外観上の形態を観察することも大切である．扁平足か凹足か，開張足か逆に足幅が狭いか否かをみる．次に足趾趾間のwebの位置である．中足骨長のバランスがわるい例では，該当する部分のwebが他の足趾と比べて高い位置になっている（図1）．また，疼痛の部位では中足骨長が長い例では趾間よりも骨頭部に圧痛がある．Morton病以外の例では知覚障害はない例が大半であり，Tinel徴候もみられない．X線像では中足骨骨長に注目する．正常では各中足骨骨頭頂点を結ぶ線は第2中足骨を頂点としてなだらかな山の稜線のような形態を描く（図2a）が，中足骨長がばらばらであったり，急峻な稜線，骨長に差がないなどの所見がみられる（図2b）．MRIや超音波検査では神経腫などの所見はみられない．

Ⅳ．治　　療

治療は症状発現の原因となった病態の改善が基本である．第一選択としては足底板の処方を行っている．内服や湿布などはほとんど効果は期待できない．足底板のデザインとしてはアーチサポートに中足骨パッドやバーを加えて足部アーチのバランスを整えるようにする．われ

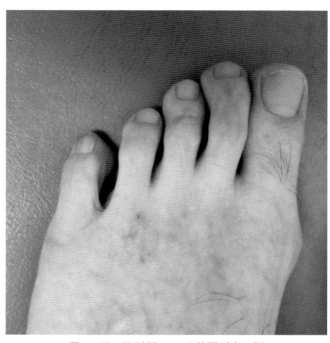

図1．Ⅱ・Ⅲ趾間webの位置が高い例

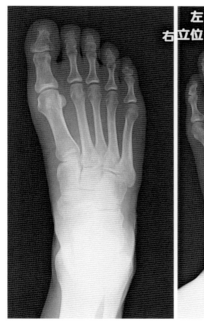

a．中足骨長正常例．第2中足骨頭を頂点にゆるやかな稜線を描く

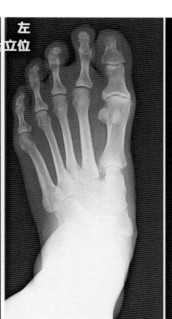

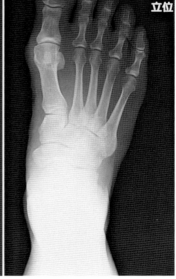

b．中足骨長異常例．第1～3の骨頭の位置はほとんど差がなく，第4・5中足骨頭の位置は急に低くなる．

図2．前足部X線所見

われは開張足傾向が強い例ではバーを主として処方している．また，体重の管理や足部内在筋の強化は症状の軽減に有効である．Morton病においても第一選択は足底板での除圧を行っている．効果がない例では手術を行っている．従来は神経腫の切除が行われているが，われわれは手術後の知覚脱失を危惧し，底側からアプローチして神経剥離を行っている．術後6週から市販靴での全荷重歩行を許可して，3ヵ月からスポーツを含めたすべての生活動作の制限をなくしている．

文　献
1) Mulder JD：The causative mechanism in Morton's metatarsia. J Bone Joint Surg **33-B**：94-95, 1951
2) Hassan M, James S, Nagy M：The medical management of chronic pain. Foot Ankle Clin **9**：373-404, 2004

*　　　*　　　*

Ⅱ．疾患・病態別の診断・治療　◆　5．診断法

末梢神経障害に対する電気生理学的検査への超音波ガイドの応用*

仲野春樹　佐浦隆一**

［別冊整形外科 74：197～200, 2018］

はじめに

　針筋電図と神経伝導検査は，末梢神経障害の診断に用いられる電気生理学的検査である．針筋電図は障害部位の鑑別や随意収縮の有無の検索に，神経伝導検査は病態の局在や重症度の評価に実施される．しかし，両者の検査は測定対象の神経や筋肉が表層に位置する場合は施行しやすいが，深層にある場合は施行がむずかしい．

　近年，超音波検査は解像度が向上し，神経や筋肉を鮮明に描出できるようになった．そこで，筆者らは電気生理学的検査を行う際に正確性を向上させるために，超音波ガイドを用いて神経や筋肉を描出しながら検査を実施している．

　今回，針筋電図および針電極を用いた神経伝導検査（神経近接法）における超音波ガイドの具体的使用法を紹介する．

Ⅰ．針筋電図

　超音波ガイド下の針筋電図について，針電極挿入の基本手技と，整形外科領域において特に針筋電図が有用である ① 神経障害の鑑別診断，② 完全麻痺の判定と回復評価，の２つの場合の応用例を説明する．

❶針電極挿入の基本手技

　超音波機器は，12～18 MHz の高周波プローブを用いる．深層が見えづらいときは，プローブを押しつけると，深層の筋が浅い位置にくるので，確認しやすくなる．

　超音波ガイド下の針の挿入の仕方には，超音波ビームに対する方向で交差法と平行法の２つがある．交差法で

は針の一部が点で描出されるだけであるが，平行法は針の先端を含む全長を描出するので，ブロック注射では平行法を用いることのほうが多い．一方，針筋電図においては神経のように小さな標的をねらう必要はなく，筋内にさえ入れば検査は可能である．また，筋に入ったかどうかは筋電図の刺入時電位でわかるので，CT 画像などの横断面をイメージしながら挿入できる交差法を筆者らは用いている．

❷神経障害の鑑別診断への応用

　鑑別診断を行うには，原因の候補となる疾患のうち，ある疾患では障害されるが，ほかの疾患では障害されないような筋（これを key muscle という）の障害の有無を調べる．障害の有無は安静時の脱神経電位が出現するかどうかで判定される．key muscle は深層に位置していて正確に針を挿入するのがむずかしい筋が多いが，超音波を用いると正確に筋の位置が確認できる．

a．下垂腕における大菱形筋

　上肢挙上困難，つまり下垂腕（drop arm）の鑑別診断には大菱形筋の針筋電図検査が重要である．大菱形筋は，これを支配する肩甲背神経が腕神経叢の上神経幹より近位で C5 神経根から分岐するため，脊髄・神経根障害と腕神経叢麻痺を鑑別する key muscle となる．通常，大菱形筋の針筋電図では，肩甲骨中央の高さで内側縁の真横に針電極を挿入するが，大菱形筋の表層には僧帽筋が存在するため大菱形筋の深さに針電極を正確に挿入するのは容易ではない[1]．そこでわれわれは，超音波ガイド下に僧帽筋に覆われていない肩甲骨下角内側の聴診三角と呼ばれる部位を同定し，針電極を挿入する方法を考案した[2]．

▌Key words

ultrasound, electromyography, peripheral nerve injury

---

*Ultrasound-guided electrophysiological study for peripheral nerve injury
**H. Nakano（講師），R. Saura（教授）：大阪医科大学総合医学講座リハビリテーション医学（Dept. of Rehabilitation Medicine, Osaka Medical College, Takatsuki）.
［利益相反：なし．］

Ⅱ．疾患・病態別の診断・治療　◆　5．診断法

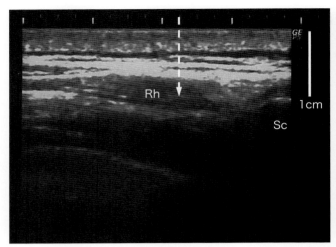

図1．聴診三角における大菱形筋の同定．肩甲骨下角内側で，僧帽筋に覆われずに大菱形筋が表層に位置する聴診三角が同定できる．この位置で針電極を挿入する．Rh：大菱形筋，Sc：肩甲骨内側，矢印：刺入位置

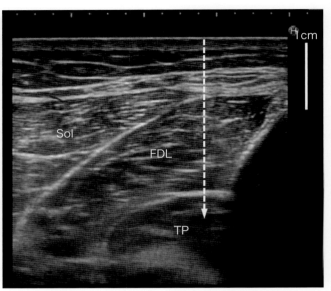

図2．後脛骨筋の同定．脛骨結節より4横指遠位で，脛骨の内側に短軸でプローブをあてる．表層に長趾屈筋，その深層に後脛骨筋が位置するのがわかるので，後脛骨筋の深さまで針電極を進める．FDL：長趾屈筋，TP：後脛骨筋，Sol：ヒラメ筋，矢印：刺入位置

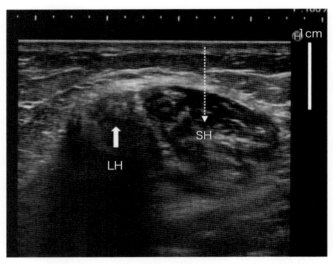

図3．大腿二頭筋短頭の同定．膝窩で腓骨頭より4横指近位で短軸でプローブをあてる．大腿二頭筋長頭が腱成分を反映して比較的高輝度で描出される．短頭はその内側に描出される．LH：大腿二頭筋長頭，SH：大腿二頭筋短頭，矢印：刺入位置

肩甲骨の中央の高さで内側縁にプローブをあてると，表層に僧帽筋が，深層に大菱形筋が描出される．プローブを下角のほうに移動すると僧帽筋がなくなり，大菱形筋が表層にでてくる（図1）．ここが聴診三角なので，針電極をこの位置から挿入すれば僧帽筋に誤って挿入することはない．

b．下垂足における後脛骨筋，大腿二頭筋短頭

下垂足の原因には，総腓骨神経麻痺，坐骨神経麻痺，腰椎由来（L4, L5）の主に3つの原因が考えられる．鑑別には，後脛骨筋と大腿二頭筋短頭がkey muscleになる．

後脛骨筋はL5支配筋であるが，脛骨神経支配なので腰椎疾患と総腓骨神経麻痺との鑑別のkey muscleとなる．しかし，後脛骨筋は脛骨の内側で長趾屈筋の深層にあり，正確に針を挿入するのは熟練を要する．しかし，超音波ガイドを用いて後脛骨筋と長趾屈筋との位置関係を把握すると，正確な深さで後脛骨筋に針電極を挿入できる（図2）．

大腿二頭筋短頭は，腓骨頭より近位にあるため，腓骨頭での圧迫で起こる総腓骨神経麻痺と坐骨神経麻痺との鑑別のkey muscleになる．人工股関節置換術後に坐骨神経麻痺が合併し，下垂足を起こすことがある．坐骨神経に含まれる腓骨神経と脛骨神経の神経束は，股関節レベルではすでに分かれており，脛骨神経は温存され，腓骨神経のみが障害されることが多い．この場合，圧迫による腓骨頭レベルの総腓骨神経麻痺と臨床上は区別をつけられないが，腓骨頭よりも近位で分岐する大腿二頭筋に筋電図で障害がみつかれば，坐骨神経麻痺と確定できる．大腿二頭筋の短頭は，腓骨頭より4横指近位の膝窩で長頭の腱を触診で確かめ，長頭の内側にある短頭に針電極を挿入する[1]．しかし，実際には内側の筋腹の幅は短く，触診ではわかりづらい．また，内側に行きすぎると半膜様筋に挿入する恐れがある．超音波を用いると短頭の位置を容易に確認することができる．腱成分が高輝

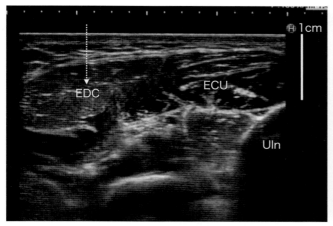

図4. 総指伸筋の同定. 前腕の近位1/3等分点の位置で, プローブを尺骨の尺側縁から内側にあてる. 尺骨に一番近い表層の筋が尺側手根伸筋であり, その内側が総指伸筋である. EDC：総指伸筋, ECU：尺側手根伸筋, Uln：尺骨, 矢印：刺入位置

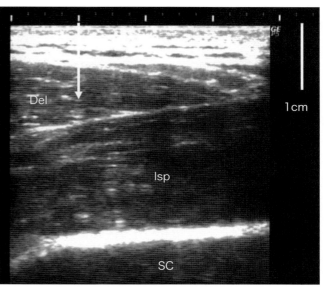

図5. 三角筋後部の同定. 肩甲骨の肩甲棘の数cm下方の短軸像で三角筋後部の境界が描出される. 三角筋と深層の棘下筋の境界も明らかになる. 三角筋後方の筋膜を貫き深く入れすぎないようにすれば, 簡単に三角筋後部に針電極を刺入できる. Del：三角筋後部, Isp：棘下筋, SC：肩甲骨, 矢印：刺入位置

度になる特徴を用いて長頭筋を同定したあと, その内側にある短頭の筋腹を確認すると, 正確に挿入できる（図3）．

❸完全麻痺の判定と回復の評価への応用

完全麻痺の判定では, 随意運動によって運動単位電位が出現するかどうかを調べる. 身体診察では筋力が認められず完全麻痺にみえても, 筋電図では運動単位電位を認められれば不全麻痺と判定でき回復の可能性が示唆される. また, 完全麻痺であった場合, その後の経過で運動単位電位が認められれば, 回復が始まったと判断できる.

a．下垂指における総指伸筋

下垂指は後骨間神経麻痺あるいはC8神経根症で生じる総指伸筋の筋力低下である. 両者の鑑別はkey muscleの小指外転筋などで行うが, いずれの原因でも総指伸筋の筋電図が完全麻痺の判定と回復の評価に必須である. 総指伸筋は, 成書では前腕の近位部1/3等分点の高さで, 触診した橈骨と尺骨の間の中点に挿入するとされているが, 橈骨と尺骨の間はつかみ方で変わってしまうため, あてにならない[1]．また下垂指では短橈側手根伸筋は障害されないが, 針電極を総指伸筋に挿入するつもりが内側にある短橈側手根伸筋に入れてしまうと, 総指伸筋を正常と判断することになる. そこで, 総指伸筋の描出に超音波を利用する. 前腕の近位1/3で尺骨を描出させると, 尺側手根伸筋ははっきりした辺縁を伴って描出される. 尺側手根伸筋のすぐ内側にあるのが総指伸筋なので, 総指伸筋は尺側手根伸筋をもとに同定することが可能である（図4）．

b．腋窩神経麻痺における三角筋後部線維

腋窩神経麻痺の完全麻痺からの三角筋の回復をみるときには, 後部線維の回復をみるのが重要である. 腋窩神経は腕神経叢から分岐し腋窩を後方に抜けて, そこから上腕骨頚部を前方へ回る. 後部線維のほうが中部, 前部線維よりも近位になるため, 再生して伸びていった軸索は最初に後部線維に到達する. そのため後部線維での運動単位電位の出現がもっとも早い回復徴候になる. しかし, 三角筋の後部線維は, その深層に棘下筋があるので, 筋電図で運動単位電位の有無をみるときに棘下筋に入らないようにしなければならない. そこで超音波ガイドを用いると, 三角筋と棘下筋の境界がわかるため棘下筋への刺入を避けることができる（図5）．

II．神経伝導検査（神経近接法）

筆者らは, 神経伝導検査では超音波ガイドを神経近接法（near nerve法）の際に応用している. 神経近接法は, 神経近傍に針電極を挿入して感覚神経活動電位を記録する神経伝導検査である. この方法は, 表面電極を用いた通常の方法に比較して電位の導出に優れた方法であるが, 挿入した針電極を電気刺激閾値を用いて神経近傍まで誘導する手技には熟練を要するという難点がある. そこでわれわれは, 針電極の刺入点を決定するための補助手段として超音波ガイドを用いる方法を考案した[3]．

II. 疾患・病態別の診断・治療 ● 5. 診断法

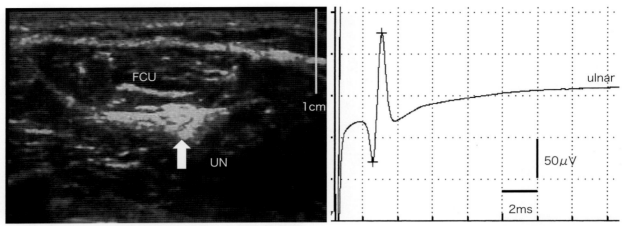

a. 超音波によって描出された内上顆より9 cm遠位，尺側手根屈筋内に入る直前での尺骨神経．FCU：尺側手根屈筋，UN：尺骨神経，矢印：刺入位置

b. aの位置から挿入した針電極で記録した，手関節での尺骨神経刺激による神経電位（混合神経電位）．振幅は150 μVときわめて大きく，鮮明な波形が得られている．前腕の病変の有無の確認に応用できる．

図6．超音波ガイドによる神経近接法（尺骨神経電位の前腕での記録例）

この方法は，解剖学的ランドマークのない位置でも神経伝導検査が行えるという利点がある．筆者らは，この方法を用いて，尺骨神経に対してランドマークがないため通常の表面電極では検査できない前腕で感覚神経電位を記録する方法を報告している[3,4]．また，尺骨神経を手関節で刺激して前腕部の混合神経電位を記録することも可能である（図6）．

III．おわりに

電気生理学的検査で重要なことは，確実な所見である．針筋電図において確実な所見を得るためには，筋に確実に針電極が挿入されていることが前提になる．超音波ガイドを用いれば正確な位置に挿入することが容易となり，また検者にとっては筋に正確に挿入できたかフィードバックをすることもできる．また，神経伝導検査では，神経近接法において超音波ガイドで神経を同定することで，これまでむずかしかった部位での神経伝導検査を適用することが可能となる．超音波ガイドは電気生理検査の確実性と応用性を向上させるツールであり，これを活用することを推奨する．

まとめ

超音波ガイドを用いた，針筋電図および神経近接法による神経伝導検査の具体的方法を説明した．針電極を正確かつ簡便に挿入できる超音波ガイドは，電気生理学的検査を行うのに有用な手段である．

体表機能解剖学について貴重な助言をいただきました大阪医科大学附属病院理学療法士楾田眞弘先生，佐藤久友先生，太田善行先生，近藤修輔先生，簾田大和先生に深謝いたします．

本研究は文部科学省科学研究費（25461326）の助成によって行われた．

文　献

1) Perotto AO：筋電図のための解剖ガイド，第3版，栢森良二（訳），西村書店，新潟，1997
2) 仲野春樹ほか：超音波ガイドを用いて聴診三角を同定し大菱形筋の筋電図検査を行う方法．整形外科 68：1088-1090，2017
3) 仲野春樹：超音波ガイドを用いた神経近接法（near nerve法）による感覚神経伝導検査．Medical Science Digest 42：360-363，2016
4) 廣田友香，上田晃一：神経再生誘導チューブで再建した尺骨神経背側枝神経鞘腫の1例．創傷 8：115-120，2017

*　　*　　*

上肢末梢神経損傷の超音波画像診断

中島祐子　砂川　融　四宮陸雄　兒玉　祥　安達伸生

はじめに

　診療に超音波検査を取り入れてから，当科の外来診療は大きく変化した．これまでリアルタイムに見えなかったものが見えるようになり，見えるようになったからわかるようになったこと，そしてできるようになったことがある[1]．高周波プローブが出現し，超音波装置の信号処理や画像構築技術が飛躍的に進歩したことで，整形外科がターゲットとする浅い部分の軟部組織を鮮明に描出することが可能となった．その空間分解能は0.2 mmといわれている．超音波検査の恩恵をもっとも受けたのは，末梢神経損傷の診断であり，現在では画像診断の第一選択は超音波検査となっている[2,3]．

　外傷性末梢神経損傷は，受傷時に診断されていない場合や，創治癒後に感覚障害を自覚することで発覚する場合も少なくない．手領域では神経間に交通枝が存在する[4,5]ことから，神経が完全に断裂している場合でも支配領域が知覚脱失とはならないこともある．そのため，神経損傷を確実に診断する，またどの程度損傷されているのかの判断をすることが困難で，もう一度創を開けて神経を確認するべきか迷うことがある．治療方針を決定するうえで，超音波による神経損傷の診断は非常に有用である．

　本稿では，超音波検査による上肢末梢神経損傷の診断について，症例を提示しながら解説し，本検査の方法，有用性を紹介する．

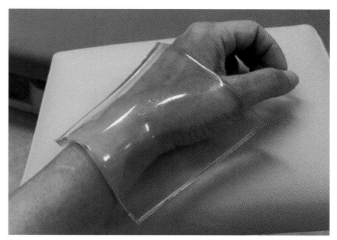

図1．ゲルパッド

I．超音波検査の実際

❶装置などの選択

　末梢神経の観察には分解能が高い高周波リニアプローブが必要で，装置もできるだけ性能がよいものを使いたい．分解能が不十分だと病変が検出できない恐れがある．近年の装置と高周波リニアプローブを用いると指神経の観察も可能で，前腕では神経束まで見えることが多い．画像を描出する際に体表に使用するゼリーは，凸凹の多い部位の観察やプローブによる圧迫を避けるため，硬めのものを勧める．もしくは固めたゼリーのようなカプラやゲルパッド（図1）も販売されており，皮膚から非常に浅い部位の観察や凸凹部位の観察には有用である．

Key words

ultrasonography, peripheral nerve, nerve injury

*Ultrasonography of the peripheral nerve injury in the upper extremity
**Y. Nakashima（共同研究講座准教授）：広島大学大学院運動器超音波医学（Dept. of Musculoskeletal Ultrasound in Medicine, Hiroshima University, Hiroshima）；T. Sunagawa（教授）：同大学大学院上肢機能解析制御科学；R. Shinomiya（診療講師），A. Kodama，N. Adachi（教授）：同大学大学院整形外科．
［利益相反：あり．本研究に関する費用はコニカミノルタ株式会社が（一部）負担した．］

❷検査の実際

上肢末梢神経の観察に筆者は手台を用いるが，手台には高さ調節が可能な採血台がよい（図2）．検者も被検者も無理のない姿勢で検査を行うことも重要である．手台を挟んで向かい合わせに座り，目的の部位に応じて手台の高さを調節して検査を行う．通常はアプリケーションとして運動器のための設定がされており，細かい調整はいらないことが多いが，深度やフォーカス，ゲイン（明るさ）の調整方法は知っておくべきである．

疾患にかかわらず，神経の観察はまず断面である短軸から行い，ゆっくりとプローブを神経の走行に沿って中枢や末梢にスライドさせて連続性と形態を確認し，周囲組織の異常の有無にも注意を払う．病変は短軸のほうが探しやすく，病変部位では神経の長軸も観察をする．

超音波検査では，一般的には特に部位を決めて検査する必要がなく，可能性が疑われる部位が一度にスクリーニングできることは大きな利点だが，外傷後のしびれや痛み，運動麻痺などの身体所見から神経損傷を疑う際には，損傷部位の特定はむずかしくはない．

❸正常神経の超音波画像所見

正常の末梢神経は，神経束が黒い低エコー，神経周膜・上膜が白い高エコーとなる．そのため，短軸ではブドウの房様や蜂の巣様と例えられ，fascicular pattern とも呼ばれる．長軸では低エコーの線が高エコーの線に挟まれた縞模様となる（図3）．現在頻用されているプローブでは手関節以遠ではそれぞれの神経束の描出はやや困難となるが，指神経も DIP 関節レベルまで描出可能である[6,7]．

II．疾患各論

外傷による神経損傷では，損傷部位の予測はむずかしくない．まずは外傷部位を中心に，その少し中枢もしくは末梢で正常の神経を短軸で描出させることから開始する．そこからゆっくりと外傷部位に向かってプローブをスライドさせることで，損傷部位でのわずかな神経の異常を見つけることができる．神経の連続性はあるか，神経の断面の中でどの程度損傷を受けているか，正常な神経束が残っているかなどを判断する．続けてその神経の長軸像を描出し，損傷の範囲を観察するが，長軸像では神経の走行が綺麗に描出できないこともあり，特にプローブのちょっとした傾きで神経束の連続性が途絶え，損傷と見違えることがあるので注意する．

❶打撲後神経障害

症例1．転倒時に左肘内側を強打して受傷し，尺骨神経領域の知覚障害が出現．上腕骨内上顆の末梢の尺骨神経上に Tinel 徴候を認めた．

超音波検査（図4）：まず正常と思われる部位から観察

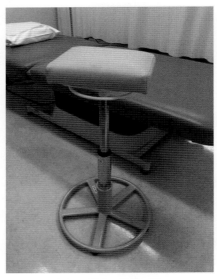

図2．手台（採血台）

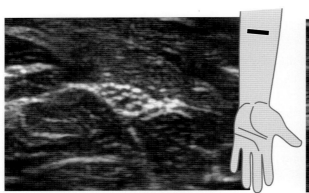

a．短軸像

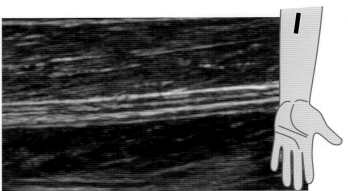

b．長軸像

図3．正常末梢神経（前腕正中神経）

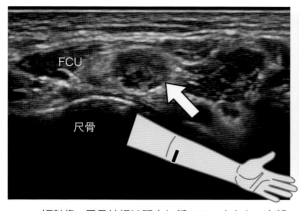
a．短軸像．尺骨神経は腫大し低エコーとなり，内部のfascicular patternが不鮮明となっている(矢印)．

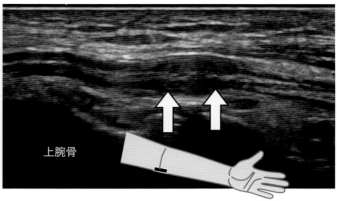
b．長軸像．連続性は認めるが，神経の腫大を認める(矢印)．

図4．症例1．尺骨神経損傷

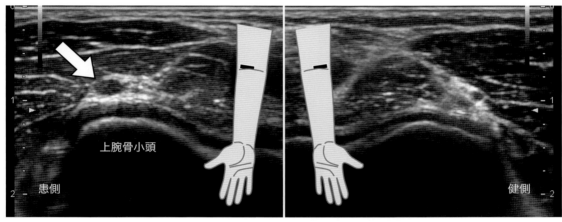
a．短軸像．後骨間神経は健側と比較して腫大している(矢印)．

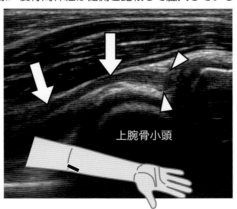
b．長軸像．後骨間神経(矢印)は橈骨頭レベルで連続性が途絶えている(矢頭)．

図5．症例2．後骨間神経断裂

を始めた．前腕中央で尺骨神経を短軸で描出し，プローブを中枢にスライドさせると，尺側手根屈筋の最中枢レベルで尺骨神経が腫大し，内部が低エコーとなっていた．内上顆レベルでは正常の神経画像となっており，連続性が途絶えることはなかった．長軸でも連続性は確認

でき，一部腫大した部分を認めた．打撲による尺骨神経のびまん性損傷・連続性あり，と診断し保存的治療を選択した．

Ⅱ. 疾患・病態別の診断・治療 ◆ 5. 診断法

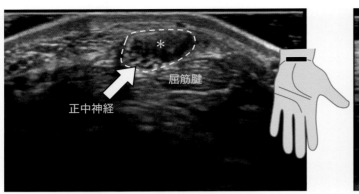

a. 短軸像. 正中神経（点線）は表層の大部分でfascicular patternが消失（*）しているが, 深層には神経束が確認できる（矢印）.

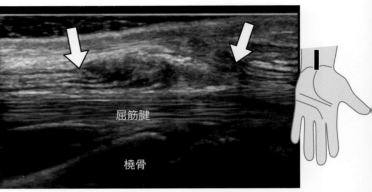

b. 長軸像. 正中神経深層には連続性を認めるが, 矢印間では表層の連続性が途絶えている.

図6. 症例3. 正中神経部分断裂（文献3より許諾を得て転載）

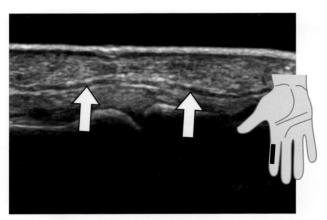

図7. 症例4. 指神経長軸像では指神経（矢印）は腫大部もなく連続性を認める.

❷骨折後神経麻痺

症例2. 近医でMonteggia骨折に対して観血的整復術を受けたが, その後手指の伸展が困難であることに気づいた. 身体所見からは後骨間神経麻痺と診断した.

超音波検査（図5）：当科では運動障害を認める場合, 神経麻痺を疑っていても念のため筋・腱の損傷がないかも確認している. この症例では指の伸展が障害されるような筋・腱の損傷はなく, 前腕近位の手術操作がなされているため, 肘関節前面の後骨間神経から観察を行った. 正常の場合, 肘伸展位で上腕前面に関節軟骨が観察できるレベルでは, 外側に腕橈骨筋, 中央に上腕筋を認め, その間に橈骨神経が確認できる. 橈骨神経はすでに運動枝（後骨間神経）と知覚枝に分かれており, 運動枝である後骨間神経が外側に存在する. 本例では健側と比較すると, この部位で後骨間神経が腫大しており, そのまま末梢にプローブを少しスライドさせると神経の追跡ができなくなった. 長軸では橈骨頭は正常よりもやや前方に位置しており, 橈骨頭中枢で後骨間神経は走行が外側へ約90°変化し, その後すぐに追跡困難となった.

後骨間神経完全断裂と診断し局所展開を行ったところ, 画像診断どおり橈骨頭前面での神経の完全断裂を認めた.

❸正中神経損傷

症例3. ガラス戸で手関節掌側を受傷し, 近医で創縫合を受けたが, 正中神経領域のしびれと母指対立運動障害が遺残した.

超音波検査（図6）：創部である手首皮線上では, 正中神経は短軸で表層の大部分のfascicular patternが消失していたが, 深層に形態異常のない神経束が確認できた. 中枢からスライドさせながら観察すると, この形態異常のない神経束は末梢まで連続性があることが確認できた. 深層には高エコーの手指屈筋腱の断面が観察できるが, 形も正常であり, 損傷はなかった. 長軸では中枢と末梢に神経束が鮮明に確認できる部位があるが, 矢印間では消失しており, 損傷範囲が確認できた. 正中神経表層の部分断裂と診断し, 手術も同様であった.

❹指神経損傷

指神経の場合は長軸で探したほうがわかりやすいこともある. 屈筋腱の長軸を描出し, 腱と平行にプローブを橈側, 尺側にスライドさせると指神経と指動脈が観察できる.

症例4. 鉄板に右示指を挟まれ受傷. 創はなかったが指のしびれを認めたため当科を紹介となったが, 当科受診時にはほぼ症状は消失していた.

超音波検査（図7）：屈筋腱の長軸を観察し, 連続性や滑走に異常がないことを確認後, プローブをスライドさせ両側の指神経と指動脈を確認したところ, 指神経は腫大を認めず, 連続性が確認できた. また指神経の外側では指動脈の血流も異常なく確認できた. 神経損傷なしと診断し, 保存的治療を選択した.

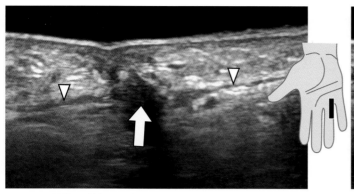
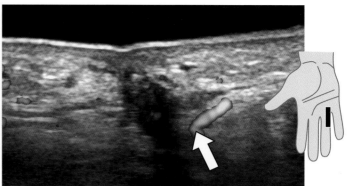

a．長軸像．創部には低エコーの瘢痕が存在し，神経の連続性が確認できない（矢印）．指神経（矢頭）

b．長軸像ドプラ法．指動脈（矢印）の血流信号が連続して描出されない．

図 8．症例 5．指神経断裂

症例 5．ガラスで右環指を受傷し，近医で創縫合を受けた．創は治癒したが，創部の疼痛と環指尺側の知覚鈍麻が続いていた．

超音波検査（図 8）：屈筋腱長軸からプローブを尺側にスライドさせて観察すると，瘢痕と思われる組織が低エコーで描出され，指神経の連続性が確認できなかった．ドプラ法で血流を確認すると，創部付近では中枢の指動脈には信号がなく，末梢のみ描出できた．短軸でも中枢から神経血管束を確認しながら末梢にスライドさせると，創部では瘢痕で神経血管束が確認できなかった．指神経・動脈断裂と診断し，手術的治療を選択した．

まとめ

超音波検査の利点を活かして得られる情報は非常に多い．他の画像検査のように必ずしも他部門に依頼する必要がなくリアルタイムに検査することができ，しかも安価である．組織の鮮明な描出に多少の技術は必要だが，その場で健側と比較することで，診断確定，治療方針決定の一助となることが多い．本稿では本検査による末梢神経損傷の診断をいくつか紹介したが，神経損傷以外にも日常診療においては軟部組織，軟骨，骨表面の描出が可能で，その即時性から診断のみならず治療にも応用することができる．神経の走行が確認できることから，穿刺や注射の際に医原性の損傷を予防するための位置や方向の決定に役立ち，手術ではアプローチ法選択の一助となる．超音波検査は整形外科診療を大きく変えるものといっても過言ではなく，整形外科医にはぜひ習得してもらいたい必須の検査手技と考える．

文 献

1) 皆川洋至：超音波でわかる運動器疾患．メジカルビュー社，東京，p21-97，2010
2) 中島祐子，砂川 融，越智光夫：手領域の腱・神経疾患に対する超音波検査の有用性．超音波検技 40：699-708，2015
3) 中島祐子，砂川 融：手領域の神経損傷に対する超音波検査の小経験．日整外超音波研会誌 24：92-97，2013
4) 宇佐美文章，白井康正，池谷正之ほか：指掌側面における指神経交通枝の解剖学的検索．日手会誌 3：129-132，1986
5) Unver DN, Uysal ll, Karabulut AK et al：Communications between the palmer digital branches of the median and ulnar nerves；a study in human fetuses and a review of the literature. Clin Anat 23：234-241, 2010
6) Umans H, Kessler J, de la Lama M et al：Sonographic assessment of volar digital nerve injury in the context of penetrating trauma. Am J Roentgenol 194：1310-1313, 2010
7) Kessler J, de la Lama M, Umans HR et al：High-frequency sonography of the volar digital nerves of the hand. Muscle Nerve 45：222-226, 2011

＊　　＊　　＊

II. 疾患・病態別の診断・治療 ◆ 5. 診断法

神経磁界計測による
脊髄から末梢神経までの機能診断*

川端茂徳　　佐々木　亨　　渡部泰士　　関原謙介　　足立善昭
大川　淳**

[別冊整形外科 74：206〜211, 2018]

はじめに

「しびれや痛みの診療」において，神経機能評価は診断のみならず，治療方針の決定に大きな役割を果たしている．神経機能評価の基本はていねいに神経学的所見をとることであるが，診断に迷う場合や神経機能を定量化したいときには電気生理学的検査が有用である．電気生理学的検査は，豊富なエビデンスがある優れた検査法であるが，体表から深い神経の詳細な障害部位診断をすることは原理的にむずかしい[1]．たとえば脊椎では，硬膜外腔に電極を挿入し脊髄誘発電位を測定することで，脊髄の伝導障害部位の診断が可能である[2,3]が，術前診断としては侵襲性が高いために普及していない．

神経磁界計測は，神経活動電流から発生する磁界を計測することで，体表から深く，骨組織に囲まれている部位でも，神経の電気活動を高い空間分解能で推定できる優れた検査法である．1990〜2000年代前半に，末梢神経[4〜6]や脊椎[7,8]の神経誘発磁界測定の報告が多くなされたが，神経電気活動の表示方法や，障害部位診断法が確立していなかったために，臨床応用されなかった．2000年代後半から，電流源推定法の進歩[9]，神経刺激のアーチファクト除去法[10]の開発，磁界測定時の骨格位置取得法の開発により，臨床応用が可能となってきた．現在ではMRI，単純X線像などの形態情報に神経電気活動を重ね合わせて表示することができ，次世代の神経機能診断

法として期待される．

I. 測定装置[11]

生体磁気計測は，脳や心臓の分野ではすでに脳磁計・心磁計として製品化され，臨床応用されている．神経の発する磁界は地磁気の1〜10億分の1と非常に微弱であるため，電車や車，エレベータなどからの磁気ノイズを遮断するための磁気シールドルーム内で測定する．

磁気センサには，超高感度の超伝導量子干渉素子（SQUID）が用いられる．われわれの磁気センサ（図1）は，センサ面を脊椎の弯曲に合わせて軽度弯曲させているが，四肢の末梢神経も支障なく測定することができる．測定姿位で単純X線像を撮影することで，骨格の正確な位置情報を取得している．

II. 脊髄誘発磁界（脊磁図）

❶頚　椎

a. 胸髄刺激脊髄誘発磁界[12]

下位胸椎硬膜外腔に経皮的に挿入したカテーテル電極を用いて，胸髄を電気刺激し，頚椎背側の皮膚上から脊髄誘発磁界を測定すると，健常者では頭側に向けて頚部を上行する磁界が測定された．磁界から計算された電流は，軸索内電流・脱分極部の内向き電流など軸索活動のパターンを示し，約64 m/秒と生理学的に妥当な速度で伝導した．

▮Key words

magnetospinography, magnetoneurography, spinal cord function, brachial plexus, carpal tunnel

*Evaluation of neural function in spinal cord and peripheral nerve by neuromagnetic measurement
要旨は第30回九州臨床神経生理研究会において発表した．
**S. Kawabata（特任教授）：東京医科歯科大学先端技術医療応用学講座（Dept. of Advanced Technology in Medicine, Graduate School of Tokyo Medical and Dental University, Tokyo）；T. Sasaki, T. Watanabe：同大学整形外科；K. Sekihara（客員教授）：同大学先端技術医療応用学講座；Y. Adachi（教授）：金沢工業大学先端電子技術応用研究所；A. Okawa（教授）：東京医科歯科大学整形外科．
[利益相反：あり．本研究に関する費用は株式会社リコー，TDK株式会社が（一部）負担した．また，文部科学省科学研究費，セコム科学技術振興財団の助成金を用いた．]

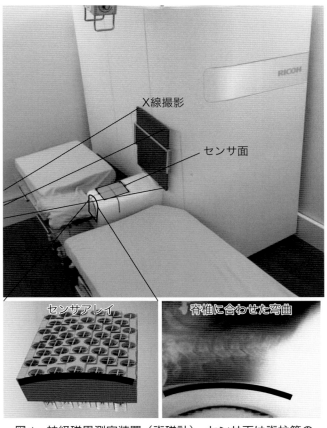

図1. 神経磁界測定装置（脊磁計）．センサ面は脊柱管のカーブに合わせて軽度弯曲している．センサ面の下に約130チャネルの超伝導量子干渉素子センサが配列している．測定時の姿位で，単純X線撮影することで，生体磁気情報と骨格の位置をマッチングさせる．

脊髄症患者では，障害部位で伝導がブロックされ脊髄機能障害の診断が可能であった（図2）．

b．末梢神経刺激脊髄誘発磁界[12]

上肢の正中神経や尺骨神経を刺激後に，頸部で脊磁図を測定することで，刺激側の椎間孔から流入し，脊柱管に沿って上行する脊髄電気活動を可視化することができた（図3）．前述の胸髄刺激に対し，電流のパターンが複雑で神経伝導の把握にコツを要するが，完全に無侵襲である点，神経根の評価ができる点から，患者への応用が期待できる．

❷ 腰　椎

下肢の腓骨神経や脛骨神経を刺激し，腰部で脊磁図を測定すると，L5，S1神経根の電流の可視化が可能である[13]．L5やS1神経根症患者での，障害部位診断も可能である（図4）．椎間孔内での神経障害の診断が可能になる可能性が高く，腰部神経根症の診断と治療に大きく貢献すると考える．

Ⅲ．腕神経叢の神経磁界

正中神経刺激や尺骨神経刺激後に，前頸部体表から神経磁界を測定すると，烏口突起内側から鎖骨下を通過し，椎間孔に流入する神経活動電流を可視化することができる．腕神経叢部での神経障害の患者では，伝導ブロック部位の同定が可能である（図5）．これまで，腕神経叢部の電気生理学的診断は非常に困難であったが，神経磁界計測により腕神経叢部の機能診断が飛躍すると考える．今後，胸郭出口症候群，腕神経叢炎などへの応用が期待される．

Ⅳ．手根管の神経磁界

示指もしくは中指の指神経を刺激し，手掌から神経磁界を計測することで，手根管部の神経活動の可視化が可能である．手根管患者の伝導障害を詳細に評価することも可能であり（図6），手根管症候群の病態把握，治療効果判定に貢献すると考える．

II. 疾患・病態別の診断・治療 ◆ 5. 診断法

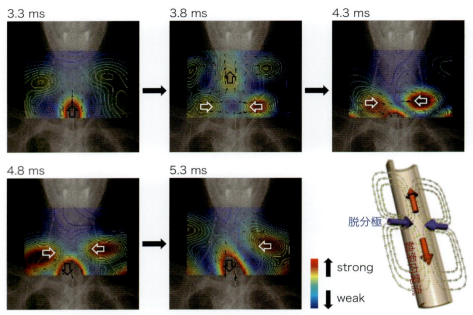

a. 測定磁界から計算された電流分布の時間推移. 小黒矢印が電流の向き, 赤が電流の強い部分, 青が電流の小さい部分を示す. 黒中抜き矢印が軸索内電流, 白中抜き電流が脱分極部の内向き電流を示す. 障害部位で脱分極部の内向き電流が減衰した.

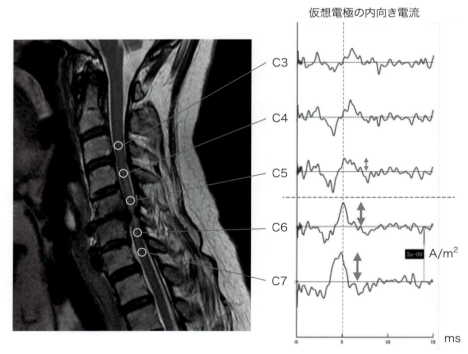

b. 仮想電極を各椎体レベルに設定し, 脊髄に垂直に流入出する電流の波形を示す. 基線より上が脊髄に内向きに流入する電流. C5/C6 で脱分極部の内向き電流が減衰した.

図2. C5/C6 脊髄障害患者の脊磁図

まとめ

神経磁界計測は, ① 測定部位にセンサをあてるだけでよく, 手技に熟練を要さない, ② 体表から深い神経の活動を評価できる, ③ 神経の電気活動を形態情報に重ね合わせて評価できるなど, これまでの電気生理学的検査にない, 優れた特徴がある. MRI などの形態学的診断と神経磁界計測の組み合わせは合理的で理想的な診断法であり, 診断に難渋することも多いしびれや痛みの診断のゴールデンスタンダードになると考える.

神経磁界計測による脊髄から末梢神経までの機能診断

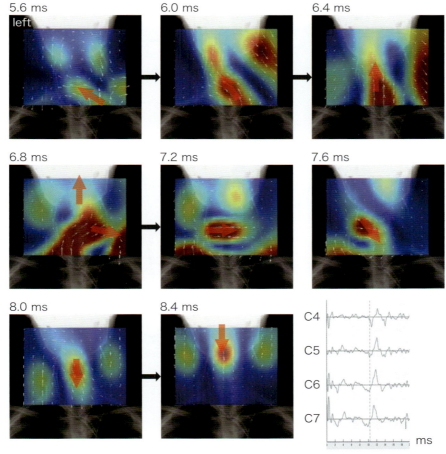

図3. 右正中神経刺激後の頸部での電流分布. 右の下位頸椎外側から椎間孔に流入し, 脊柱管内を上行する神経活動電流が可視化されている. 右下は, C4〜C7の各椎体レベルに設定した仮想電極での脱分極部での内向き電流の波形. 脊柱管内での神経伝導を評価することができた.

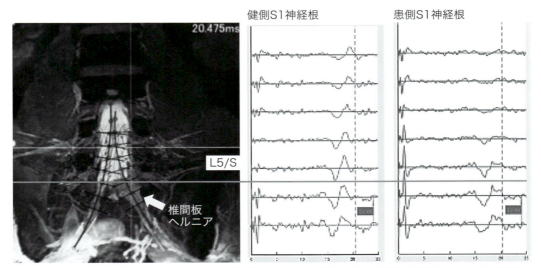

図4. 左L5/S椎間板ヘルニアによるS1神経根症. 患者の脛骨神経刺激後の脊磁図. S1神経根に沿って仮想電極を設定し, 脱分極部の内向き電流の波形を表示した. 健側では脱分極部の内向き電流が頭側に伝搬するが, 患側では椎間板ヘルニアの部位で減衰した.

209

Ⅱ．疾患・病態別の診断・治療　5．診断法

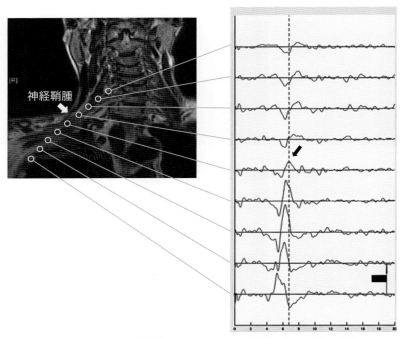

図5．右腕神経叢部の神経鞘腫症例．正中神経刺激後の腕神経叢部での脱分極部の内向き電流波形を示す．神経伝導が腫瘍の部位でブロックされた．

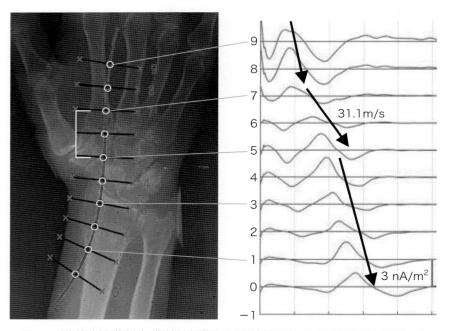

図6．手根管症候群症例．指神経刺激後の脱分極部の内向き電流波形を示す．手根管部での局所的な伝導遅延を検出することができた．

文　献
1) Eisen AA：Noninvasive measurement of spinal cord conduction：review of presently available methods. Muscle Nerve **9**：95-103, 1986
2) Shinomiya K, Furuya K, Sato R et al：Electrophysiologic diagnosis of cervical OPLL myelopathy using evoked spinal cord potentials. Spine（Phila Pa 1976）**13**：1225-1233, 1988
3) Tani T, Ishida K, Ushida T et al：Intraoperative electroneurography in the assessment of the level of operation for cervical spondylotic myelopathy in the elderly. J Bone Joint Surg **82-B**：269-274, 2000

4) Trahms L, Erne SN, Trontelj Z et al：Biomagnetic functional localization of a peripheral nerve in man. Biophys J **55**：1145-1153, 1989

5) Nakanishi K, Mashiko T, Fujimoto Y et al：Wide-range visualization of compound nerve action magnetic fields in the human median and ulnar nerves from the forearm to Erb's point（vol 356, pg 151, 2004）. Neurosci Lett **359**：198, 2004

6) Hashimoto I, Mashiko T, Mizuta T et al：Visualization of a moving quadrupole with magnetic measurements of peripheral nerve action fields. Electroencephalogr Clin Neurophysiol **93**：459-467, 1994

7) Mackert BM, Curio G, Burghoff M et al：Magnetoneurographic 3 D localization of conduction blocks in patients with unilateral S1 root compression. Electroencephalogr Clin Neurophysiol **109**：315-320, 1998

8) Curio G, Erne SN, Sandfort J et al：Exploratory mapping of evoked neuromagnetic activity from human peripheral nerve, brachial plexus and spinal cord. Electroencephalogr Clin Neurophysiol **81**：450-453, 1991

9) Sato T, Adachi Y, Tomori M et al：Functional imaging of spinal cord electrical activity from its evoked magnetic field. IEEE Trans Biomed Eng **56**：2452-2460, 2009

10) Sekihara K, Kawabata Y, Ushio S et al：Dual signal subspace projection（DSSP）；a novel algorithm for removing large interference in biomagnetic measurements. J Neural Eng **13**：036007, 2016

11) Adachi Y, Kawabata S, Fujihira J et al：Multi-channel SQUID magnetospinogram system with closed-cycle helium recondensing. IEEE Trans Appl Supercon **27**：2017

12) Sumiya S, Kawabata S, Hoshino Y et al：Magnetospinography visualizes electrophysiological activity in the cervical spinal cord. Sci Rep **7**：2192, 2017

13) Ishii S, Kawabata S, Tomizawa S et al：Conductive neuromagnetic fields in the lumbar spinal canal. Clin Neurophysiol **123**：1656-1661, 2012

* * *

『別冊整形外科』No. 74
しびれ・痛みに対する整形外科診療の進歩

2018 年 10 月 30 日　発行

編集者 大川　淳
発行者 小立鉦彦
発行所 株式会社 南 江 堂
〒113-8410 東京都文京区本郷三丁目 42 番 6 号
☎ （出版) 03-3811-7619 （営業) 03-3811-7239
ホームページ http://www.nankodo.co.jp/
印刷 三報社／製本 ブックアート

© Nankodo Co., Ltd., 2018

定価は表紙に表示してあります.
落丁・乱丁の場合はお取り替えいたします.
ご意見・お問い合わせはホームページまでお寄せください.

Printed and Bound in Japan
ISBN 978-4-524-27774-2

本書の無断複写を禁じます.
JCOPY 〈(社)出版者著作権管理機構 委託出版物〉

本書の無断複写は，著作権法上での例外を除き禁じられています．複写される場合は，そのつど事前に，
(社)出版者著作権管理機構(電話 03-3513-6969，FAX 03-3513-6979，e-mail: info@jcopy.or.jp)の
許諾を得てください.

本書をスキャン，デジタルデータ化するなどの複製を無許諾で行う行為は，著作権法上での限られた例外
(「私的使用のための複製」など) を除き禁じられています．大学，病院，企業などにおいて，内部的に業
務上使用する目的で上記の行為を行うことは私的使用には該当せず違法です．また私的使用のためであっ
ても，代行業者等の第三者に依頼して上記の行為を行うことは違法です.

『別冊整形外科』要旨募集

『別冊整形外科』No. 76「運動器疾患に対する保存的治療
―私はこうしている」

　整形外科医の本分として新規手術の開発や手術手技の改良があります．外科手術は侵襲や有害事象が懸念される治療法ですが，さまざまな画像診断や術中支援機器でより安全かつ高い精度をもつようになり，成績も一層安定してきています．その一方で，生活習慣病や癌に対する治療の発展により，さまざまな並存疾患を有する脆弱な患者群の運動器診療に関わらざるをえなくなってきました．

　本特集では「運動器疾患に対する保存的治療」を取り上げました．われわれが診療する運動器疾患の大半は保存的治療の適応ですが，手術と保存的治療のせめぎ合いがあってこそ，それぞれの適応や限界が明らかになっていきます．また，主要な運動器疾患の診療にはガイドラインが策定されていますが，本来ガイドラインはすべての患者さんにあてはまるものではありません．エビデンスに欠けている治療法に意味がないわけではなく，むしろその有用性を確信している治療法を磨き上げ，新たなエビデンスをつくっていくことこそわれわれ医療者の重要な活動であります．ふるってご投稿いただけますと幸いです．

募集テーマ

I．総　　論
1．運動器疾患の保存的治療の実情や方向性について
　1）疫学や検診による分析
　2）一般整形外科外来における活動
　3）その他
II．保存的治療各論
1．運動療法
　1）運動機能不全（ロコモティブシンドロームなど）に対して
　2）運動器疼痛に対して
2．理学療法
　1）超音波療法
　2）電気刺激療法
　3）牽引療法
3．装具療法，テーピング
4．食事，栄養，サプリメント
5．薬物療法
6．インターベンショナル治療
　1）関節内注射
　2）PRP（多血小板血漿）
　3）神経根ブロック
　4）新規デバイス（筋膜リリースに対してなど）
7．保存的治療を補完する取り組み
　1）アドヒアランスを保つための工夫，デバイス
　2）医療チーム，病院・地域での取り組み
8．その他
III．上肢疾患に対する保存的治療
1．上肢の外傷（鎖骨骨折，上腕骨近

位部骨折，肩関節脱臼，舟状骨骨折，橈骨遠位端骨折，手指骨折）
2．肩関節周囲炎，上腕骨外上顆炎，de Quervain 病，狭窄性腱鞘炎
3．上肢の変形性関節症［変形性母指手根中手（CM）関節症，Heberden 結節］
4．小児・学童期の上肢疾患（野球肘，ばね指）
5．上肢の神経障害［胸郭出口症候群，手根管症候群，複合性局所疼痛症候群（CRPS）など］
6．その他
IV．下肢疾患に対する保存的治療
1．下肢の外傷［股関節脱臼骨折，非定型大腿骨骨折，膝蓋骨骨折，膝半月板損傷，膝靱帯損傷，下腿骨折，疲労骨折，足関節骨折，足部骨折（踵骨骨折，距骨骨折），アキレス腱断裂］
2．変形性股関節症，変形性膝関節症，変形性足関節症，外反母趾，強剛母趾
3．扁平足，後脛骨筋腱機能不全，有痛性外脛骨，足底腱膜炎
4．小児・学童期の下肢疾患（Perthes 病，鼡径部痛症候群，シンスプリント，Osgood-Schlatter 病，内反足など）
5．下肢の神経障害（Morton 病など）
6．その他

V．脊椎，骨盤疾患に対する保存的治療
1．頚椎疾患
　1）頚椎の外傷（外傷性頚部症候群，環椎破裂骨折（Jefferson 骨折），歯突起骨折，ハングマン骨折）
　2）脊髄損傷
　3）頚椎症性神経根症，頚椎性脊髄症・後縦靱帯骨化症など
　4）小児の頚椎疾患（環軸椎回旋位固定，筋性斜頚など）
　5）その他
2．胸腰仙椎・骨盤疾患
　1）胸腰椎の外傷［外傷性胸腰椎圧迫骨折，骨粗鬆症合併の脊椎骨折，びまん性特発性骨増殖症（DISH）合併の脊椎骨折，偽関節］
　2）骨盤骨折，仙骨骨折，肋骨骨折
　3）椎間板症，椎間関節障害
　4）成人脊柱変形
　5）腰部脊柱管狭窄症，腰椎椎間板ヘルニア
　6）仙腸関節障害
　7）小児・学童期の胸腰仙椎・骨盤疾患（側弯症，腰椎分離症など）
　8）その他
VI．有害事象と対策・予防
1．廃用性筋萎縮や関節拘縮，皮膚障害・褥瘡
2．深部静脈血栓症，肺塞栓
3．せん妄，失語，認知症悪化
4．その他

『整形外科』編集委員会

　ご応募くださる方は，タイトルおよび要旨（1,000 字以内）を，**2019 年 2 月末日**までに下記『整形外科』編集室・『別冊整形外科』係宛にお送りください（**E-mail** でも受け付けます）．2019 年 3 月末日までに編集委員会で採否を決めさせていただき，その後ご連絡いたします．なおご執筆をお願いする場合の原稿締め切りは採用決定から 2ヵ月後（2019 年 5 月末日），発行は2019 年 10 月予定となります．

送付先：☎ 113-8410　東京都文京区本郷三丁目 42 番 6 号
株式会社南江堂　『整形外科』編集室・『別冊整形外科』係
（TEL 03-3811-7619／FAX 03-3811-8660／E-mail：pub-jo @ nankodo.co.jp）

＜『整形外科』編集室＞

別冊整形外科 ORTHOPEDIC SURGERY

監修
「整形外科」編集委員

No. 1	救急の整形外科	＊品切	No. 32	小児の下肢疾患	＊品切
No. 2	頸椎外科の進歩	＊品切	No. 33	骨 粗 鬆 症	＊品切
No. 3	人 工 股 関 節	＊品切	No. 34	慢性関節リウマチ	＊品切
No. 4	義 肢・装 具	＊品切	No. 35	特発性大腿骨頭壊死症	＊品切
No. 5	プアーリスクと整形外科	＊品切	No. 36	肩 関 節	＊品切
No. 6	肩 関 節	＊品切	No. 37	外傷治療の Controversies	＊品切
No. 7	対立する整形外科治療法（その1）	＊品切	No. 38	画 像 診 断 技 術	＊品切
No. 8	骨・軟骨移植の基礎と臨床	＊品切	No. 39	人工股関節の再置換・再手術の現況	＊品切
No. 9	対立する整形外科治療法（その2）	＊品切	No. 40	整形外科手術の周術期管理	＊品切
No. 10	骨・関節外傷に起りやすい合併障害	＊品切	No. 41	四肢骨折治療に対する私の工夫	＊品切
No. 11	整形外科用器械	＊品切	No. 42	変形性膝関節症および周辺疾患	＊品切
No. 12	高齢者の脊椎疾患	＊品切	No. 43	骨・軟部腫瘍の診断と治療	＊品切
No. 13	新しい画像診断	＊品切	No. 44	私のすすめる診療器械・器具	＊品切
No. 14	慢性関節リウマチとその周辺疾患	＊品切	No. 45	脊柱靱帯骨化症	＊品切
No. 15	骨・関節感染症	＊品切	No. 46	関節不安定性と靱帯再建	＊品切
No. 16	人工関節の再手術・再置換	＊品切	No. 47	骨・軟 骨 移 植	＊品切
No. 17	骨・軟部悪性腫瘍	＊品切	No. 48	骨 壊 死	＊品切
No. 18	先端基礎研究の臨床応用	＊品切	No. 49	末梢神経障害の基礎と治療戦略	＊品切
No. 19	創 外 固 定	＊品切	No. 50	脊椎疾患における鑑別診断と	
No. 20	腰椎部のインスツルメンテーション手術	＊品切		治療法選択の根拠	＊品切
No. 21	経皮的もしくは小切開からの整形外科手術	＊品切	No. 51	整形外科 office-based surgery	＊品切
			No. 52	高齢者骨折に対する私の治療法	＊品切
No. 22	膝 関 節 の 外 科	＊品切	No. 53	変 形 性 関 節 症	＊品切
No. 23	外傷性脱臼の治療	＊品切	No. 54	上 肢 の 外 科	
No. 24	整形外科疾患の理学療法	＊品切	No. 55	創外固定の原理と応用	＊品切
No. 25	足 の 外 科	＊品切	No. 56	関節周辺骨折最近の診断・治療	＊品切
No. 26	肘 関 節 外 科	＊品切	No. 57	股関節疾患の治療 up-to-date	＊品切
No. 27	整形外科領域における疼痛対策	＊品切	No. 58	肩関節・肩甲帯部疾患	＊品切
No. 28	一人で対処する整形外科診療	＊品切	No. 59	運動器疾患に対する最小侵襲手術	
No. 29	頸 部 脊 髄 症	＊品切	No. 60	骨 粗 鬆 症	＊品切
No. 30	整形外科鏡視下手術の評価と展望	＊品切	No. 61	難治性骨折に対する治療	
No. 31	手関節部の外科	＊品切	No. 62	運動器疾患の画像診断	

No. 63
腰椎疾患 up-to-date
東京医科歯科大学教授　大川　淳 編集

No. 64
小児整形外科疾患診断・治療の進歩
九州大学教授　岩本　幸英 編集

No. 65
人工関節置換術
最新の知見
新潟大学教授　遠藤　直人 編集

No. 66
整形外科の手術手技
私はこうしている
とちぎリハビリテーションセンター所長　星野　雄一 編集

No. 67
変形性膝関節症の診断と治療
広島大学教授　越智　光夫 編集

No. 68
整形外科領域における移植医療
東京医科歯科大学教授　大川　淳 編集

No. 69
足関節・足部疾患の最新治療
京都大学教授　松田　秀一 編集

No. 70
骨折（四肢・脊椎脊髄外傷）の診断と治療（その1）
新潟大学教授　遠藤　直人 編集

No. 71
骨折（四肢・脊椎脊髄外傷）の診断と治療（その2）
新潟大学教授　遠藤　直人 編集

No. 72
高齢者（75歳以上）の運動器変性疾患に対する治療
自治医科大学教授　竹下　克志 編集

No. 73
スポーツ傷害の予防・診断・治療
広島大学教授　安達　伸生 編集

No. 74
しびれ・痛みに対する整形外科診療の進歩
東京医科歯科大学教授　大川　淳 編集

No. 75
整形外科診療における最先端技術
京都大学教授　松田　秀一 編集（2019年4月発売予定）

No. 76
運動器疾患に対する保存的治療
私はこうしている
自治医科大学教授　竹下　克志 編集（2019年10月発売予定）

〒113-8410 東京都文京区本郷三丁目 42-6／☎ 03（3811）7619（編集）・7239（営業）

南江堂

Orthopedic Imaging
A Practical Approach

歴史的名著だった前版（『Adam Greenspan整形外科放射線診断学（原書第3版）』）の14年ぶりの日本語版！

グリーンスパン・ベルトラン 整形外科画像診断学 原書第6版

監訳　遠藤　直人

整形外科における画像診断の全領域をカバー！

Adam Greenspan
Javier Beltran

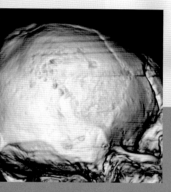
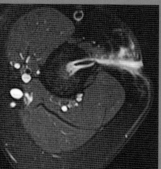
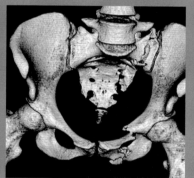
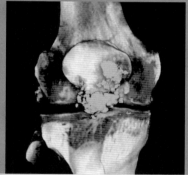
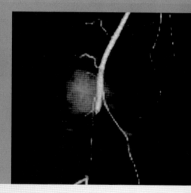

整形外科における画像診断の全領域をカバー・解説した定本の最新版.

X線像, CT, シンチグラフィ, PET-CT, エコーをはじめとしたあらゆるモダリティを網羅し, 約4,000枚の写真・シェーマをふんだんに用いて典型例から鑑別診断まで詳細に解説.

基礎〜最新知識まで幅広い記載で, すべてのレベルの整形外科医・放射線科医が対象.

今改訂では, 特にMRIと術後のモニタリングの記載を増やした.

訳者（執筆項目順）

遠藤　直人	新潟大学教授	
稲川　正一	新潟大学准教授	
山際　浩史	済生会新潟第二病院部長	
望月　友晴	新潟大学整形外科	
森谷　浩治	一般財団法人新潟手の外科研究所部長	
普久原朝海	新潟大学整形外科	
谷藤　理	新潟大学整形外科	
渡邊　慶	新潟大学講師	
近藤　直樹	新潟大学講師	
宮坂　大	新潟大学整形外科	
佐野　博繁	新潟大学整形外科	
藤澤　純一	新潟大学講師	
生越　章	新潟大学教授	
有泉　高志	新潟大学整形外科	
川島　寛之	新潟大学講師	
畠野　宏史	新潟県立がんセンター新潟病院部長	
今井　教雄	新潟大学准教授	
山本　智章	医療法人愛広会新潟リハビリテーション病院院長	
佐久間由美	新潟大学准教授	
村上　玲子	新潟大学整形外科	
平野　徹	新潟大学准教授	

■A4変型判・1,244頁　2018.6.　ISBN978-4-524-25928-1
定価（本体38,000円＋税）

定価は消費税率の変更によって変動いたします. 消費税は別途加算されます.

南江堂　〒113-8410 東京都文京区本郷三丁目42-6（営業）TEL 03-3811-7239　FAX 03-3811-7230　www.nankodo.co.jp

整形外科医のための手術解剖学図説

辻 陽雄／長野 昭 [監訳]
Haruo Tsuji　Akira Nagano

原書第5版

整形外科手術における局所解剖と，安全・確実を旨とする基本的なアプローチを，美麗なわかりやすい図を数多く用いて解説．訳本では随所に監訳者らの工夫を加え，後期研修医の定本となっている．

今改訂では，章構成の変更や約70点の図版の追加のほか，"Dangers"（注意すべき組織）の項目を中心に記述を強化し，完成度が増した．

訳者（五十音順）		
飯田 寛和	関西医科大学整形外科学 教授
石井 清一	札幌医科大学 名誉教授
糸満 盛憲	北里大学 名誉教授
内西 兼一郎	元慶應義塾大学客員教授
高倉 義典	奈良県立医科大学 名誉教授
玉井 和哉	獨協医科大学 名誉教授
辻 陽雄	富山大学 名誉教授
鳥巣 岳彦	大分大学 名誉教授
長野 昭	浜松医科大学 名誉教授
山本 晴康	愛媛大学 名誉教授

■A4変型判・822頁　2018.5.　ISBN978-4-524-23777-7
定価（本体38,000円＋税）

南江堂　〒113-8410 東京都文京区本郷三丁目42-6（営業）TEL 03-3811-7239　FAX 03-3811-7230

定価は消費税率の変更によって変動いたします．消費税は別途加算されます．

症候診断から始まる治療選択，
保存的治療の実際と奥の手，
知っておくべき最新治療を一冊に凝縮！

専門医の整形外科外来診療

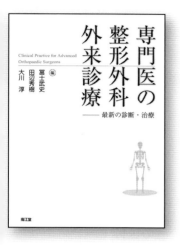

Clinical Practice for Advanced Orthopaedic Surgeons

冨士武史
田辺秀樹　編
大川　淳

——最新の診断・治療

ベテラン医による症候診断の解説，疾患別の保存療法の実際と外来治療の奥の手，患者説明や病診連携を円滑化する最新の治療知識を一冊にまとめた．
病院勤務医・開業医・大学勤務医という異なる立場の編集による，130名を超えるスペシャリストの臨床における創意・工夫，経験がトレイスできる，専門医による専門医のための外来診療ガイド．

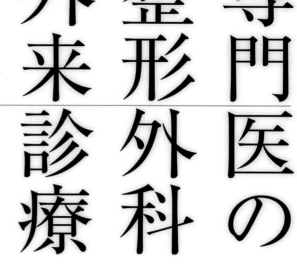

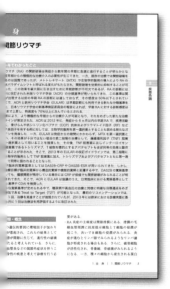
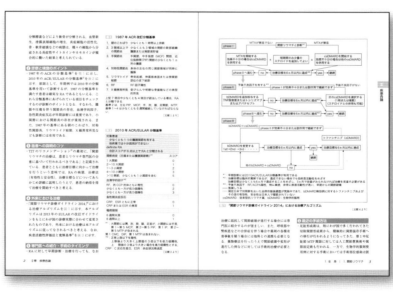
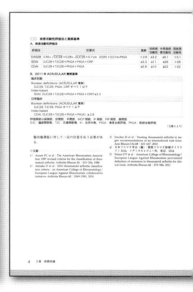

今の整形外科がよくわかる！

+ 入室時からの患者観察，徹底的な症候診断
+ 各疾患の「ここ10年でかわったこと，わかったこと」
+ ベテラン医による治療の技
+ 専門医への紹介・手術のタイミング

専門医による
専門医のための
外来診療ガイド

病棟でも試験でも
役立ちます

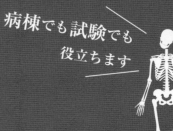

■B5判・458頁　2017.4.　ISBN978-4-524-25836-9　定価（本体9,500円＋税）

南江堂　〒113-8410　東京都文京区本郷三丁目42-6（営業）TEL 03-3811-7239　FAX 03-3811-7230

定価は消費税率の変更によって変動いたします．
消費税は別途加算されます．
20170328tsu

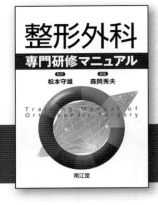

整形外科専門研修マニュアル

監修 松本守雄
編集 森岡秀夫

■B6判・440頁 2018.7.
ISBN978-4-524-24125-5
定価（本体 4,500円＋税）

2018年春より施行される新専門医制度のために日本整形外科学会が策定した「整形外科専攻医研修マニュアル」の「整形外科専門研修カリキュラム」の構成に完全準拠した専攻医向けのポケットマニュアル．慶應義塾大学整形外科教室および関連病院の医師による執筆で，記載の水準等も統一されている．評価の際に具体的な到達水準の参照が容易であり，専攻医にも指導医にもきわめて効率のよい参考書となっている．

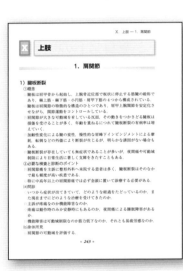
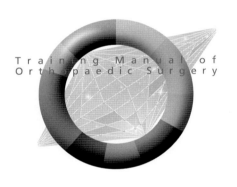
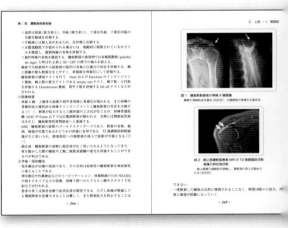

主要目次

第1部 総論

Ⅰ．医師の法的義務と職業倫理
　法律について／医療倫理と医療安全
Ⅱ．運動器の基礎知識
　骨代謝の概略／骨折治癒過程／軟骨代謝の概略と軟骨修復／神経の変性と再生／関節症と関節炎（その病態の違い）／運動器のバイオメカニクスの概略
Ⅲ．診断基本手技
　病歴聴取～信頼関係の構築～／身体計測／関節の身体所見／脊椎の身体所見／神経学的所見／X線検査／CT検査（適応と読影）／MRI検査（適応と読影）／骨シンチグラフィーと PET／電気生理学的検査（筋電図）／骨量測定（概要）／超音波検査／関節造影，脊髄造影v組織生検の適応と手技
Ⅳ．治療基本手技
　基本的創傷処置／骨折と脱臼の整復・固定法（副子，ギプスなど）と牽引療法／清潔操作（関節穿刺・直達牽引）／麻酔法（局所麻酔，伝達麻酔，腰椎麻酔，硬膜外麻酔）／神経ブロック，硬膜外ブロック／薬物療法と医薬品副作用被害救済制度／麻薬管理に関する法律／術後合併症とその予防的管理／患者・家族への治療に関するインフォームドコンセント
Ⅴ．小児
　小児のX線写真（各部位における発育）／小児運動器疾患に対する装具療法／骨成長障害に対する外科的治療／被虐待児症候群／乳幼児の運動発達遅延
Ⅵ．スポーツ
　スポーツ医学の概念／運動負荷試験と運動処方／スポーツ障害の種目特性／発育期のスポーツ障害／中高年のスポーツ障害／女性の身体的特徴と関連したスポーツ障害／アスレティックリハビリテーション／アンチ・ドーピングについて／スポーツ現場での救急医療／テーピング処置・ブレースの処方／障害者スポーツ
Ⅶ．リハビリテーション
　「リハビリテーション」の概念／ICFの概念を用いた医学的リハビリテーションのプログラム／リハビリテーション専門職（PT, OT, ST, MSWなど）の職務，専門性，役割／高齢者・障害者に対する社会福祉制度／運動器不安定症（MADS）／機能評価尺度（Barthel index, FIM, ロコモ25, JKOM, RDQなど）を用いた機能評価／ロコモティブシンドローム／運動器疾患に対する運動療法・作業療法・義肢装具療法・物理療法
Ⅷ．地域医療
　病診連携・病病連携／地域医療を支える職種／医療保険制度，公費負担制度，介護保険制度
Ⅸ．外傷（救急医療）
　救急医療に関する法律／救命処置／多発外傷における重要臓器損傷とその症状／外傷の重症度評価／トリアージ／骨折と脱臼／開放骨折／軟部組織損傷
Ⅹ．医療記録
　診療記録，記載方法の基本／運動器疾患の病歴／運動器疾患の身体所見／検査結果と症状，経過／検査，治療行為に対するインフォームドコンセントの記載／手術記録／紹介状，依頼状／障害認定（労災，身障，交通災害年金）と診断書の種類と内容
Ⅺ．研究・発表
　研究テーマの立案と研究プロトコール作成／文献検索と引用／統計学的検定手法／研究成果の発表（学会発表と論文作成）

第2部 運動器疾患 各論

Ⅰ．軟部組織・骨・関節の感染症
Ⅱ．慢性関節疾患
Ⅲ．四肢循環障害
Ⅳ．骨系統疾患
Ⅴ．先天異常症候群
Ⅵ．代謝性骨疾患
Ⅶ．神経疾患，筋疾患
Ⅷ．リウマチ
Ⅸ．腫　瘍
Ⅹ．上　肢
　肩関節／肘関節／手および手関節／末梢神経
Ⅺ．下　肢
　股関節／膝関節および下腿／足関節および足
Ⅻ．脊椎・脊髄

非専門家・専門家双方にとって必読の
"日本における重度四肢外傷の標準的治療戦略"を解説。

重度四肢外傷の標準的治療

編著 土田 芳彦

Standard Treatment for Severe Open Fracture

Japan Strategy

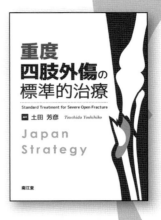

■B5判・284頁　2017.5.　ISBN978-4-524-25909-0　定価（本体 10,000 円＋税）

運動器（上肢・下肢）の重度外傷においては，確実に救命したうえで後遺障害を防ぎ，クォリティの高い治療を達成するためには「外傷再建外科医」による技術と治療戦略が求められる．本書は重度四肢外傷の初期治療に直面する可能性のある一般整形外科医・救急医ら"非専門家"を対象とした「非専門家編」と，エキスパートの判断を掘り下げた「専門家編」の構成に分け，非専門家・専門家双方にとって必読の"日本における重度四肢外傷の標準的治療戦略"を解説している．

Basic Point

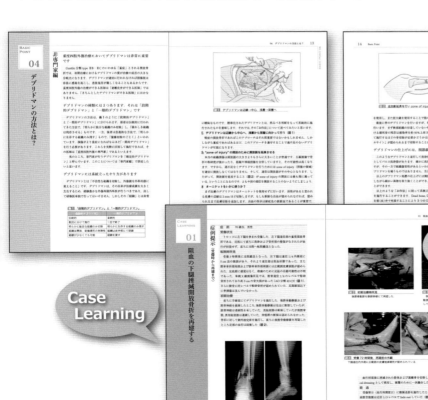

Case Learning

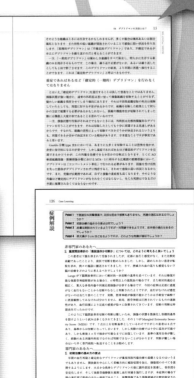

南江堂　〒113-8410　東京都文京区本郷三丁目 42-6（営業）TEL 03-3811-7239　FAX 03-3811-7230

定価は消費税率の変更によって変動いたします。
消費税は別途加算されます。

20170228tsu

発売中

『整形外科』編集委員 監修
東京医科歯科大学整形外科教授 大川淳 編集

臨床雑誌 整形外科 ORTHOPEDIC SURGERY Vol.69 No.6 2018-5月増刊号

特集 脊柱靱帯骨化症研究の進歩

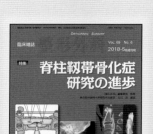

靱帯骨化の研究は，後縦靱帯骨化症の患者さんのゲノム解析により疾患感受性遺伝子が明らかになりつつあるなど，成果が上がっている．全身の脊柱靱帯の骨化傾向も，多施設から集積された100例を超える症例の全脊柱CTの解析によりすべての脊柱靱帯の骨化傾向が間違いなく存在していることが証明されている．一方で，胸椎の靱帯骨化症手術では約40％という極めて高い頻度で神経合併症が発生することも明らかになっている．2年後に改訂を予定している，靱帯骨化症ガイドラインの中間報告である．
（「編集にあたって」より抜粋）
東京医科歯科大学整形外科教授 大川淳

■A4変型判・216頁
定価（本体 6,000円＋税）

目次

◆編集にあたって
　　　大川 淳

I．基礎研究
1．頸椎後縦靱帯骨化症のゲノム解析の現状
　　　池川志郎
2．頸椎後縦靱帯骨化症の疾患関連遺伝子機能解析・治療開発に向けて
　　　宮本健史
3．脊柱靱帯骨化を起こす間葉系幹細胞の異常
　　　古川賢一
4．疾患感受性候補遺伝子RSPO2の発現と機能
　　　齋藤 琢
5．GWAS成果に基づくリスク遺伝子の同定と機能解明
　　　江面陽一
6．靱帯骨化発生・進展に注目した骨・軟骨代謝調節機構の解明
　　　猪瀬弘之

II．画像診断
1．頸椎後縦靱帯骨化症患者の全脊柱CTを用いた脊柱靱帯骨化巣局在パターンの評価―大規模多施設後ろ向き研究
　　　平井高志
2．脊柱靱帯骨化巣の三次元画像解析
　　　勝見敬一

III．骨化症の病態
1．後縦靱帯骨化症における高感度CRPの意義
　　　川口善治
2．頸椎骨密度分布
　　　高畑雅彦

3．頸髄損傷患者と頸椎後縦靱帯骨化症の関係
　　　稲見 聡
4．頸椎後縦靱帯骨化症の手術術式による脊髄応力分布変化
　　　西田周泰
5．胸椎後縦靱帯骨化症に対する後方固定術後の骨化巣の応力分布変化―三次元有限要素解析
　　　藤林俊介

IV．手術的治療の研究
1．脊柱靱帯骨化症の術中モニタリングに関する多施設前向き研究
　　　伊藤全哉
2．頸髄症に対する術中脊髄モニタリングのアラーム誘発因子
　　　井手洋平
3．K-line（－）頸椎後縦靱帯骨化症に対する後方除圧固定術の治療成績
　　　國府田正雄
4．頸椎後縦靱帯骨化症に対する後方除圧固定術
　　　吉井俊貴
5．非骨傷性頸髄損傷に対する早期手術と待機治療のランダム化比較試験―OSCIS試験
　　　筑田博隆
6．胸椎後縦靱帯骨化症手術における全国多施設前向き研究―中間報告
　　　今釜史郎
7．胸椎後縦靱帯骨化症に対する後側方進入前方除圧術
　　　加藤仁志
8．胸椎後縦靱帯骨化症に対する前方骨化浮上術
　　　進藤重雄
9．高リスク胸椎後縦靱帯骨化症に対する術中脊髄モニタリング
　　　吉田 剛
10．胸椎黄色靱帯骨化症手術における多施設前向き研究―中間報告
　　　安藤 圭

V．術後評価
1．頸椎椎弓形成術後の患者満足度
　　　竹下克志
2．頸椎後縦靱帯骨化症術後の復職調査
　　　前野考史
3．脊柱靱帯骨化症に伴う急性および慢性脊髄障害に対するロボットスーツを用いた機能回復治療
　　　山崎正志
4．圧迫性頸髄症手術前後の転倒による症状悪化
　　　木村 敦
5．頸髄症術後成績の経時変化
　　　海渡貴司
6．急性期頸椎脊髄損傷患者における静脈血栓塞栓症
　　　和田簡一郎
7．頸椎後縦靱帯骨化症に対する術式選択―矢状面バランスに着目して
　　　坂井顕一郎
8．頸椎後縦靱帯骨化症に対する椎弓形成術後後弯発生と椎体矢状面アライメント
　　　関 健
9．頸髄症における術後脊髄腫脹の検討―MRI Gd-DTPA増強効果との関係
　　　小澤浩司

VI．びまん性特発性骨増殖症
1．非骨化症患者にみられる胸椎黄色靱帯肥化症の頻度と研究手法
　　　森 幹士
2．びまん性特発性骨増殖症を伴う胸・腰椎骨折に対する手術的治療
　　　浅野太志
3．びまん性特発性骨増殖症に伴った脊椎損傷
　　　岡田英次朗
4．びまん性特発性骨増殖症に合併した腰椎変性疾患に対する手術成績
　　　安田剛敏
5．びまん性特発性骨増殖症が腰椎固定術に及ぼす影響
　　　大槻文悟

南江堂　〒113-8410　東京都文京区本郷三丁目42-6（営業）TEL 03-3811-7239　FAX 03-3811-7230

日本整形外科学会 診療ガイドライン

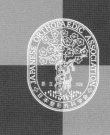

エビデンスに基づいた診断・治療, 患者さんへの説明のよりどころとなる, 整形外科医必携のシリーズ。

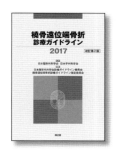

橈骨遠位端骨折 診療ガイドライン2017 改訂第2版

- 監修　日本整形外科学会 / 日本手外科学会
- 編集　日本整形外科学会診療ガイドライン委員会 / 日本整形外科学会橈骨遠位端骨折診療ガイドライン策定委員会

初版以降のエビデンスを加え, 橈骨遠位端骨折の合併損傷を含めた診断法, 各種治療法の有用性や合併症についてエビデンスに基づいて推奨度を示して解説. また, 疫学的事項やリハビリテーションおよび機能評価・予後にいたるまで, 計59のクリニカルクエスチョンを設けて, 診療の指針を示した.

■B5判・164頁　2017.5.　ISBN978-4-524-25286-2　定価（本体3,800円＋税）

日本整形外科学会 症候性静脈血栓塞栓症予防 ガイドライン2017

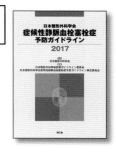

- 監修　日本整形外科学会
- 編集　日本整形外科学会診療ガイドライン委員会 / 日本整形外科学会症候性静脈血栓塞栓症予防ガイドライン策定委員会

既存のガイドラインおよび国内の臨床データを踏まえてまとめられた, 外来・入院を含むすべての整形外科診療に関連して発生する症候性静脈血栓塞栓症（VTE）の一次予防を目的とした独自のガイドライン. 画一的な予防法を適用できないVTEに対し, 個々の症例に即した意思決定を支援する一冊.

■B5判・98頁　2017.5.　ISBN978-4-524-25285-5　定価（本体2,800円＋税）

変形性股関節症 診療ガイドライン2016 改訂第2版

変形性股関節症の疫学・病態等の基本的知識から, 診断・各種治療法, また新たに「大腿骨寛骨臼インピンジメント（FAI）」に関するクリニカルクエスチョンを設け, 主要文献のメタ解析と委員会の合議によって推奨gradeを定めた.

■B5判・242頁　2016.5.　ISBN978-4-524-25415-6　定価（本体4,000円＋税）

骨・関節術後感染予防 ガイドライン2015 改訂第2版

■B5判・134頁　2015.5.　ISBN978-4-524-26661-6　定価（本体3,200円＋税）

頚椎症性脊髄症 診療ガイドライン 2015 改訂第2版

■B5判・116頁　2015.4.　ISBN978-4-524-26771-2　定価（本体3,000円＋税）

外反母趾診療ガイドライン 2014 改訂第2版

■B5判・156頁　2014.11.　ISBN978-4-524-26189-5　定価（本体3,500円＋税）

腰痛 診療ガイドライン 2012

■B5判・88頁　2012.11.　ISBN978-4-524-26942-6　定価（本体2,200円＋税）

前十字靱帯（ACL）損傷 診療ガイドライン2012 改訂第2版

■B5判・220頁　2012.5.　ISBN978-4-524-26981-5　定価（本体4,000円＋税）

軟部腫瘍診療ガイドライン 2012 改訂第2版

■B5判・132頁　2012.3.　ISBN978-4-524-26941-9　定価（本体3,600円＋税）

頚椎後縦靱帯骨化症 診療ガイドライン 2011 改訂第2版

■B5判・182頁　2011.11.　ISBN978-4-524-26922-8　定価（本体3,800円＋税）

腰部脊柱管狭窄症 診療ガイドライン 2011

■B5判・78頁　2011.11.　ISBN978-4-524-26438-4　定価（本体2,200円＋税）

大腿骨頚部／転子部骨折 診療ガイドライン 改訂第2版

■B5判・222頁　2011.6.　ISBN978-4-524-26076-8　定価（本体3,800円＋税）

腰椎椎間板ヘルニア 診療ガイドライン 改訂第2版

■B5判・108頁　2011.7.　ISBN978-4-524-26486-5　定価（本体2,600円＋税）

アキレス腱断裂診療ガイドライン

■B5判・92頁　2007.6.　ISBN978-4-524-24786-8　定価（本体2,600円＋税）

上腕骨外側上顆炎 診療ガイドライン

■B5判・64頁　2006.6.　ISBN978-4-524-24346-4　定価（本体2,000円＋税）

南江堂　〒113-8410　東京都文京区本郷三丁目42-6（営業）　TEL 03-3811-7239　FAX 03-3811-7230

定価は消費税率の変更によって変動いたします。
消費税は別途加算されます。

マスターテクニック整形外科学シリーズ待望の最新刊

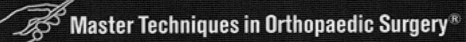
Relevant Surgical Exposures
SECOND EDITION

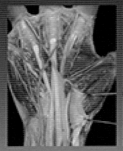 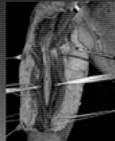 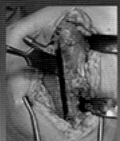 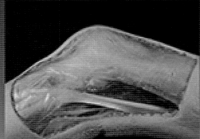

Series Editor
Bernard F. Morrey

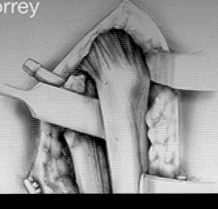

世界的に高く評価されているマスターテクニック整形外科学シリーズの新刊である本書は，特定の治療に必要な進入法を選択し，実践するという今日の整形外科医における重要な仕事を手助けするための簡潔なリファレンスである．幅広く用いられている手，手首，前腕，肘，上腕，肩，骨盤，腰，臼蓋窩，大腿骨，膝，脛骨，足，足首，背骨における進入法を段階ごとに詳しく解説する．

■978-1-4511-9406-7　　456頁　　Wolters Kluwer　　定価33,739円（税込）

日本代理店
(株) 南江堂洋書部　　〒113-8410　東京都文京区本郷3-42-6　URL: http://foreign.nankodo.co.jp
E-mail : adv-yosho@nankodo.co.jp　☎ : (03)3811-9957

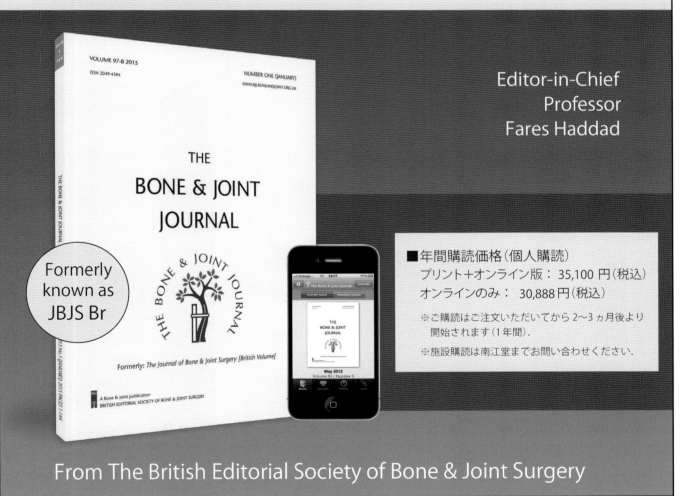

pocket tutor ポケットチューター
体表からわかる人体解剖学

Surface Anatomy

体表からわかる
解剖のすべてを
コンパクトに収載。
ポケットに忍ばせておきたい一冊。

監訳
大川 淳
秋田恵一

体表から，体内の臓器や神経，血管などの位置を把握できるカラーアトラス．

体表上に体内臓器イラストを重ねた豊富な写真をはじめ，X線などを駆使した正確な解剖位置との対比，また視診・触診の際に手掛かりとなる指標から，治療施術の際に体内へとアプローチするための情報まで，体表からわかる解剖のすべてをコンパクトに収載．

すべてのメディカルスタッフのポケットに忍ばせておきたい一冊．

多様な画像と図解で徹底解説！

目次

Chapter 1　はじめに
1. 解剖学的姿勢と平面
2. 解剖学的運動
3. 感覚神経支配

Chapter 2　胸部
1. 骨性の指標，関節，軟骨
2. 筋
3. 線とひだ
4. 縦隔
5. 神経，血管，リンパ管
6. 臓器

Chapter 3　腹部
1. 骨性の指標，関節，靱帯
2. 基準面，領域
3. 筋，腱，腱膜
4. 鼠径管
5. 神経，血管，リンパ管
6. 腹壁の外科的切開
7. 臓器

Chapter 4　上肢
1. 上肢帯，肩，上腕
2. 肘，肘窩，前腕
3. 手関節，手

Chapter 5　下肢
1. 下肢帯，殿部，大腿
2. 膝関節，膝窩部，下腿
3. 足関節，足部

Chapter 6　骨盤部，会陰
1. 骨，関節，靱帯
2. 会陰
3. 女性
4. 男性
5. 会陰の神経，血管

Chapter 7　脊柱，背部
1. 脊柱
2. 筋

Chapter 8　頭頸部
1. 骨・骨性の指標
2. 頭蓋内構造
3. 頭部・顔面の筋
4. 鼻，鼻腔，副鼻腔
5. 頭部の神経
6. 頭部の内臓
7. 口腔，口腔前庭
8. 頸部
9. 頸部の神経，血管
10. 頸部の内臓
11. 頸部のリンパ管

■新書判・286頁　2014.4.　ISBN978-4-524-26683-8　定価（本体 2,700円+税）

南江堂　〒113-8410　東京都文京区本郷三丁目42-6（営業）TEL 03-3811-7239　FAX 03-3811-7230

定価は消費税率の変更によって変動いたします
消費税は別途加算されます．

慢性化しやすい痛みに

腰痛症

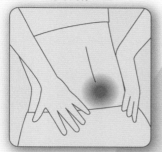

頸肩腕症候群

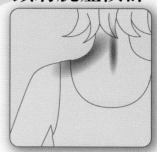

変形性関節症

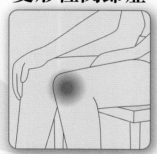

帯状疱疹後神経痛

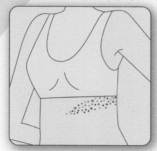

肩関節周囲炎

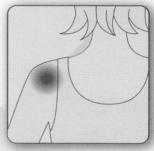

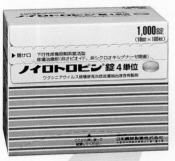

下行性疼痛抑制系賦活型
疼痛治療剤（非オピオイド、非シクロオキシゲナーゼ阻害）

ノイロトロピン®錠4単位

ワクシニアウイルス接種家兎炎症皮膚抽出液含有製剤 〈薬価基準収載〉

【禁忌】（次の患者には投与しないこと）：本剤に対し過敏症の既往歴のある患者

【効能・効果】
帯状疱疹後神経痛、腰痛症、頸肩腕症候群、
肩関節周囲炎、変形性関節症

【用法・用量】
通常、成人には1日4錠を朝夕2回に分けて経口投与する。
なお、年齢、症状により適宜増減する。

〈用法・用量に関連する使用上の注意〉
帯状疱疹後神経痛に対しては、4週間で効果の認められない
場合は漫然と投薬を続けないよう注意すること。

【使用上の注意】
1. 副作用
承認時までの調査では、1,706例中89例（5.22％）に、市販後の
副作用頻度調査（再審査終了時点）では、18,140例中98例（0.54％）に副作用が認められている。以下の副作用は、上記の調査及び
自発報告等で認められたものである。

（1）重大な副作用
1）肝機能障害、黄疸（いずれも頻度不明）：AST（GOT）、ALT（GPT）、
γ-GTPの上昇等を伴う肝機能障害、黄疸があらわれることがあるので、観察を十分に行い、異常が認められた場合には、投与を中止するなど適切な処置を行うこと。
2）本薬の注射剤において、ショック、アナフィラキシーがあらわれたとの報告があるので、観察を十分に行い、異常が認められた場合には、直ちに投与を中止し、適切な処置を行うこと。

その他の使用上の注意などにつきましては、添付文書を
ご参照下さい。

製造販売元
日本臓器製薬

〒541-0046 大阪市中央区平野町2丁目1番2号
資料請求先：学術部

くすりの相談窓口 ☎06-6233-6085
土・日・祝日を除く 9：00〜17：00

2013年7月作成

別冊整形外科 ORTHOPEDIC SURGERY 73

編集　安達 伸生（広島大学教授）

発売中

特集● スポーツ傷害の予防・診断・治療

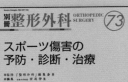

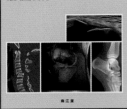

■A4判・242頁　2018.4.
ISBN978-4-524-27773-5
定価（本体 6,300 円＋税）

「スポーツ傷害」はいわゆるオーバーユースによる「スポーツ障害」と1回の外力による「スポーツ外傷」に大別され，脊椎や四肢の各関節に多様な病態が生じる．近年の脊椎，四肢関節の詳細な解剖やバイオメカニクスなどの基礎研究，種々の治療法に関する臨床研究の進展，画像検査や評価法の進歩，新しい治療機器，薬剤の導入により，スポーツ傷害に対する診断・治療は大きな変遷をとげている．また，傷害発生そのものを予防しようとする取り組みも盛んである．本特集では幅広く新しい知見や最新の技術，診断・治療方法，治療機器を網羅した．

I．総論

1．スポーツ傷害予防
- ■スポーツ障害予防への歩み―過去から現在，そして未来に向けて　福林 徹
- ■スポーツ傷害予防トレーニングプログラムの開発　高田泰史
- ■高校野球投手における試合時の投球数・イニング数と体の痛みおよび投球パフォーマンスとの関係　宇野智洋
- ■高校野球選手における投球フォーム自己評価―体の痛みや投球パフォーマンスとの関係　宇野智洋
- ■大学ラグビーフットボール選手の腰椎椎間板変性の経時的変化と障害予防対策―2016年（初年）度経過報告　中島崇之
- ■第5中足骨疲労骨折（Jones骨折）の予防　齋田良知

2．検診
- ■少年野球選手に対する野球検診義務化の取り組み　井上直人
- ■サッカー選手のOsgood病予防に向けた定期的超音波検診と下肢柔軟性測定　神谷智昭
- ■高校部活動のメディカルチェックにおいて超音波診断装置を用いた試み　竹岡 亨

3．画像診断
- ■関節軟骨損傷に対する治療選択ならびに最近の知見　赤木龍一郎
- ■CT所見による上腕骨小頭離断性骨軟骨炎の不安定性分類の試み　西中直也
- ■足関節捻挫における超音波検査の有用性　竹林友美

4．新しい治療機器・薬剤
- ■スポーツ外傷・障害に対する多血小板血漿（PRP）療法　小林洋平
- ■難治性上腕骨外側上顆炎に対する体外衝撃波治療の経験　杉田直樹
- ■難治性ジャンパー膝に対する体外衝撃波療法　西田雄亮
- ■難治性ランニング障害に対する体外衝撃波治療　田中健太
- ■難治性第5中足骨基部骨折に対する体外衝撃波治療　梶原将也

II．部位別各論

1．脊椎
- ■スポーツにおける頚椎頚髄損傷―ラグビーを中心に　天野国明
- ■脊椎・脊髄損傷の診断・治療の最前線　古矢丈雄
- ■大学ラグビー選手の頚椎椎間板変性　大下優介
- ■スノーボード競技における脊椎外傷の特徴・治療・予防　野澤 聡
- ■腰椎分離症治療のupdate　辰村正紀
- ■成長期腰椎分離症のCT矢状断像による診断・治療　神谷光広

2．肩
- ■胸鎖関節・肩鎖関節・肩関節脱臼に対するスポーツ復帰に向けた予防と治療　森 大祐
- ■野球選手の肩関節超音波画像所見―posterosuperior impingement（PSI）の有無と後方関節窩・関節唇の形態　鈴木 昌
- ■アスリートにおける外傷性腱板疎部損傷に対する関節鏡視下手術の成績　四本忠彦

3．肘
- ■難治性上腕骨外側上顆炎における鏡視下手術前後のMRIによる画像評価と術後成績　上原大志
- ■保存的治療が無効であった上腕骨内側上顆炎に対する観血的治療　田鹿佑太朗

4．手・手関節
- ■小学生・中学生・高校生野球選手における投球時の上肢のしびれと特徴　中島寛大
- ■骨性槌指陳旧例に対する鋼線締結法の治療成績　森澤 妥

5．膝
- ■前十字靱帯再建術後リハビリテーション―機能回復とスポーツ復帰　宮崎 剛
- ■内側半月板後根断裂の診断と治療―診断率と手術手技の向上をめざして　古松毅之
- ■半月板損傷に対する縫合術　吉田勝浩
- ■伸展位から深屈曲位までの移植腱張力変化に基づいた内側膝蓋大腿靱帯再建術の術後成績　片桐洋樹
- ■ジャンパー膝―膝蓋腱症　大島健史
- ■Osgood-Schlatter病に対する運動器超音波診療　中瀬順介
- ■Speed bridge法を利用した膝伸展機構の再建　藤巻太郎
- ■膝離断性骨軟骨炎における鏡視下骨釘移植術の有用性と限界　花田弘文
- ■離断性骨軟骨炎に対する手術的治療およびスポーツ復帰　水野泰行
- ■膝骨軟骨病変に対する自家骨軟骨移植術後のスポーツ復帰　小林雅彦

6．下腿
- ■下腿疲労骨折における治療期間　奥平修三
- ■脛骨・腓骨骨幹部疲労骨折の診断と治療　大西純二

7．足・足関節
- ■アスリートにおけるアキレス腱断裂に対する手術的治療の成績　四本忠彦
- ■腓腹筋筋膜を用いて再建を行った陳旧性アキレス腱断裂およびアキレス腱再断裂の治療成績　酒井康匡
- ■トップアスリートのos subtibialeを合併した足関節捻挫に対する治療―経験と文献的考察　福田 誠
- ■バレエダンサーの三角骨傷害　平石英一
- ■スポーツに起因する外脛骨障害の治療　大橋秀幸

NANKODO 南江堂　〒113-8410　東京都文京区本郷三丁目42-6　（営業）TEL 03-3811-7239　FAX 03-3811-7230

定価は消費税率の変更によって変動いたします．消費税は別途加算されます．

臨床外科 2018年 増刊号 Vol.73 No.11

●本号特別定価 本体8,200円+税
年間購読 好評受付中！
電子版もお選びいただけます

あたらしい 外科局所解剖全図
ランドマークとその出し方

特別付録Web動画付き

○内視鏡下手術でわかってきた新しい局所解剖の理解をアトラス形式で．
○重要なランドマークとその出し方を、before/afterの術野で解説．
○NAC症例や破格への対応、合併切除や温存手術などに必要な解剖も．
○術野の変化とその解剖がよくわかるWeb動画付き！

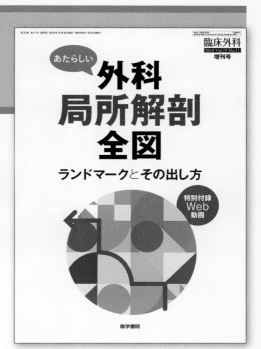

CONTENTS

上部消化管
- 食道癌に対する頸部郭清に必要な局所解剖 …………富田夏実・他
- 食道癌に対する非胸腔縦隔アプローチに必要な上縦隔解剖
 …………角谷慎一・他
- ≪Special Lecture≫ モロゾ間膜の解剖 …………森 和彦・他
- 胸腔鏡下食道癌手術での上・中縦隔郭清に必要な局所解剖
 …………大杉治司・他
- 食道胃接合部癌に対する経裂孔アプローチに必要な局所解剖
 …………萩 隆臣・他
- 胃癌に対する幽門下リンパ節郭清に必要な局所解剖 …隈本 力・他
- 胃癌に対する膵上縁リンパ節郭清(No.8, 9, 11)に必要な
 局所解剖 …………大橋拓馬・他
- 迷走神経腹腔枝温存胃切除に必要な局所解剖 …………緒方杏一・他
- 胃癌に対する脾門部リンパ節郭清に必要な局所解剖 …石橋雄次・他
- 胃癌NAC後のD2郭清に必要な局所解剖 …………吉田和弘・他
- 胃癌NAC後のNo.16郭清に必要な局所解剖 …………二宮基樹・他

下部消化管
- 右結腸切除に必要な局所解剖 …………山口茂樹・他
- 横行結腸癌に対する腹腔鏡手術に必要な局所解剖 …佐藤武郎・他
- 左結腸切除に必要な局所解剖 …………梶原由規・他
- ロボット支援下直腸側方郭清に必要な局所解剖 …………石部敦士・他
- TaTMEを安全に行うために必要な局所解剖 …………岡田倫明・他
- 骨盤内臓全摘に必要な解剖 …………小杉千弘・他
- 大腸癌における大動脈周囲リンパ節郭清に必要な解剖
 …………金光幸秀・他
- 腹腔鏡下結腸脾彎曲部授動に必要な解剖 …………大塚幸喜
- NACRT後でも層を間違えないTMEに必要な解剖……秋吉高志
- ≪Special Lecture≫ endopelvic fasciaの解剖 …………加藤博樹・他
- 直腸癌手術時の排尿機能温存のための局所解剖 …………勝野秀稔・他
- 痔核手術に必要な局所解剖 …………岡本康介・他
- 痔瘻手術に必要な局所解剖 …………岡本康介・他

肝胆膵
- 左肝・尾状葉切除に必要な局所解剖 …………江畑智希・他
- 腹腔鏡下肝区域切除に必要な局所解剖 …………杉岡 篤・他
- 下大静脈合併切除に必要な局所解剖 …………阪本靖介・他
- 肝門部胆管癌手術時に留意すべき局所解剖 …………菊地祐太郎・他
- ≪Special Lecture≫ 肝切除に必要な肝静脈の解剖 ……小暮公孝
- ≪Special Lecture≫ 尾状葉門脈枝のバリエーション …益田邦洋・他
- 腹腔鏡下胆嚢摘出術：胆道損傷を回避するのに必要な局所解剖
 …………尾崎貴洋・他
- ≪Special Lecture≫ 胆嚢動脈のバリエーション …………梅澤昭子
- 乳頭切除に必要な乳頭部解剖 …………安永昌史
- 膵頭十二指腸切除に必要な局所解剖 …………風見由祐・他
- ≪Special Lecture≫ 膵頭神経叢の正体 …………秋田恵一・他
- SMA周囲近傍plexusの切除・温存に必要な局所解剖
 …………北川裕久
- SMA周囲郭清に必要なTreitz靱帯の解剖 …………伴 大輔・他
- 膵頭十二指腸切除＋肝動脈切除後の肝動脈再建のために必要な
 空腸動脈の解剖 …………種村彰洋・他
- DP-CARで留意すべき左胃動脈のバリエーション ……岡田健一・他

ヘルニア
- 鼠径ヘルニア修復術に必要な局所解剖：Lichtenstein法
 …………和田則仁・他
- 腹腔鏡下鼠径ヘルニア修復術に必要な局所解剖：TEP法
 …………朝蔭直樹・他
- 腹腔鏡下鼠径ヘルニア修復術に必要な局所解剖：TAPP法
 …………星野明弘・他
- 腹壁瘢痕ヘルニア修復術に必要な局所解剖 …………山本海介・他

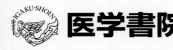

医学書院 〒113-8719 東京都文京区本郷1-28-23　[WEBサイト] http://www.igaku-shoin.co.jp
[販売・PR部]TEL:03-3817-5650　FAX:03-3815-7804　E-mail:sd@igaku-shoin.co.jp

NIPRO

知覚・痛覚定量分析装置
PAINVISION
PS-2100

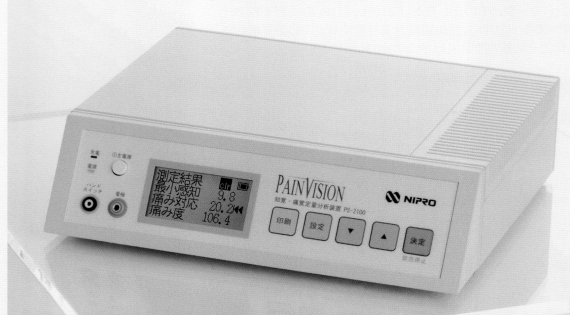

感覚定量値が治療と診断を幅広くサポート

■知覚・痛覚定量分析装置　PainVision　PS-2100　医療機器認証番号 第218AFBZX00062000号
■ディスポ電極 EL-BAND　届出番号 20B2X00006000001

特長

● 感覚を数値化可能
徐々に上昇する電流値から各被験者の電流知覚閾値を把握することができます。痛みに対応する電流を測定して、痛みの大きさを数値化することができます。

● コンパクトで持ち運び可能
小型・軽量[290×250×80（mm）、約2.5kg（本体）]であるため、持ち運びが可能です。

● 患者に痛みを与えることなく測定可能
痛みを伴いにくい独自の波形と周波数の電流で測定します。

● 感覚値を短時間に評価可能
煩雑な操作はなく、1回の測定をスムーズ（約5分）に行うことができます。

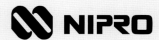

ニプロ株式会社
大阪市北区本庄西3丁目9番3号

2012年4月作成